Titres déjà parus dans la collection
« MÉDICALE ET PARAMÉDICALE »

Académie de médecine traditionnelle chinoise (Pékin) : **Précis d'acupuncture chinoise.**
Docteur Christian Agrapart : **Guide thérapeutique des couleurs.**
Docteur Jacques Amoyel : **Acupuncture, le défi par l'aiguille.**
Marcel Bernadet : **La Phyto-aromathérapie pratique.**
Docteurs Daniel Berthier et Jean-Jacques Jouanny : **Guide pratique d'homéopathie pour tous.**
Docteur Claude Binet : **L'Homéopathie pratique.**
Docteur Claude Binet : **Thérapeutique homéopathique.**
 — *Tome I :* de « Abcès » à « Hystérie ».
 — *Tome II :* de « Ichtyose » à « Zona ».
Docteur Claude Binet : **Lexique médical homéopathique.**
Docteur Claude Binet : **Vitamines et vitaminothérapie.**
Docteur Claude Binet : **Oligo-éléments et oligothérapie.**
Docteur Yves-J. Charles et Jean-Luc Darrigol : **Guide pratique de diététique familiale.**
Docteurs Paul Chavanon et R. Levannier : **Mémento homéopathique d'urgence.**
Docteurs Serge Hosana, Jacques Le Coz, Gérard Médioni et Jean-Claude Pichard : **Mésothérapie, médecine de pointe.**
Guy Roulier : **L'Ostéopathie : deux mains pour vous guérir.**
Guy Roulier : **Les Huiles essentielles pour votre santé.**

la phyto-aromathérapie pratique

collection « médicale et paramédicale »

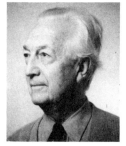

L'AUTEUR :

Né en 1908 dans le Berry, Marcel Bernadet a, depuis 1927, effectué de nombreux voyages et séjours partout dans le monde (dont plusieurs en Asie) qui lui ont permis de découvrir la botanique, la médecine et l'herboristerie telles qu'elles sont pratiquées sous diverses latitudes. Il a toujours manifesté un vif intérêt pour toutes les thérapeutiques non agressives, s'initiant à la naturologie avec Rancoule (de Dinard), à la philosophie avec Georges Barbarin, découvrant le Mazdéisme, les médecines extrême-orientales (Do-in, Shia-tsu, massage chinois...).

En 1938, il obtient son diplôme d'herboriste à la Faculté de pharmacie de Paris et, en 1944, il reprend une officine d'herboriste à Lyon (créée en 1845) profitant ainsi de tout l'acquis ancestral qu'il a lui-même enrichi de ses multiples observations personnelles. La même année, il ouvre un laboratoire de produits cosmétiques aux plantes et aux huiles essentielles. Bio-cosmétologue qualifié, il met au point une gamme d'une cinquantaine de produits actifs à action dermato-fonctionnelle effective, hautement appréciés des utilisateurs.

Vers 1952, il est nommé président syndical des herboristes du Rhône (zone étendue depuis à 54 départements, Corse comprise).

Inspiré de R.-M. Gattefossé qu'il a bien connu, de Sévelinge et de Fesneau, il s'est également spécialisé dans le vaste domaine des huiles essentielles.

Il a écrit sur les plantes dans diverses revues et a participé à plusieurs émissions de radio et de télévision sur ce sujet dont il est l'un des peu nombreux véritables spécialistes. Ce livre est donc l'aboutissement d'une longue et fertile carrière, le fruit de 35 années d'expérience et d'applications médicinales des plantes.

Aujourd'hui retiré du commerce, débordant de vitalité et toujours admirablement secondé par son infatigable épouse, il est enseignant en phyto-aromathérapie auprès de diverses associations de médecines naturelles, donne des conférences tant en France qu'à l'étranger, participe à de nombreux congrès et colloques médicaux et pharmaceutiques.

Autodidacte de surcroît, il reste en éveil, toujours en quête du mieux, du vrai, du beau, dans la science, la philosophie, les diverses médecines, les arts, le yoga, etc., pour un bon équilibre tant chez lui que pour tous ceux qui l'approchent. Il reste toujours prêt à conseiller son prochain, notamment dans ce délicat domaine des plantes médicinales (on peut lui écrire par l'intermédiaire de l'éditeur qui transmettra).

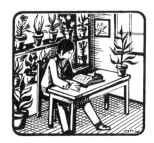

Marcel BERNADET
(herboriste diplômé de la Faculté de pharmacie de Paris)
en collaboration avec Suzanne BERNADET

la phyto-aromathérapie pratique

Usage thérapeutique des plantes médicinales et des huiles essentielles. Dictionnaire thérapeutique de 530 affections courantes.

26ᵉ mille

Éditions Dangles
18, rue Lavoisier
45800 ST-JEAN-DE-BRAYE

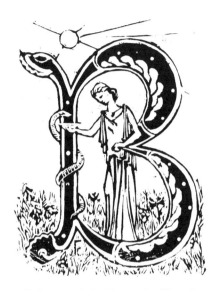

Bois gravé de François Clavel.
Hygie, déesse grecque de la santé, nourrissant
le serpent lové autour du tronc de la lettre « B »,
initiale de l'auteur.

Couverture : photo Robert Callier.
Bol de Fabien Comte, Le Beausset-Vieux.

ISSN : 0244-3023
ISBN 2-7033-0251-7
© Editions Dangles, St-Jean-de-Braye (France) - 1983
Droits de reproduction, de traduction et d'adaptation réservés pour tous pays

En hommage aux :

— Docteur Hemmerdinger de Paris, homéopathe remarquable et sympathicothérapeute distingué, ancien professeur et conférencier en Sorbonne où il se plaisait à toujours nous indiquer comment se comporter pour se bien porter, cela étant écrit dans un petit livre essentiel au titre humoristique : *Bien manger et faire la nique au médecin,* illustré en couleurs par le célèbre Poulbot.

— Docteur Henri Leclerc, pionnier du renouveau de l'emploi des plantes médicinales et Maître de l'Ecole de phytothérapie du XXe siècle. En reconnaissance de son enseignement et de ses divers articles qu'il a bien voulu écrire dans notre ancienne revue professionnelle *La Revue des herboristes,* alliant toujours l'exposé scientifique et ses applications à l'expression poétique dont il avait le don et le secret pour le régal de ses lecteurs.

Introduction

Les plantes médicinales ont, derrière elles, **des millénaires de références sérieuses**. Ce serait vouloir minimiser **leur importante valeur thérapeutique** que de présenter leur renouveau comme une mode. Ce regain d'intérêt vient essentiellement d'une prise de conscience des malades, et de leur désir profond de revenir aux moyens naturels et efficaces que sont les plantes comme substances biologiques médicales. Le malade tend de plus en plus à fuir les substances chimiques et à éviter les dangers et la iatrogénie qu'elles induisent, sans cependant mésestimer l'intérêt qu'elles peuvent présenter en certains cas, l'urgence notamment.

Les plantes soulagent l'organisme pour lui permettre de retrouver équilibre et santé. Le remède, en fait, ne guérit rien. La guérison totale et définitive résulte de l'organisme lui-même, qui se rétablit dès ses entraves enlevées.

La guérison n'est pas toujours fonction de l'apport d'une drogue, d'un remède de remplacement biologiquement inerte et inassimilable.

Une plante agit par l'ensemble de ses constituants, vivifiés et dosés par le végétal lui-même dont c'est le rôle exclusif. Lorsque l'on en extrait une substance unique considérée comme le principe actif, il s'agit en général d'un poison dont l'usage peut être valable, mais il s'agit alors là d'une branche très spéciale de la pharmacopée allopathique.

*
* *

Il existe de très bons livres concernant les plantes médicinales (voir notre bibliographie en fin d'ouvrage), et il n'était donc pas question, pour nous, d'en réaliser un de plus qui aurait fait double emploi. Nous avons préféré être moins « littéraire », moins « académique » mais, par contre, **résolument pratique et concret** ; c'est pourquoi nous traitons ici, non pas des plantes elles-mêmes, mais exclusivement de leur **utilisation immédiate.** C'est pourquoi ce livre se présente sous la forme d'un recueil de phyto-aromathérapie à la portée de tous.

Il faut également bien préciser que ce livre ne vise absolument pas à encourager chacun à devenir son propre médecin ; en effet, il faut avant tout avoir de sérieuses connaissances médicales car, à n'importe quel stade de la maladie, intervient un élément très important : **le diagnostic,** qui ne saurait relever que d'un professionnel. C'est en effet du diagnostic juste que dépend une bonne adéquation des sélections ici présentées, donc du résultat final.

Les indications contenues dans ce guide sont sûres et précises, en fonction des connaissances scientifiques actuelles, car issues d'une expérience de terrain de 35 années. Elles indiquent la vérité sur ce que l'on est en droit d'espérer réellement des plantes médicinales lorsqu'elles sont employées judicieusement, selon les cas et l'état de gravité de la maladie, soit comme **thérapeutique principale et exclusive,** soit comme **traitement d'appoint à d'autres médications.**

Les choix sélectifs des plantes et des formules indiquées ont été faits à partir des connaissances millénaires accumulées jusqu'à présent, passées au crible des critères de la science actuelle et de l'application pratique et raisonnée, en plein accord avec patients et médecins.

Ces indications sont importantes et principales, mais ne sont pas limitatives.

Le choix est établi selon les symptômes, pour une action spécifique principale sur un effet déterminé : il permet d'agir, dans un premier temps, de façon simple et rapide sur la manifestation maladive, et cela sans avoir forcément de grandes connaissances médicales. Dans un second temps, une personne compétente (médecin, auxiliaire médical, naturopathe...) pourra entreprendre un traitement de fond pour agir véritablement sur les causes.

Les affections référencées dans ce livre sont examinées en fonction de la possibilité d'utilisation, dans tous les cas, **de plantes sans danger, absolument non toxiques.**

INTRODUCTION

Il est vivement conseillé — par expérience — d'employer des tisanes composées de plusieurs plantes de même activité, sans crainte de voir les effets de chacune se contrarier. En effet, l'action simultanée de plusieurs plantes est bénéfique et fait plus que de simplement ajouter entre elles les vertus curatives de chacune (synergie).

Pour chaque affection, il existe bien d'autres plantes que celles indiquées, mais l'énumération a été volontairement limitée aux plus efficaces.

Les indications données ici n'ont pas pour but de faire oublier ou sous-estimer l'importance de toute la profession médicale et de la médecine, à condition que celle-ci soit avant tout humaine et respecte fidèlement le serment d'Hippocrate : « *Primum non nocere.* » (D'abord, ne pas nuire.)

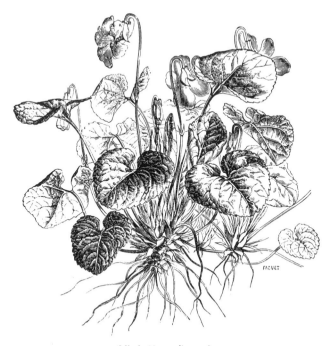

Violette odorante

POEME POUR L'HERBORISTE

Quand la terre fut née, aimable paradis
Dieu créa l'homme un jour en sa toute-puissance
Il voulut lui donner sa propre ressemblance
Mais l'alourdit d'un corps nécessaire à sa vie.

Sut-il en profiter ? On n'ose trop le dire
Car perdant le respect dû à la création
L'homme succomba vite à la tentation
Et n'y prenant pas garde, il sut mal le nourrir.

Dieu avait tout donné, mais son Parfait amour
Connaissant bien son œuvre avait pu tout prévoir.
Son Infinie Bonté, son Immense Savoir
Avaient mis en la terre un merveilleux secours.

Sous tous les coins de ciel, dans les bois et les champs
L'une donnant ses feuilles et l'autre ses racines
Se mirent à pousser mille vertus divines,
Des senteurs de verveine, au parfum d'origan.

Pour qui, de la douleur plie sous le dur fardeau
D'un geste fraternel la main de l'« Homme sage »
Sait faire profiter en un savant dosage
Des bienfaits merveilleux de ces divins cadeaux.

La nature ainsi vit son œuvre universelle.
Elle nourrit et soigne, allégeant la misère
Ainsi régénéré par ces dons de la terre
L'Homme élève à nouveau son regard vers le ciel...

Gilberte DESCHAMPS

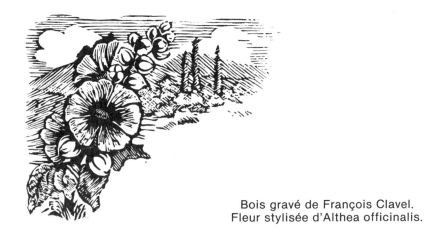

Bois gravé de François Clavel.
Fleur stylisée d'Althea officinalis.

PREMIERE PARTIE

Données techniques générales

Les trois étapes de la santé

La santé est le bien le plus précieux, et c'est attitude altruiste que de tout faire pour la conserver afin de ne pas devenir, un jour, un fardeau pour les autres et pour la société.

La lutte pour la santé consiste en une attitude permanente, une surveillance de soi de tous les instants.

La maladie est une chose grave. La grande maladie est du domaine de la grande médecine, de la grande pharmacie, et de ses grands remèdes, mais les plantes médicinales sont utiles dans tous les cas, soit comme **essentielles**, soit comme **complémentaires**.

Parfois, une automédication est possible mais il est bien, aussi, de toujours rester sous contrôle médical sérieux. Par contre, rien n'est justiciable de phytothérapie ou d'aromathérapie de fantaisie ou d'opérette, ou bien de remèdes plus ou moins « secrets » ou « mystérieux » dont le malade « fait toujours les frais ». Certes, l'humain a besoin d'une certaine dose de croyance mystérieuse, de rêve et d'illusion dans sa vie, mais cela ne doit pas l'empêcher de revenir à la réalité terrestre dès qu'il s'agit d'une chose aussi sérieuse que la santé.

On peut considérer trois états de santé :

— Le **premier** est celui de l'individu sain ; il concerne en France 30 à 45 % de la population. Ses besoins sont ceux d'une alimentation correcte où les plantes complémentaires sont des agréments, aromates ou épices, qui jouent ici un rôle d'aide à la digestion ou à l'assimilation, rôle non médicinal.

— Le **second** concerne 40 à 55 % de personnes en état de simple déséquilibre physiologique, et dont le retour à la santé est possible en rétablissant un juste fonctionnement organique par des moyens doux et non agressifs : corrections alimentaires et emploi des plantes médicinales non dangereuses comme thérapeutique principale. C'est là l'objet essentiel de ce livre.

— Le **troisième** concerne environ 5 % des individus. C'est celui du malade proprement dit, dont le maintien en vie est possible, mais qui nécessite pour ses soins tout l'arsenal de la grande médecine, quitte à déclencher des effets secondaires (iatrogénie). Dans ce troisième état, les plantes médicinales pourront souvent être employées, mais ici à titre de complément, et aussi bien les plantes sans danger que celles qui sont dangereuses (ces dernières uniquement sur avis médical indispensable).

Dans ce troisième état, tout traitement médical, chimique ou autre comporte toujours un certain risque qu'il faut courir : pour la survie.

La **maladie** est évidemment le mauvais état de santé manifesté par des effets ou symptômes.

Le **traitement des symptômes** constitue la « thérapeutique symptomatique » ; elle est forcément incomplète, ne tenant pas toujours compte de la cause. Le médecin définit l'appellation du symptôme : c'est le **diagnostic.**

La **médecine symptomatique** ou de l'effet isolé est une médecine de spécialistes ; la **médecine des causes** est celle du généraliste. C'est la conception du médecin de famille, et c'est la médecine humaine de demain, une médecine écologique (mais une écologie vraie, sans politique !).

Dans ce livre, pour une consultation facile, l'ordre suivi a été celui des symptômes des maladies par ordre alphabétique. Il est facile de l'utiliser pour agir sur les causes. C'est de la connaissance de l'action des plantes sur les symptômes qu'on utilisera celles-ci pour agir sur les fonctions. Le tableau suivant illustre ces explications d'une façon précise.

Les constituants du règne végétal

Les **aliments** contiennent essentiellement :
— Eléments principaux : protéines, lipides (corps gras, acides gras divers : butyrique, stéarique, oléique, palmitique, myristique, laurique...), glucides (sucres).

— Eléments complémentaires : sels minéraux, vitamines (dont acide ascorbique), oligo-éléments, ferments, diastases, acides divers (lactique, malique, oxalique, tartrique, acétique, succinique, citrique...).

Les **plantes médicinales** contiennent essentiellement des alcaloïdes, renonculosides, saponosides, antibiotiques, hétérosides divers, tanins, acides (succinique, gallique, tannique, formique, fumarique...), anthracénoïdes, essences (huiles essentielles), résines, gommes, mucilages...

Les **essences** (ou **huiles essentielles**) sont composées de terpènes (ou hydrocarbures), sesquiterpènes, cétones, lactones, alcools, aldéhydes, esters, phénols, oxydes, nitriles, composés sulfurés, acides (benzoïque, salicylique, cinnamique, mélilotique, coumarinique...).

Cette analyse amène les remarques suivantes :
— Les aliments peuvent contenir en petites quantités quelques éléments constituants des plantes médicinales et des essences.
— Les plantes médicinales peuvent contenir en petites quantités certains éléments des aliments et des essences.
— Les essences ne contiennent **aucun des composants essentiels** des aliments ou des plantes médicinales dont elles proviennent.
— Les acides se trouvent dans chacun des trois groupes, mais ils sont chacun spécifiques d'un groupe déterminé.
— De leur composition respective découle obligatoirement une action différente, exception faite de quelques plantes.

CHAPITRE I

La phyto-aromathérapie

> **Phyto-aromathérapie, phytaromathérapie** ou **aromaphytothérapie** : ces appellations concernent l'emploi associé de la phytothérapie (ou thérapeutique par les plantes) et de l'aromathérapie (ou thérapeutique par les essences végétales ou huiles essentielles), l'une pouvant — selon les cas — renforcer l'action de l'autre.
> L'emploi séparé de chacune de ces thérapeutiques se fait depuis très longtemps, mais ce n'est que vers les années 1940 que l'association des deux s'est affirmée, puis progressivement développée, en dernier lieu au sein du corps médical.
> Actuellement, l'emploi de ces deux thérapeutiques est chose courante. Ce livre en donne les éléments d'application.

1. Phyto-aromathérapie et chimiothérapie

Il peut sembler curieux, insolite ou rétrograde en notre époque de découvertes scientifiques (et médicales), de voir revenir l'emploi intensif des plantes médicinales et des essences dans leurs *formes naturelles*. Cependant, il n'y a rien là d'anormal ; en effet, un demi-siècle d'usage massif et progressif de l'arsenal des médicaments chimiques et de synthèse (chimiothérapie) a montré à côté de ses bienfaits (dans certains cas) ses **effets nocifs (iatrogènes) régulièrement croissants au fil des découvertes.**

En 1980/1982, n'est-il pas significatif de voir le ministère de la Santé mettre le public en garde contre l'usage trop fréquent ou excessif des « remèdes » ? Ce danger maintenant indiscuté a créé chez les malades une crainte des conséquences. Le désir s'est manifesté, chez eux, de revenir vers des moyens thérapeutiques non agressifs et plus naturels, d'où le réemploi en particulier des plantes et des essences délaissées sans raison.

Ces deux anciennes thérapeutiques ne peuvent pas agir en toutes circonstances avec les mêmes résultats, et ceux-ci peuvent varier en fonction des applications qui en sont faites. Mais les possibilités réelles sont connues depuis longtemps et cela apporte des espoirs, des certitudes souvent, et non pas seulement des promesses.

Il faut avant tout diviser les plantes en deux grandes parties : **les plantes qui sont dangereuses** et **celles qui ne le sont pas**. Ici, nous ne parlons que des non dangereuses. Dans ce sens, l'avantage de la phyto-aromathérapie appliquée, bien raisonnée, est certain, avec en plus une garantie de non-nocivité.

Ce retour vers l'emploi des plantes est maintenant engagé avec l'apport de tous ses bienfaits.

2. Utilisation actuelle de la phyto-aromathérapie

a) En France

En France, il semble bien que ce ne soit que sous la poussée du public que la médecine se trouva obligée de reprendre en main ce qu'elle avait abandonné. Ce n'est qu'en 1978, par exemple, qu'un certificat de phytothérapie a été inscrit dans l'enseignement des facultés. Ce n'est que bien lentement que l'on voit apparaître des médecins s'intitulant *phytothérapeutes* et ainsi, en 1980-1982, les « ordonnances » de plantes par des médecins sont encore bien rares.

A l'étranger, des pays en voie de développement (certaines régions du Mexique, de l'Amérique du Sud, de l'Afrique) ont su conserver pour les usages médicinaux l'emploi empirique des plantes. Certaines sont connues, d'autres moins ; aussi, nos savants d'aujourd'hui envoient-ils fréquemment dans ces pays des missions scientifiques pour recueillir auprès de ces populations les enseignements que la civilisation n'a pas encore détruits ou fait disparaître.

LA PHYTO-AROMATHÉRAPIE

b) En Chine

Les pays industrialisés comprennent parfois la nécessité de ne pas délaisser ce que nous apporte la nature. A Formose notamment, une forte orientation vers l'emploi des plantes existe, ainsi qu'en témoignent les extraits de nouvelles intéressantes parues dans le journal *Echo de la République de Chine*.

1-8-1979 : « *Un service clinique de plantes médicinales va s'ouvrir à Kaohsiung.* »

Un médecin herboriste ouvrira un centre d'herboristerie au service clinique des patients dans le centre-ville de Kaohsiung, avec la possibilité d'être rattaché à l'hôpital municipal de Tatung.

Le maire de Kaohsiung, M. Wang Yu-yun, fera tous ses efforts pour donner assistance à l'établissement de ce genre de service médical, rapporte-t-on.

Un projet pour ce centre de consultation a été déposé le 26 juillet 1979 par le président, nouvellement élu, de l'Association des médecins herboristes chinois de Kaohsiung, pour plus amples connaissances.

On indique que ce centre a reçu le soutien du Fond pour le bien-être social de la ville et que les médecins de ce centre ne toucheront point d'honoraires du centre même.

21-1-1980 : « *La R. de C. aura un hôpital de soins par herbes médicinales.* »

Le premier hôpital public de soins par herbes médicinales selon les théories médicales traditionnelles chinoises sera bientôt ouvert à Kaohsiung, a annoncé le 20 janvier 1980 un officiel de la municipalité de Kaohsiung.

La municipalité de Kaohsiung a décidé d'allouer 20 millions de yuan pour la construction des bâtiments de cet hôpital, et 10 autres millions de yuan pour les stocks de la « pharmacie » (des plantes).

Les personnes à bas revenus pourront y recevoir un traitement à l'hôpital, grâce à un décompte spécial fait pour cette catégorie de personnes. Cet hôpital sera ouvert au public en octobre 1982, et outre sa fonction normale, il entreprendra des recherches médicales sur le traitement par les plantes médicinales.

c) En Nouvelle-Calédonie

Un groupe de recherche de l'O.R.S.O.M. (Office scientifique de recherches d'outre-mer) et du C.N.R.S. (Centre national de recherche scientifique) travaille activement auprès des guérisseurs plus ou moins sorciers pour recueillir et analyser les plantes employées depuis bien longtemps, et avec succès, comme contraceptives. A notre connaissance, il n'est pas signalé pour ces plantes d'effets secondaires nocifs à plus ou moins longue échéance. Une émission télévisée du 16-4-1982 donne des détails tant sur les plantes que sur les recherches avec ce but précis : trouver dans ces plantes le principe actif, l'isoler, l'analyser et en faire la synthèse pour une production industrielle et commercialisable. Une partie de ce but est louable. Or, les résultats constatés sont obtenus et confirmés par le temps de l'utilisation de plantes *en nature* et même sous formes de préparations aussi simples que la *macération à froid*.

Nous ne sommes pas enthousiastes pour le **produit de synthèse** que l'on nous promet.

Dans les plantes indiquées dans cette étude, il s'agit plus encore que de contraception, de stérilité définitive une fois que le couple a décidé de ne plus procréer. Parmi ces plantes, on note le Ouao, et l'Okouma (appellations indigènes dont l'orthographe n'est pas garantie).

d) En Haïti

Une enquête a été faite récemment sur la « *médecine-famille* ». Cette médecine locale, qui se définit bien par son appellation, est la médecine traditionnelle locale. Il existe dans l'île, 5 000 espèces de plantes. L'étude a porté sur celles employées avec succès pour limiter la fécondité et agir plus spécialement sur le système ovarien. Nul doute que ces études auront d'importantes répercussions dans l'avenir.

Nous ne pouvons citer tous les travaux de recherche qui se font en ce moment dans le monde. Nous espérons bien qu'ils aboutiront au souhait que s'est fixé l'Organisation mondiale de la santé : Santé pour tous en l'an 2000.

3. Les herbes médicinales en Chine (1)

Pendant des milliers d'années, les herbes médicinales ont joué un rôle très important en médecine chinoise. Bien qu'on ait critiqué le caractère non scientifique de leur emploi, elles se sont montrées efficaces là où la médecine occidentale a complètement échoué. Ce sont justement ces résultats qui lui ont permis de regagner l'estime de la communauté scientifique. Aujourd'hui, en République de Chine, la médecine traditionnelle chinoise et la médecine moderne occidentale ont le même statut.

a) Les fondateurs

On dit que les premiers herboristes sont apparus à l'époque de l'empereur légendaire Shennong (dates traditionnelles, 2737-2698 av. J.-C.), l'inventeur des premières techniques agricoles. Selon la légende, Shennong aurait écrit un classique sur les herbes médicinales après en avoir expérimenté plus de 100 espèces et après s'être empoisonné 70 fois par jour. Cet ouvrage classe les herbes médicinales en trois catégories : **longévité, nutrition** et **soins.**

Après Shennong, Houang-ti (le légendaire Empereur Jaune, dates traditionnelles : 2697-2597 av. J.-C.) a aussi apporté sa contribution à la médecine chinoise.

Le *Nei King,* un ouvrage classique sur les herbes médicinales, aurait été écrit d'après l'enseignement de l'empereur et de l'un de ses aides. C'est aussi un livre important pour la recherche sur les bases philosophiques de la médecine traditionnelle chinoise.

Ainsi donc, depuis la dynastie Tcheou (1122-256 av. J.-C.), la Chine a une médecine très structurée avec des médecins spécialisés dans le diagnostic, le traitement des maladies courantes, l'alimentation et les maladies vétérinaires. Les plus connus sont assurément Pien Ts'io et Houa T'o.

Selon la tradition, Pien Ts'io, qui a vécu à l'époque des Royaumes combattants (403-221 av. J.-C.), aurait réussi à ramener à la vie le prince de Kouo grâce à l'acuponcture et à d'autres traitements

---

1. Extrait du journal *Echos de la République de Chine* (21 juin 1981).

appropriés. C'est pourquoi il est considéré comme le « père de l'acuponcture ». Pien Ts'io est aussi l'auteur d'une méthode de diagnostic en 4 temps : observation, examen des odeurs, interrogatoire du malade et prise des pouls.

Ce diagnostic en quatre temps est toujours en usage aujourd'hui. En observant la peau, la langue, les lèvres, les dents, les oreilles et les yeux du malade, en auscultant sa respiration, en prenant ses pouls et en l'interrogeant sur ses sensations, le médecin peut faire un diagnostic avec précision.

Houa T'o, chirurgien de la fin de la dynastie Han (206 av. J.-C.-220 ap. J.-C.), est non moins fameux pour avoir pratiqué l'anesthésie au cours de 5 opérations.

Un autre classique très important est le *Pen Ts'o Kang Mou* (Traité des plantes médicinales) qui répertorie un millier de plantes et animaux sensés avoir une valeur médicinale. Cet ouvrage fut compilé par Li-Che-tchen sous la dynastie Ming (1368-1644). Un autre ouvrage, le *Yi Lin Kai Ts'o* (Correction des erreurs de médecine) qui fut rédigé par Wang Ts'ing-jen, fut publié sous la dynastie Ts'ing (1644-1911). L'auteur a passé 42 ans à étudier des cadavres pour faire une description précise de l'anatomie de l'homme.

b) Changement de rôles

L'histoire montre que la médecine traditionnelle chinoise s'est développée à partir de la pratique sans faire de théorie, ce qui l'a empêchée de progresser. D'autre part, les classiques sont écrits d'une manière si obscure qu'il est parfois assez difficile de comprendre certains termes utilisés.

Pour accroître la difficulté, les descriptions anatomiques de ces livres n'étaient pas exactes, et les herboristes manquaient de qualifications. Il n'est donc pas étonnant que la médecine occidentale, lorsqu'elle apparut en Chine, ait éclipsé la médecine traditionnelle.

En 1929, un nouveau coup lui fut porté, quand M. Yü Yen proposa que la pratique de la médecine herboristique traditionnelle soit interdite pour « *éliminer les obstacles au progrès de l'administration de la santé publique du pays* ». Quand la nouvelle fut connue, des protestations s'élevèrent notamment à Shanghai. Les représentants de l'Association des médecins herboristes de la ville présentèrent leurs doléances au gouvernement central à Nankin. Mais, il fallut attendre 1943 pour que le gouvernement promulgue une nouvelle loi sur les pratiques médicales et que le statut des médecins herboristes soit protégé. Depuis lors, les médecins pratiquant la médecine occidentale ou chinoise jouissent du même statut.

Aujourd'hui, à Taiwan, il y a près de 2 000 praticiens en médecine herboristique chinoise, 7 000 herboristes et 300 fabricants. Les importations de matières premières s'élèvent chaque année à 5 millions de dollars. On dit que certaines herboristeries de Taïpeh font un chiffre d'affaires de 100 000 yuan par jour.

c) Les herbes médicinales

La médecine herboriste chinoise est très riche. On estime à plus de 5 000 les remèdes obtenus. Les mille médicaments les plus consommés sont vendus en pilules, poudres, onguents, capsules ou sous forme liquide.

Les médicaments sont divisés en 4 catégories : les rois, les ministres, les serviteurs et les messagers. Le roi est bien sûr le médicament de base, le serviteur élimine les effets secondaires, le ministre active l'action du « roi », et le messager agit comme catalyseur. Les médicaments occidentaux combinent rarement toutes ces qualités ; c'est pourquoi des médecins aux Etats-Unis, au Japon et en Allemagne étudient l'efficacité de la médecine herboriste chinoise.

d) Recherche et enseignement

A Taiwan, la recherche et l'enseignement de la médecine herboriste chinoise sont encouragés dans des établissements spécialisés, comme le Comité de médecine et de pharmacie chinoises de l'Office national de la Santé, l'Ecole de médecine de Chine, l'hôpital général des Vétérans, l'Université nationale de Taiwan, l'Ecole de médecine de Kaohsiung, et le centre médical de la Défense nationale.

Entrée en service en juillet 1958, l'Ecole de médecine de Chine de Taichung forme des médecins herboristes depuis plus de 20 ans. Pendant leurs 7 ans d'études à l'université, les étudiants doivent obtenir 337 crédits de cours théoriques et pratiques en médecine occidentale et chinoise.

A présent, l'Ecole supérieure pour les sciences médicales chinoises est divisée en 6 départements : étude des classiques et de l'histoire de la médecine chinoise, anatomie et pathologie, diagnostic, remèdes et pharmacie, acupuncture et chiropraxie, et enfin, prévention. Par la réédition d'ouvrages classiques sur les herbes médicinales et l'approfondissement des connaissances sur les traitements traditionnels chinois, elle s'efforce de redonner à la médecine chinoise la place qui est la sienne.

L'école supérieure de médecine chinoise de Taichung fait des recherches systématiques pour remettre cette science à jour. En plus des recherches sur la définition, l'analyse et le contrôle de la qualité des produits utilisés, elle a décidé d'entreprendre d'urgence la modernisation des herboristeries. Après avoir suivi les cours obligatoires et avoir réussi leurs examens, les étudiants reçoivent un diplôme de maîtrise, **le plus élevé dans ce domaine** en République de Chine.

e) L'hôpital de médecine chinoise

L'Ecole de médecine de Chine s'est agrandie d'un établissement hospitalier en novembre 1980 pour permettre aux étudiants de mettre en pratique leurs connaissances. Situé en face du parc Chung-cheng, cet hôpital blanc de 8 étages est divisé en deux départements, l'un chinois et l'autre occidental. Au sous-sol se trouve l'herboristerie et au rez-de-chaussée la pharmacie occidentale. Il y a 11 services de médecine occidentale (médecine générale, chirurgie, pédiatrie, obstétrique et gynécologie, oto-rhino-laryngologie, dermatologie, orthopédie, urologie, laboratoire clinique, radiologie et ophtalmologie), alors qu'en médecine chinoise, il y a 5 services (médecine générale, gynécologie, acupuncture, pédiatrie et chirurgie plastique).

Pour maintenir une qualité de soins digne de cet établissement de pointe, les médecins des deux départements travaillent en contact étroit et il y a de fréquents transferts d'un département à l'autre.

Le département de médecine chinoise est équipé de 100 lits de long séjour. Les médecins de médecine chinoise peuvent aussi utiliser les équipements ultramodernes et les techniques occidentales dans leur travail.

M. Pao Tien-pak, sous-directeur de l'hôpital et directeur du département de médecine chinoise, a commencé à pratiquer en 1931 à

Shangai et a fondé en 1976 une école de médecine chinoise à Hongkong. Aujourd'hui, il a 82 ans, mais il n'en reste pas moins un ardent partisan de la médecine chinoise, bien qu'il admette que certaines méthodes soient un peu dépassées. Selon lui, pour parvenir à la synthèse des médecines chinoise et occidentale, il faut que les praticiens coopèrent dans l'étude des malades et des maladies. Depuis le mois d'avril, les deux départements de l'hôpital organisent tous les mois un séminaire, sur un sujet précis, au cours duquel des praticiens des deux disciplines peuvent échanger leurs points de vue sur les diagnostics et les traitements. A l'avenir, des maladies comme le diabète, l'asthme et d'autres allergies qui ne sont pas encore proprement soignées par la médecine occidentale seront sujettes à un traitement mixte.

Cet hôpital a déjà beaucoup fait pour moderniser la médecine chinoise et pour la synthèse des différentes médecines. Son but est de donner un nouveau visage à la médecine chinoise et son personnel est persuadé de pouvoir y arriver.

f) La pharmacopée chinoise victorieuse de certaines intoxications

Le diphényle polychloruré (DPC) est une substance industrielle polluante proche des pesticides chlorurés. Alors que la médecine occidentale a pratiquement abandonné la lutte contre les intoxications au DPC, une équipe d'herboristes chinois a, dit-on, fait de remarquables progrès dans ce domaine. Un empoisonnement général au diphényle polychloruré a eu lieu dans la région de Taichung-Changhua en 1979. Certaines quantités de ce produit avaient en effet pénétré dans une fabrique d'**huile comestible.** Environ 2 000 personnes, et notamment des professeurs et des élèves d'une école d'aveugles de Changhua, qui avaient consommé de cette huile furent intoxiquées. Cette intoxication n'est pas fatale, mais les victimes présentent des éruptions sombres sur la peau. Certaines vont jusqu'à présenter des éruptions sur toute l'étendue du corps.

Le propriétaire de l'huilerie fut condamné et emprisonné. Plus tard, le gouvernement est intervenu et a ordonné à 3 hôpitaux, l'Hôpital de l'Université nationale de Taiwan, l'Hôpital général des Vétérans et l'Hôpital provincial de Taichung, de dispenser des soins médicaux gratuits aux 2 000 victimes.

En outre, 3 équipes d'herboristes chinois ont offert leurs services. L'une est organisée par l'Office national de la Santé ; l'autre par la Fondation pour la recherche et le développement de la médecine, et la troisième est composée de 7 herboristes agissant de leur propre initiative.

M. Kuan Te-han, qui fait partie de cette dernière équipe, vient de soumettre le rapport préliminaire de son équipe pour le traitement de l'intoxication au DPC.

Selon ce rapport, le DPC s'accumule dans le cœur, le foie, les reins, l'estomac et les intestins, ainsi que dans le sang de l'intoxiqué.

La pharmacopée herboriste chinoise offre un traitement simple qui dure 4 semaines : il consiste en l'accélération des fonctions de la respiration et de la miction, parallèlement au renforcement des fonctions hépatique et rénale (1).

L'équipe en question avait accepté de traiter 60 malades qui furent répartis en trois groupes, les cas très graves, les cas graves et les cas moins graves. Il y avait 10 cas très graves, dont le corps était couvert d'éruptions. Après deux ou trois traitements, ils avaient retrouvé de 60 à 80 % de leur état normal. Les malades du deuxième groupe récupérèrent à 80 % après la même période, tandis que ceux de la troisième catégorie retrouvèrent la santé au bout d'un seul traitement, soit trois ou quatre semaines après.

Les deux autres équipes d'herboristes n'ont pas encore soumis leur rapport.

4. Science et Nature

La science, toujours à la recherche de nouveaux remèdes, constate souvent qu'après leur utilisation pendant un certain temps, ceux-ci se révèlent nuisibles ou dangereux. Les pilules amères de la médecine restent pour longtemps gravées dans les mémoires : la talidomide, les anabolisants, la cortisone, le clofibrate, les sulfamides, les diurétiques chimiques, le bismuth, la phénolphtaléine, les salicylates, l'héxachlorophène, l'amidopyrine, la noramidopyrine, la phénacétine, pour n'en citer ici que quelques-uns. Loin de nous l'idée de vouloir minimiser toutes les infinies possibilités de la science tant pour ce qui est connu que pour tout ce qui reste à découvrir, mais il est trop fréquent de nous voir présenter un produit nouveau paré littéralement et, *a priori,* de nombreux avantages. Or, ce qui est nouveau n'est pas forcément bon quand on constate, à plus ou moins

---

1. Logique incontestable de sollicitation de l'organisme pour l'élimination du poison et retour à la santé.

long terme, les inconvénients, voire les désastres que cela peut engendrer. Les théories scientifiques sont trop souvent génératrices de promesses illusoires et de dogmes (1). Il n'est pourtant de dogmes à admettre que ceux des religions.

Actuellement, pour décider de la valeur médicinale d'une plante, la science veut pouvoir expliquer par le menu le mécanisme et les raisons. Ce désir d'explication est louable ; il donne du travail à la recherche scientifique avec les quelque 20 000 plantes cataloguées dans le monde ! Cette explication est indispensable pour toutes les plantes toxiques. Pour toutes celles qui sont sans danger, il n'est pas besoin d'attendre une explication qui sera sans doute satisfaisante pour l'intellect et la dissertation. Elles peuvent être employées tout de suite et avantageusement par celui qui souffre.

Les simples, comme on dit pour désigner les plantes médicinales, sont, au contraire de cette appellation, très complexes et continueront à poser bien des questions et causer bien des surprises à nos chercheurs. Elles continueront certainement à soigner efficacement, même si l'on ne sait pas expliquer pourquoi.

Grâce à la science, on peut dire aujourd'hui, qu'il n'existe pas de plantes miracles, mais il y a des résultats étonnants à attendre d'un emploi bien mené de plantes connues. Cela n'empêche pas la découverte possible, et même certaine, de plantes, non pas nouvelles, mais encore inemployées. Nous attendons aussi de la science qu'elle fasse disparaître dans ce domaine l'obscurantisme dont, en définitive, le malade est la victime, tout en conservant de la tradition ce qui se manifeste en bien par la puissance sereine et vivante du règne végétal.

En phyto-aromathérapie, il serait souhaitable et profitable pour la santé de voir cheminer harmonieusement, plutôt que parfois se combattre, la bonne vieille tradition forte de ses références millénaires reconnues par la médecine, et cette science, avec ses connaissances et ses espoirs, sans trop de promesses.

Acceptons donc toutes les lumières d'où qu'elles viennent, mais soyons raisonnables en admettant que **les plantes ne représentent pas la panacée universelle**. Il ne doit pas exister plus de pharmacophilie que de phytophilie ou aromatophilie sectaire. Chaque médecine peut jouer un rôle profitable. La sagesse serait que chacune d'elle soit employée avec un choix judicieux.

---

1. L'exemple actuel nous en est donné par la « bataille » pour ou contre l'Interféron !

5. Désignation ou appellation des plantes

Les indications médicinales sont données pour une plante précise. Il convient donc de savoir de quelle plante il s'agit quand on veut l'employer ; c'est la raison des indications suivantes :
Le règne végétal est étudié par la botanique : depuis 1753, Carl Linne, médecin naturaliste suédois, a défini une appellation internationale des plantes. Cette appellation est faite en latin et comporte deux noms successifs : un nom de **genre** et un nom d'**espèce**.
Un troisième nom est celui de l'appellation dite appellation **vernaculaire**, en langue nationale. D'autres noms peuvent être ajoutés qui sont les noms dits « vulgaires », parfois seulement régionaux. C'est là que la confusion risque de se produire.

Exemple : *Achilea millefolium* désigne : Achillée millefeuille ou Millefeuille, dont les noms vulgaires sont : saigne-nez, herbe-aux-charpentiers, herbe de la Saint-Jean, herbe de Saint-Joseph, sourcil de Vénus, herbe-aux-cochers, herbe-aux-militaires, tous ces noms pour cette seule et même plante...
Parmi les autres espèces, donc de plantes différentes, nous notons les noms suivants : *Achilea ageratum, A. tomentosa, A. odorata, A. tanacetifolia, A. nobilis, A. chamaemelifolia, A. nana, A. moschata, A. ptarmica, A. herba rota.*

Toutes ces plantes sont de la même famille qu'on nomme les « composacées » ; d'un même genre : achillée, et chacune a son caractère propre, avec les noms indiqués ci-dessus, de son espèce. Il n'y a qu'une *Achilea millefolium,* et c'est cette variété qui est employée en herboristerie médicinale avec les propriétés qu'on lui connaît, alors que les autres ne sont que peu ou pas employées et peuvent présenter des activités médicinales fort différentes.
Quant aux appellations « d'herbes », cela risque de manquer de sérieux : exemple, le nom d'« herbe de la Saint-Jean » concerne au minimum 14 plantes, toutes très différentes les unes des autres et absolument sans rapport médicinal entre elles. On connaît de même 5 espèces de plantes appelées : « citronnelle », et sans aucun rapport entre elles. Cela est valable pour bien d'autres plantes.

Pour le thé : le véritable thé est la plante asiatique mondialement connue, dont l'espèce botanique est le *Thea sininsis.* Or, venant de Suisse notamment, mais aussi employée chez nous, l'appellation de

« thé » désigne aussi bien certaines plantes seules, ainsi le « thé des Norvégiens » concerne la ronce, le « thé du Caucase » la busserole, le « thé des familles » le cassis, et bien d'autres plantes encore, que des mélanges complexes de plantes qui devraient s'appeler des « tisanes » et qui ne contiennent pas de *Thea sinensis*.

On trouve aussi, souvent mentionné, le mot « vulnéraire ». Ce mot désigne une action thérapeutique bien plus qu'une plante. L'action « vulnéraire » est de faciliter et activer la cicatrisation des plaies. **Vulnéraire = cicatrisant.** Une plante porte cependant officiellement ce nom, c'est *Anthyllis vulneraire* mais, paradoxalement, elle n'est pas réellement active dans ce sens.

A l'activité cicatrisante, donc vulnéraire, on rattache les plantes suivantes : millefeuille, aigremoine, bétoine, camomille, germandrée, *centellaria asiatica* (hydrocotyle), sauge, consoude et bien d'autres, d'où une confusion absolue si l'on désire se procurer dans le commerce de la vulnéraire...

Ce nom concerne aussi une certaine variété de millepertuis, et on trouve aussi commercialement le « thé suisse », ou « vulnéraire suisse », ce dernier étant un mélange, ou tisane, composé d'un ensemble de plantes surtout aromatiques.

Nous mesurons par ces explications la difficulté du profane pour manipuler lui-même, à des fins thérapeutiques, les diverses et nombreuses plantes médicinales. Cela doit inciter les intéressés à être très précis dans la recherche des plantes, surtout si cette recherche est faite directement dans la nature.

Cela se complique avec certaines présentations commerciales où le consommateur ne peut saisir la vérité. Quelques exemples de ces dernières années :

— *Cinchonna* : présentée comme parée de vertus étonnantes par un vendeur de foire. Il s'agit en fait d'une bonne plante qui, en français, s'appelle Quinquina.

— *Lapidarium latifolium* n'est autre que la Grande Passerage dont le nom latin a été déformé. Il s'agit en fait de *Lepidium,* plante courante qui pousse sur les décombres ; comme bien d'autres plantes, elle a des propriétés médicinales mais elle est à manier avec beaucoup de précautions : elle est violente et agressive pour le rein.

— *Bois de l'Hymalaya* (!) apparut dans un temps pas très lointain, paré de grandes vertus, mais disparut brusquement avant d'avoir laissé son identité botanique. L'arbre, lui, n'est certainement

pas disparu aussi soudainement, l'Hymalaya n'ayant pas subi de catastrophe écologique dans le même temps !!!
— *Centellaria asiatica - Urban* : c'est l'*Hydrocotyle asiatica* (de Linné), encore nommé *bevilacque*. C'est une ombelliféracée, variété indienne de notre hydrocotyle connue encore sous le nom « *d'écuelle d'eau* ». Il n'existe aucun mystère la concernant. De tous temps elle fut employée dans les graves affections de la peau comme la lèpre, les dermatoses syphilitiques, certains eczémas. Elle a certes quelques propriétés mais les éloges vont vite vers l'exagération sans limite, et incitent plus au scepticisme qu'à l'enthousiasme.

Dans ce livre, les noms employés pour désigner chaque plante sont, dans l'ensemble, les noms français (donc vernaculaires) des catalogues commerciaux. Ces noms, admis facilement pour les échanges professionnels, ne prêtent pas en général à confusion, d'autant plus que pour les importations, le contrôle douanier très sévère amène une vérification supplémentaire à la précision d'une plante déterminée.

6. Origines et lieux de production des plantes

Les plantes employées en thérapeutique viennent de tous les pays (ainsi que les huiles essentielles qui en sont extraites). Chaque pays a des possibilités de production de plantes soit à l'état sauvage, soit en culture, cela en fonction de différents éléments : climat, terrain, altitude, main-d'œuvre... Ceux-ci ont relativement peu d'importance pour les plantes sans danger, alors qu'ils peuvent intervenir de façon essentielle pour les plantes dangereuses.

Une bonne partie des plantes utilisées en France ne sont ni cultivées, ni ramassées sur notre sol national. Quatre-vingts pour cent des plantes sont importées. C'est la raison d'être du commerce de l'herboristerie médicinale de les mettre en permanence à notre portée.

On peut, certes, avoir dans son jardin quelques plantes médicinales, mais beaucoup de plantes utiles ou indispensables n'y poussent pas. L'herboristerie est justement là pour les procurer avec **la garantie d'identité botanique,** ce qui n'est souvent pas le cas hors du commerce professionnel.

7. Qualité des plantes récoltées ou achetées

a) Plantes en nature

Laissons de côté les questions relatives à la culture, la récolte et la conservation, pour parler seulement dans ce chapitre des points suivants :

Les plantes utilisées en phytothérapie viennent soit de cultures professionnelles, soit de récoltes également professionnelles, soit de plantes poussées à l'état sauvage. Elles doivent être « propres », c'est-à-dire récoltées dans des conditions évitant les diverses pollutions ou souillures (poussières, engrais, ruissellements toxiques, pesticides, etc.).

Elles doivent être fraîches, non pas cueillies de la veille, mais en principe de la récolte annuelle. Une plante fleurit en général une fois l'an. On ne fait donc qu'une récolte de la même fleur, ce que semblent oublier certains utilisateurs, obnubilés par le mot « fraîche », véhiculé abondamment dans certaines publicités. Pour la bourdaine, l'écorce fraîche n'est pas employable. Au contraire des autres plantes, elle doit être récoltée depuis au moins deux ou trois ans pour donner toute satisfaction, sans ennuis.

b) Plantes pures, non souillées et autres exigences

L'emploi thérapeutique demande donc des plantes saines et propres. De là à exiger, ou prétendre, une garantie absolue de pureté... c'est un non-sens...

Nous vivons dans un monde de plus en plus pollué, un monde de bactéries pathogènes, de substances toxiques dans l'air, l'eau, le sol, véhiculées par la pluie, le vent, les insectes, les oiseaux. Dans cette ambiance, nous devons lutter contre ces agressions et nous adapter ou nous mithridatiser pour survivre, pour supporter sans en être atteints, les doses croissantes de poisons que nous distille notre « *civilisation* » ; c'est la rançon du progrès.

Si nous exigeons d'une plante médicinale une pureté absolue, il faut être logique et exiger cette même garantie de pureté d'une plante que nous ramassons nous-mêmes ; bien plus impérieusement aussi des légumes et fruits que nous consommons régulièrement chaque jour, comme aliments, souvent crus, et en bien plus grandes quantités. Cette exigence de pureté absolue est consécutive à une certaine propagande désordonnée entretenant chez les individus une notion de peur à sens unique. Il convient certes d'exiger des produits sains, mais de là à devenir des sectaires de cette exigence, il y a une nuance. Rien ne prouve, jusqu'à nouvel ordre, que la vie de ceux qui pratiquent le sectarisme et l'exigence n'ait été allongée, ni leur maladie diminuée par rapport au nombre de personnes assez sages pour **user de tout et n'abuser de rien.** La raison et la modération sont déjà des garanties de succès et de bonne orientation.

Il convient donc, en premier lieu, de corriger l'attitude mentale irréfléchie qui **conduit à la peur** et aux conséquences négatives qu'elle engendre.

Ces remarques ne valent bien entendu que pour ce qui s'absorbe par le tube digestif. Il en est tout autrement pour les substances pharmaceutiques pouvant être introduites directement dans le sang et dans lesquelles la présence d'impuretés ne peut être admise. Certaines plantes mélangées en compositions diverses sont commercialement présentées sous des marques de fabricants et avec un visa pharmaceutique donnant une certaine garantie. Ces visas sont de deux ordres :

— Le visa officiel du service pharmaceutique qui garantit que le contenu de la boîte correspond bien à la formule figurant sur l'emballage, formule déposée au service de santé.

— Le second visa ne concerne pas des formules déposées. Il est un simple visa, non officiel, mais seulement syndical ou fédéral, pour des compositions qui ne sont commercialisées qu'en pharmacie.

Ces deux visas n'offrent aucune garantie quant à l'activité médicinale des plantes présentées.

Dans le cadre de la qualité des plantes, il est nécessaire de diviser celles-ci en deux groupes : les plantes toxiques ou dangereuses et les plantes sans danger.

c) Les plantes toxiques

Elles peuvent être utilisées entières, mais la plupart du temps on utilise seulement le principe actif qu'elles contiennent : la digitaline de la digitale, l'aconitine de l'aconit, l'opium du pavot, l'ergotine de l'ergot de seigle, la colchicine de la colchique, la spartéine du genêt, la caféine du café, la théobromine du thé, et autres substances comme la cicutine, l'éphédrine, la mescaline, la thioscyanine, la scopolamine, l'atropine, etc. Il s'agit dans tous les cas de la substance poison nommée scientifiquement, mais alcaloïde en général. Celle-ci possède toujours une activité médicinale importante **mais son maniement ne relève que du médecin.**

Le critère de qualité des plantes toxiques exige d'abord une identité botanique précise, puis le bon état de la plante récoltée et surtout la teneur maximum en principe actif (alcaloïdes, glucosides, hétérosides divers), recherché comme essentiel. Celui-ci peut être passé au crible de l'analyse moderne, appelée chromatographie en phase liquide ou en phase gazeuse, moyens très sophistiqués dont le détail n'est pas nécessaire ici.

Pour les plantes toxiques, la pharmacie considère pour ses besoins la substance toxique bien plus que la plante dont elle provient.

d) Les plantes sans danger

Elles ne demandent pas une telle exigence. Il importe cependant que la plante récoltée, ou achetée, soit bien celle qui correspond à des caractéristiques botaniques exactes. C'est de celles-ci que sont connues précisément et référencées, de longue date dans les livres sérieux, les qualités médicinales que l'on veut utiliser.

Dans ces plantes, les constituants actifs sont souvent nombreux et variés. Ils agissent tous ensemble (on dit en synergie) selon le dosage qui en a été fait dans la plante par le créateur.

Il est souvent bien difficile d'attribuer l'effet thérapeutique favorable obtenu à tel ou tel de ses composants. On ne peut donc exiger pour ces plantes une teneur exacte en un principe actif déterminé, **puisqu'on ne peut préciser l'identité de ce dernier.** L'essentiel est de cerner les exigences autour des critères suivants : caractéristiques botaniques précises, origine, aspect, type de culture ou récolte, état de fraîcheur et de propreté (le moins de souillures possible).

Exemple : une plante de guimauve *(Althea officinalis)* donnera les mêmes résultats si la plante a poussé et est cueillie en Provence, en Alsace ou en Bretagne. Le même résultat s'entend si on ne demande pas à la guimauve plus qu'elle ne peut donner, c'est-à-dire d'être fort utile et efficace dans les affections bronchiques et dans l'adoucissement de toutes les irritations des muqueuses ou des tissus du tube digestif et de la peau. Le thym, qu'il soit de Provence ou d'Alsace, aura certainement de petites variations dans la quantité de chacun des composants, **mais les résultats à attendre de son emploi médicinal seront strictement les mêmes.**

Il existe bien plusieurs variétés de thym, par exemple *Thymus vulgaris, Thymus nitens, Thymus angustifolius, Thymus pannonicus,* et d'autres encore. Le *Thymus vulgaris* courant contient en prédominance deux substances essentielles qu'on appelle : thymol et carvacrol. On peut bien affirmer que ce thym (et son essence) donnera les *mêmes résultats thérapeutiques* respectivement *quel qu'en soit le cru de production.*

Par ailleurs, il existe des variétés à prédominance de géraniol, ou de linalol, ou de terpinéol. Ces variétés sont connues mais peu employées. Elles sont surtout l'objet d'études scientifiques. Le *Thymus vulgaris* est une très bonne plante. C'est un stimulant à la façon du thé sans les inconvénients de ce dernier, c'est un stomachique facilitant la digestion, un antispasmodique gastrique, de même qu'un puissant antiseptique pour lutter contre les toxines et les faire éliminer, notamment dans les affections bronchiques. Mais on ne peut pas systématiquement remplacer la plante par son essence (variété rouge). L'une et l'autre se complètent. L'essence est spécifiquement antiseptique et antitoxique, purifiante des miasmes, alors que **c'est la plante entière qui donne au thym ses autres propriétés.**

En nous arrêtant ainsi en détail sur le thym, nous avons voulu montrer ce qu'il en est pour bien d'autres essences par rapport à leur plante d'origine.

8. Limites de l'emploi des plantes médicinales

Les plantes médicinales sont choses sérieuses. Leurs possibilités sont grandes mais cependant limitées. Elles ne peuvent pas tout, mais peuvent être employées, selon les cas, soit comme éléments thérapeutiques essentiels, soit comme adjuvants à d'autres thérapeutiques.

Elles constituent un arsenal varié et important de remèdes naturels. L'essentiel est d'en faire un usage précis, pratique, raisonné et de préférence fonctionnel. Avec les plantes, on agit en effet plus facilement sur un organe responsable et, par là, sur la fonction à laquelle il appartient que sur la maladie manifestée.

Les utilisations fantaisistes sont regrettables. Il est dommageable pour le malade de croire aujourd'hui aussi bien aux plantes miracles, extraordinaires, aux secrets des plantes, aux recettes de bona fama, du grand-père, de la grand-mère, du père « un tel », ou du curé, de..., ou encore aux thérapeutiques d'opérettes à grands spectacles, aux tapages verbaux ou littéraires d'histrions ou de bateleurs de cirque, de prestidigitateurs ou illusionnistes de foire, tous gens spécialistes en art publicitaire dont le but de vendre n'importe quoi passe bien au-dessus de la véritable thérapeutique des plantes. La possibilité réelle du végétal n'est pas fonction du tapage publicitaire qui l'entoure. Les plantes ne sont pas des miroirs aux alouettes, ni les malades des « gogos » !

A notre époque de science et de lumière, les plantes médicinales doivent apparaître au grand jour de la vérité et ne plus figurer au chapitre de la sorcellerie, du mystère ou de la magie. Une part de croyance au mystérieux ou au merveilleux existe au fond de chaque individu, de rêve aussi, mais il est d'autres domaines que celui de la santé où ils ont leur place. Plutôt que de croire en la découverte ou en la possession de plantes rares ou miraculeuses, il est mieux de penser que la science et les chercheurs scientifiques élargiront le domaine de beaucoup de plantes déjà connues mais encore employées bien au-dessous de leurs possibilités. Dans ce sens, bien des espoirs sont permis pour l'avenir.

Une plante agit par l'ensemble de ses constituants vivifiés et dosés par le végétal lui-même en fonction de son plan génétique. C'est là son rôle essentiel. Ainsi, une camomille aura toujours les mêmes composants. La bourrache aura aussi ses composants personnels, toujours les mêmes, et bourrache et camomille seront toujours des plantes différentes l'une de l'autre. Leur rôle végétal aura été de puiser dans le sol des éléments du règne minéral pour les rendre vivants dans le règne végétal. C'est par le végétal qu'apparaît le miracle de la vie sur la terre, et ce miracle-là reste inexpliqué sauf en sortant du cadre qui est celui de cet ouvrage.

Une information claire est donc nécessaire. Elle amène à conclure que chacun étant bien renseigné doit prendre conscience de sa propre responsabilité pour sa santé. Il ne doit pas suivre n'importe quelle voie s'il ne veut pas devenir trop souvent le mouton de Panurge à son propre détriment. Si chacun voulait bien se prendre en charge intelligemment avant d'être malade (d'ailleurs, depuis 1980, le ministère de la Santé en France nous y engage), nous n'en serions pas à une époque où l'individu court joyeusement et inconsciemment à sa ruine. A commencer par celle de sa santé, en espérant que celle-ci dépende des autres, c'est-à-dire d'un système et d'une aide sociale, ou d'un produit à venir qui lui évitera tout effort.

Pour la médecine, le côté scientifique concerne l'investigation, la recherche, la découverte, mais à côté d'une partie indiscutable de bienfaits, apparaît trop souvent l'exploit scientifique. Or, le monde de tous les jours ne vit pas d'exploits. Il est de plus en plus angoissé. Il est axé vers l'attente curieuse, anxieuse de la découverte libératrice et place son espérance dans l'annonce de cet exploit médical ou chirurgical. Dans certains cas graves, les remèdes dangereux sont souvent fort précieux, mais on voit mal l'humanité entière sauvée par eux.

La bonne santé de tous les jours est fonction de notre façon de vivre et non pas de l'attente de l'exploit médical, chirurgical et pharmaceutique pour nous sauver de nos erreurs. La plus grande réussite de la médecine serait d'arriver à éduquer les individus et à provoquer un comportement pour éviter au maximum d'être malade. Cela permettrait sans doute de vider au moins partiellement les hôpitaux au lieu de les remplir, et de laisser croire que la santé de l'humanité dépend de la fameuse molécule miracle, la molécule du siècle, promesse berceuse autant qu'utopique.

9. Les plantes médicinales sont-elles dangereuses ?

Pour le public, la plante médicinale garde toujours un certain mystère, c'est sans doute la raison qui amène bien des personnes à se poser la question de son danger éventuel. La réponse est simple, la voici : nous verrons dans ce livre que les plantes médicinales sont à diviser en deux grandes catégories : les plantes médicinales toxiques et les plantes médicinales non toxiques.

— Les **plantes toxiques** sont évidemment des plantes toutes dangereuses mais à des degrés divers, toutes à exclure d'un emploi personnel.

— Les **plantes médicinales non dangereuses** : leur appellation de médicinales indique leur emploi. Bien que non dangereuses, elles sont thérapeutiques et ne doivent donc être employées judicieusement qu'en cas de besoin et seulement le temps qu'il faut.

LA PHYTO-AROMATHÉRAPIE

Dans cette catégorie, se trouvent aussi les plantes aromatiques et culinaires qui ont aussi des propriétés médicinales. En fonction de cela, il faut admettre que leur emploi en cuisine, s'il est recommandé, doit être cependant mesuré en quantité et en fréquence pour la juste satisfaction gustative et digestive. Comme en bien d'autres domaines, l'excès serait nuisible.

Quant aux essences, nous recommandons de bien lire ce que nous en exposons au chapitre les concernant, leur emploi peut se révéler rapidement néfaste.

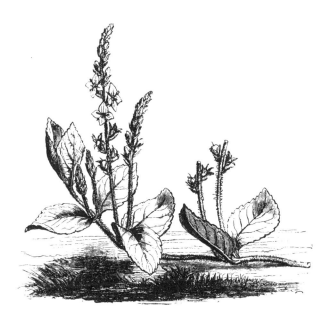

Véronique officinale

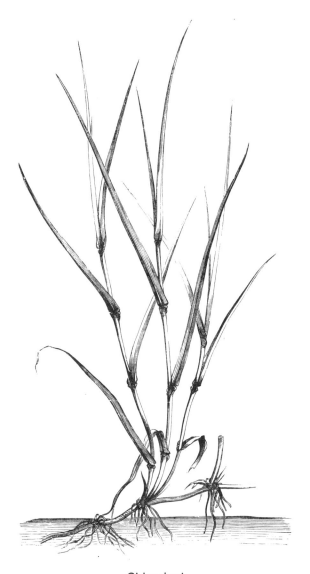

Chiendent

CHAPITRE II

La phytothérapie

1. Définition

L'usage des plantes médicinales est aussi vieux que le monde. Dès que l'homme eut à corriger des troubles de santé, il eut recours, par instinct, aux plantes médicinales. Puis, progressivement, l'instinct s'amenuisa pour pratiquement disparaître et faire place à l'observation, à la connaissance. Les notes, les observations, les applications ont été enregistrées, maintenant depuis des millénaires, dans les diverses parties du monde. Sans ordre chronologique, nous pouvons citer quelques noms d'auteurs, parmi les plus connus, qui jalonnent l'histoire des plantes médicinales : Aristote, Avicenne, saint Thomas d'Aquin, Dioscoride, Matthiole, Gallien, Hippocrate, Mithridate, Paracelse, Pline l'Ancien, Pythagore, Rabelais, Olivier de Serre, Lémery (1645) et, bien plus près de nous : Sébastien Kneipp, Cazin, Dorvault. C'est vers 1865 que le docteur Auguste Soins donne le nom de phytothérapie pour définir la médecine par les plantes. C'est le docteur Henri Leclerc qui est le chef de file de l'Ecole française de phytothérapie du XXe siècle avec, dans le même temps, Léon Binet, Parturier, F. Decaux, Jacques Hautefeuille. Cette école eut bien peu d'adeptes parmi les médecins et aurait été finalement écrasée, anéantie par la puissante chimiothérapie si, par un heureux retour des choses, celle-ci ne s'était amoindrie par ses propres excès. La chimiothérapie gardera un rôle, mais plus canalisé. De nouveaux médecins, ces dernières décennies, ont pris la relève en phytothérapie et donné un nouveau tonus à cette discipline. La nouvelle école française maintenant rénovée est de nouveau en expansion. Nul doute qu'elle fasse du bon travail pour la santé de tous. Nous suivons ses travaux avec le plus vif intérêt.

La phytothérapie se définit donc ainsi : thérapeutique employant, à des fins médicinales, toutes les plantes, toxiques ou non, **mais seulement des plantes**. Les préparations de celles-ci peuvent être diverses mais c'est toujours la plante intégrale qui est employée **sans autre additif thérapeutique**.

L'emploi d'une substance unique, isolée d'une plante — il s'agit en général d'une partie toxique, un alcaloïde souvent — est parfois justifié en thérapeutique mais à proprement parler, ce n'est plus de la phytothérapie.

2. Quelles parties de plantes employer et pourquoi ?

Les végétaux ne sont pas composés, de la racine à la fleur, des mêmes substances. Une simple observation nous fait constater que la pomme de terre par exemple, qui est un légume nutritif précieux, vient d'une plante de la famille des solanacées dont toute la partie aérienne (tige, feuilles, fleurs) est éminemment toxique. Il en est de même pour la tomate, l'aubergine, et pour bien d'autres où l'on n'utilise qu'une partie de la plante.

Le persil (tiges et feuilles) est un condiment alimentaire précieux par son phosphore, ses sels minéraux, ses vitamines ; il est médicinal par ses racines qui sont fortement diurétiques, très utiles dans certaines affections du rein et de la vessie ; ses semences agissent spécialement dans certains dérèglements des fonctions ovariennes. Son essence n'est extraite que des semences, mais n'a pas non plus toutes les activités de ces dernières et encore moins de toute la plante. Elle fut quelquefois employée dans certaines irritations de la prostate et des voies urinaires et dans certaines hématuries.

Pour l'artichaut, la partie comestible comme légume est le cœur non fibreux du réceptacle de la fleur ainsi que la partie charnue des sépales ; ce sont ces parties qui contiennent protéines, lipides, glucides et sels minéraux mais ce sont les feuilles attachées sur la tige qui ont une action médicinale très appréciée dans les troubles biliaires.

La fraise est un fruit délicieux à action légèrement laxative, bon pour les rhumatisants. La feuille en décoction a une action antidiarrhéique et les racines sont diurétiques.

L'alkékenge, ou lanterne du Japon, donne un fruit comestible, à l'apparence d'une cerise. Le docteur Leclerc disait que sa confiture

LA PHYTOTHÉRAPIE 43

devrait se trouver sur la table de tous les rhumatisants. Elle est très riche en vitamine C et utile contre l'acide urique, mais cette plante est de la famille des solanacées et tout le reste de la plante est toxique.

L'indication des parties de plantes à employer est précisée dans ce livre et se trouve également dans les livres spécialisés décrivant les emplois plante par plante. Ces explications nous montrent bien la nécessité d'être précis quand on parle des plantes médicinales.

3. Approvisionnement, commercialisation

On peut récolter les plantes médicinales pour son usage personnel, mais on les achète souvent dans le commerce d'herboristerie ou pharmacie. L'emploi courant concerne 500 à 700 plantes différentes sur 20 000 au moins qui sont répertoriées.

Leur origine est variée selon la flore de chaque pays du monde. La France importe 75 à 80 % de sa consommation. Certaines plantes locales ne sont pas ramassées chez nous à cause du prix élevé de la main-d'œuvre.

Les importations sont le fait de maisons spécialisées. Elles approvisionnent les grossistes. Ceux-ci font le stockage et diverses opérations : tri, coupe, pulvérisation, conditionnement pour les détaillants. Ils font la livraison à ces derniers, herboristes, pharmaciens, ainsi qu'à d'autres commerces pour les plantes autres que seulement médicinales.

Les plantes doivent être présentées par leur nom vernaculaire ou le nom latin. Il ne doit être porté aucune indication des propriétés médicinales.

Un commerce anarchique existe hors de tout contrôle de qualité et les plantes y sont trop souvent présentées avec des propriétés imaginaires ou fantaisistes venant du vendeur ou de la lecture d'ouvrages de compilation sans responsabilité. Il s'ensuit, hélas, chaque année des accidents regrettables !

a) L'herboristerie : généalogie et règlements

Au XIIe siècle, l'*Histoire de la pharmacie* de Bouvet indique que médecins, chirurgiens, pharmaciens et herboristes ont les mêmes livres de chevet : *Petit Antidotaire,* le *Quiproquo* de Nicolas de

Salerne, les *Simples médecines* de Plantérius de Salerne, et le *Répertoire des plantes* de Simon de Gênes.

— 22 mai 1336 : serment des apothicaires pour les herboristes (Philippe VI).

— 1353 : le roi Jean définit par ses lettres patentes les opérations réservées aux herboristes.

— 1619 : distinction professionnelle d'Etat : attribution des armoiries d'herboriste-botaniste d'Anjou « d'Azur à des balances d'or accompagnées en pointe d'un bouquet de fleurs au naturel ».

— 1750 : les herboristes-botanistes demandent le titre de sujet de faculté.

— 30 octobre 1767 : l'Inspection pharmaceutique s'étend dorénavant aux officines.

— 2 juillet 1778 : Edme Guillot reçoit de la faculté de Paris le premier diplôme d'herboriste.

— 11 avril 1803 (21 Germinal an XI, art. 37) : une loi oblige à la détention du diplôme pour exercer la profession (charte de l'herboristerie moderne).

— 4 septembre 1936 : l'article 1 de la loi interdit la vente des plantes hors des pharmacies et herboristeries.

— 11 septembre 1941 : la loi décide qu'il ne sera plus délivré d'inscription pour le diplôme d'herboriste. Les herboristes existants exerceront leur vie durant. Cela fait disparaître arbitrairement, contre tout bon sens, une profession existant depuis plus de 500 ans (1353).

— 11 septembre 1945 : un décret valide cette loi désormais en vigueur.

Les mauvaises raisons présentées comme arguments ont été récusées de façon unanime par la fédération nationale des herboristes. Contre toute logique, la pharmacie actuelle maintient ces arguments fallacieux. Les raisons réelles sont montrées par l'histoire : la chimiothérapie a voulu imposer sa domination.

Le blason des herboristes

LA PHYTOTHÉRAPIE

Les plantes constituaient un obstacle : une loi décidait arbitrairement de leur disparition pendant qu'une insidieuse propagande en minimisait la valeur pour en amoindrir l'usage. Un mauvais combat était ainsi engagé. C'était sans compter sur la réaction du véritable intéressé, le consommateur lui-même, réaction salutaire et maintenant irréversible.

La chimiothérapie conservera une place certaine et se développera sans doute dans quelques domaines, mais maintenant les plantes retrouvent peu à peu la place qui leur était ravie. L'idée de faire de chaque consommateur un chimio-pharmacophile inconditionnel se révèle maintenant un échec confirmé.

b) Conséquences

En 1938 exerçaient en France 4 500 herboristes. En 1982, ils ne sont plus que 150. En Allemagne fédérale 16 000. Aux Pays-Bas 4 500. En fonction du traité de Rome, un prochain jour les herboristes étrangers pourront venir s'installer chez nous (!).

Depuis 1941, la Fédération des herboristes n'a cessé de réclamer l'abrogation de cette loi inique. Quatre propositions de lois ont été faites. La dernière en date du 25 mai 1978 porte le n° 293. Une pétition-référendum la concernant a recueilli *250 000 signatures* (1), sans succès auprès des parlementaires. Devant ce chiffre, la recherche des voix électorales devrait pourtant bien retenir leur attention. En effet, nombreux sont les jeunes qui cherchent une profession, un enseignement, un métier alors que cette monstrueuse loi de 1941 reste un obstacle à leurs aspirations : devenir herboriste sans être obligé de devenir pharmacien.

L'enseignement, avant la loi de 1941 : la Fédération nationale d'herboristerie — soucieuse de voir exercer des professionnels qualifiés — avait créé en 1927 une Ecole d'herboristerie. Des écoles privées existaient aussi. Toutes disparurent du fait de la Loi. L'enseignement diffusé en faculté de pharmacie n'y est fait que sous l'angle pharmaceutique, assez différent de l'angle herboristique.

Or, les candidats herboristes sont en nombre croissant parmi les jeunes. Faute d'enseignement officiel des écoles naissent. L'enseigne-

---

1. Chiffre intéressant à méditer pour nos législateurs !

ment y est de qualité, condition essentielle de leur développement. L'herboristerie ne disparaîtra pas ; la santé de chacun en bénéficiera.

c) Distribution commerciale

Il existe une discrimination pour la vente des plantes médicinales par les non-diplômés, mais aussi pour celles à usage culinaire ainsi que quelques autres plantes selon un décret du 16 juin 1979, mais la condition essentielle d'autorisation est leur délivrance sans leur attribuer une propriété thérapeutique quelconque. Ci-dessous, nous présentons la liste établie par *la Confédération européenne des distributeurs et producteurs de plantes médicinales.*

Liste des plantes condimentaires, aromatiques ou pouvant être employées pour usage externe et usage culinaire :	
Ail.	Cerfeuil (feuilles mondées).
Airelle.	Ciboulette (plante coupée menu).
Angélique (graines).	
Anis vert (graines).	Citron (écorce).
Artichaut (feuilles coupées).	Citronnelle odorante (coupée).
Asperges.	Coriandre (graines).
Avoine.	Courge (graines décortiquées).
Badiane de Chine (triée).	Cumin (graines triées).
Bardane (racines coupées).	Estragon (feuilles mondées).
Basilic (feuilles mondées).	Eucalyptus globulus (feuilles).
Bleuet (pétales sans calices).	Fenouil (graines triées).
Bois de Panama (coupé cube).	Fenugrec (graines).
Bouillon-blanc (fleurs).	Foin (fleurs).
Bouleau (feuilles mondées).	Fraisier (feuilles coupées).
Bourrache (sommités fleuries coupées).	Fraisier (racines coupées).
	Frêne.
Bruyère (fleurs mondées).	Fucus vesiculusus (concassé).
Camomille romaine (M. et L.) (fleurs).	Genièvre (baies triées).
	Gingembre.
Camomille matricaire.	Henné naturel (poudre).
Cannelle Madagascar.	Hysope (feuilles mondées).
Cannelle Seychelles (poudre).	Iris (hochets).
Carvi noir (graines).	Laurier-sauce (feuilles mondées).
Cassis (feuilles mondées).	
Céleri (graines).	Lin (graines triées extra).

LA PHYTOTHÉRAPIE 47

Liste des plantes condimentaires, aromatiques ou pouvant être employées pour usage externe et usage culinaire : (suite).

Maïs (stigmates coupés).
Macis.
Marjolaine (feuilles mondées).
Maté vert Brésil (coupé menu).
Moutarde.
Noix de muscade.
Noyer (feuilles coupées).
Orange amère (écorces concassées).
Orange amère (écorces rubans verts).
Orge perlé.
Origan (feuilles mondées).
Ortie blanche (fleurs, pétales).
Ortie blanche (plante coupée).
Ortie piquante.
Patchouli.
Persil (feuilles mondées).
Piment.
Pissenlit (racines coupées).
Poivre.
Prêle (plante coupée).
Psyllium noir Provence (pureté 99,8 %).
Quassia amara.
Quinquina (écorces coupées).
Réglisse naturelle (coupée).
Réglisse ratissée (poudre).
Romarin (feuilles mondées).
Sarrasin.
Sarriette (feuilles mondées).
Sauge (feuilles mondées).
Serpolet (feuilles mondées).
Thé de Ceylan (« Orange Pékoé »).

Thé vert de Chine, Temple du Ciel.
Thym Provence (feuilles mondées).
Tilleul aubier rouge Bte Cure (coupé).
Vanille.
Verveine odorante « surchoix ».
Vigne rouge (feuilles coupées).
Violettes (fleurs bleues).

Liste des plantes libérées par le décret n° 79, 148 du 15 juin 1979.

Bardane.
Bouillon-blanc.
Bourgeon de pin.
Bourrache.
Bruyère.
Camomille.
Chiendent.
Cynorrhodon.
Eucalyptus.
Frêne.
Gentiane.
Guimauve.
Hibiscus.
Houblon.
Lavande.
Lierre terrestre.
Matricaire.
Mauve.
Mélisse.

Liste des plantes condimentaires, aromatiques ou pouvant être employées pour usage externe et usage culinaire : (suite).	
Menthe.	Verveine.
Ményanthe.	Violette.
Olivier.	
Oranger.	**Sont autorisées à être mélangées entre elles :**
Ortie blanche.	
Pariétaire.	
Pensée sauvage.	Tilleul.
Pétales de roses.	Verveine.
Queues de cerises.	Camomille.
Reine-des-prés.	Menthe.
Feuilles de ronces.	Oranger.
Sureau.	Cynorrhodon.
Tilleul.	Hibiscus.

4. Acheter ou récolter : quoi et comment ?

Herboristes et pharmaciens sont les distributeurs officiels de plantes médicinales. Ils offrent l'éventail de toutes ces plantes usuelles y compris celles qui ne poussent pas sur notre sol. Par profession, ils offrent aussi une certaine garantie de qualité. Les plantes peuvent cependant faire l'objet d'une récolte personnelle ; voici pour cela ce qu'il faut au moins connaître.

Il existe des espèces protégées. Elles sont indiquées dans chaque région par des documents, des affiches, notamment dans les lieux publics et en particulier les préfectures, les mairies, les syndicats d'initiative. En général, ne pas ramasser ces plantes. En passant outre, on n'y gagne rien. Ne pas dégrader la nature, elle nous le rendra.

Ne ramasser que les plantes que l'on connaît bien, sinon se faire accompagner de quelqu'un ayant les connaissances botaniques suffisantes. Chaque année, on déplore des accidents mortels. Le vératre blanc — *Veratrum album* — est souvent confondu avec la gentiane, et cette erreur ne pardonne pas. Des accidents arrivent souvent à l'automne avec les fruits ou baies. Les enfants sont souvent attirés par ces petits fruits rouges ou noirs, donc bien faire attention à la belladone, au fusain d'Europe — *Evonimus europa* (bonnet de prêtre) — morelle noire (tue-chien), et bien d'autres...

Choisir son lieu de ramassage, d'abord dans un endroit où les plantes cherchées poussent en abondance puis récolter sans dégarnir complètement cet endroit.

En laissant en place au moins quelques plantes on est certain d'une récolte nouvelle pour l'année suivante. Couper la partie désirée, sans arracher la plante. Arracher n'est admissible que pour les racines ou autres parties souterraines utilisées. Récolter de préférence des individus botaniquement sains et vigoureux. Ne pas récolter les rabougris, ou de mauvais aspect.

Les plantes polluées sont à éliminer. Ainsi, on ne récolte pas au bord des routes à circulation automobile, ni au voisinage des lieux de cultures dont les traitements de protection vont bien au-delà de la partie cultivée à protéger. Il est aussi à craindre parfois la souillure par le ruissellement entraînant les engrais chimiques.

Récolter de préférence des plantes sauvages. L'effet thérapeutique est souvent plus marqué. Avec la culture, on arrive souvent à faire d'une plante sauvage un légume acceptable ; c'est dans ce sens qu'une plante sauvage est préférable.

Ne récolter que la provision nécessaire pour l'année. Les plantes perdent une partie de leurs propriétés en vieillissant. Il vaut mieux dans l'ensemble les renouveler chaque année.

Faut-il laver les plantes lors de la récolte ? Les plantes peuvent être souillées par de simples poussières mais une plante récoltée ne peut plus être mouillée ; cela reviendrait, pour peu que le contact avec l'eau se prolonge un peu, à faire une macération à froid, donc à enlever à la plante quelques-unes de ses propriétés. Ce qui peut être fait, c'est un *arrosage des parties externes de la plante avant la cueillette, la veille par exemple,* ou l'attente d'une bonne pluie et récolter ensuite, *lorsque le séchage aura été suffisant.* Les racines échappent à cette remarque car elles doivent, à la récolte, être débarrassées de la terre, lavées et brossées avant séchage. Le temps chaud et sec reste préférable.

Le moment de la récolte est fonction de la partie récoltée, ainsi :
— les **racines, rhyzomes, tubercules** se récoltent à l'automne pour les plantes annuelles, au printemps pour les autres ;
— les **bourgeons** : avant complet épanouissement ;
— les **tiges ligneuses, bois** et **écorces** : avant les bourgeons ou après la chute des feuilles ;
— les **feuilles** et **tiges herbacées** : quand la fleur apparaît, par temps sec, sans rosée ;

— les **fleurs** : après la rosée, juste avant leur complet épanouissement.

Les très petites fleurs se récoltent avec le calice (lavande, romarin, thym, sauge, etc.) ; pour d'autres, petites aussi, on récolte l'extrémité du rameau fleuri — en langage professionnel : « la sommité fleurie ». On coupe juste au-dessous de l'inflorescence ;
— les **semences** : après complète maturité mais avant dessiccation complète.

Ne pas mélanger les plantes récoltées. Se munir de sacs séparés. Ne pas les serrer dans les sacs pour le transport. Dès l'arrivée à la maison, sortir les plantes des sacs, les séparer les unes des autres. Eliminer les quelques parties malsaines, nettoyer les racines, les laver, les couper s'il le faut et procéder au séchage. Le séchage est obligatoire sauf exception, pour la conservation. Il faut, pour sécher, une certaine température et un certain courant d'air. Les plantes doivent être étalées sur des claies, l'air circulant tout autour. Elles peuvent être aussi protégées par-dessus par un voile très léger. L'exposition au soleil n'est pas favorable et tout à fait contre-indiquée pour les fleurs ou autres parties fragiles. Dans certains cas, un passage à une étuve chauffée légèrement peut être favorable mais doit en général être rapide.

Après séchage complet, les plantes peuvent être laissées quelque temps à l'air libre pour reprendre une certaine souplesse ; après quoi, elles seront mises dans les bocaux. Le verre convient très bien ; un bouchage simple suffit, sans nécessiter de joint hermétique, le plastique est déconseillé en la circonstance.

Il reste à étiqueter bocaux et sacs et emmagasiner dans l'armoire aux herbes. La date de récolte peut figurer sur l'étiquette.

Il existe aussi un mode de conservation à l'état frais. On emploie le sable sec dans un cave sèche où on conservera, ainsi enterrées, certaines racines comme le raifort et parfois aussi la consoude.

Le tableau suivant indique l'époque de la récolte pour un certain nombre de plantes. Il est surtout valable pour la France. Les dates peuvent cependant varier entre le Sud et le Nord, avec un retard parfois de plus de quinze jours pour ce dernier.

Cette liste détaillée ne comporte pas cependant toutes les plantes usuelles. Elle n'est pas faite non plus pour inciter chacun à une récolte de toutes les plantes notées.

LA PHYTOTHÉRAPIE

5. Calendrier du récolteur de plantes

JANVIER-FÉVRIER.

Gentiane, racine, lorsque la température le permet.
Pulmonaire de chêne.
Noix de cyprès.

FÉVRIER-MARS.

Bourgeon de peuplier.
Bourse-à-pasteur.
Bourgeons de pin *(Pinus sylvestris)* et sapin.
Ficaire, plante en bouquets.
Gui, feuilles mondées.

MARS-AVRIL.

Arrête-bœuf, racine.
Ficaire, racine.
Impératoire, racine entière.
Lierre terrestre, feuilles mondées.
Pêcher, fleurs.
Persil, racine, semences.
Prunellier sauvage, fleurs.
Pulmonaire officinale, feuilles mondées.
Saponaire, racine.
Sceau-de-salomon, racine entière.
Tussilage, fleurs.
Violette, fleurs.

AVRIL-MAI.

Absinthe, grande : feuilles mondées.
Aubépine, fleurs en petites grappes sans feuilles non épanouies (en boutons).
Aubépine : fleurs et feuilles terminales.
Bistorte, racine entière.
Bourrache, fleurs mondées (pas confondre avec buglosse).
Chiendent rhizome, petits paquets (sans radicelles).

Cochléaria, feuilles sèches mondées.
Cresson de fontaine, feuilles mondées sèches.
Douce-amère, tiges.
Lierre terrestre, feuilles mondées.
Livèche, racine entière (ache des montagnes).
Muguet, feuilles mondées (dangereux).
Muguet, fleurs en bouquets (dangereux).
Myrtille, feuilles (airelle, feuilles).
Ortie blanche, fleurs avec calices.
Ortie blanche, fleurs sans calices.
Ortie blanche, plante fleurie en bouquets.
Pariétaire, feuilles.
Pêcher, fleurs.
Primevère officinale, fleurs.
Pulmonaire officinale, feuilles.
Prunellier sauvage, fleurs mondées.
Pivoine, pétales de fleurs.
Raifort, racine.
Tussilage, fleurs.
Violette, fleurs bleues mondées.
Violette, feuilles.

MAI-JUIN.

Absinthe, feuilles.
Armoise, feuilles.
Ache, feuilles mondées.
Ache, racine.
Aspérule odorante, plante en bouquets.
Aurone mâle, plante en bouquets (citronnelle).
Bardane, feuilles mondées.
Benoîte, feuilles mondées.
Benoîte, racine entière.
Bétoine, plante en bouquets.
Bourrache, fleurs (ne pas confondre avec la buglosse).
Buglosse, fleurs mondées.
Busserole (raisin d'ours, *Uva ursi*), feuilles mondées.
Chardon bénit, plante fleurie en bouquets.
Coquelicot, pétales.
Estragon, plante.
Euphraise, plante.

Fumeterre, bouquet.
Germandrée, plante entière en vrac.
Herbe-à-robert, en bouquets (bec-de-grue).
Lierre terrestre, feuilles mondées.
Ortie blanche, fleurs avec calices.
Ortie blanche, fleurs sans calices.
Ortie blanche, plante fleurie, en bouquets.
Panicaut, racine (chardon Rolland).
Pariétaire, feuilles.
Pervenche, feuilles mondées (petite pervenche).
Pied-de-chat, fleurs mondées.
Pissenlit, feuilles mondées.
Pissenlit, racine entière.
Plantain, feuilles mondées.
Ronce douce, feuilles mondées.
Rose trémière, pétales noires.
Saponaire, feuilles.
Scabieuse, fleurs mondées.
Sureau, fleurs en grappes (bien claires).
Tilleul, fleurs avec bractées.
Violette, fleurs bleues, mondées.

JUIN-JUILLET.

Angélique, racine.
Armoise, feuilles mondées.
Arnica montana, fleurs mondées.
Aunée, racine.
Aurone mâle, plante en bouquets.
Bardane, racine.
Cabaret, plante (asarum).
Caille-lait jaune, plante bouquets fleurs.
Camomille petite (matricaire), fleurs mondées.
Camomille romaine, double, blanche, fleurs mondées.
Cassis, feuilles mondées.
Chicorée sauvage, feuilles mondées.
Coquelicot, pétales.
Euphraise, plante.
Frêne, feuilles mondées.

Germandrée (petit chêne), plante entière, en vrac.
Guimauve, feuilles mondées.
Guimauve, fleurs mondées.
Impératoire, racine entière.
Lierre terrestre, feuilles.
Marrube blanc, mondé.
Mauve bleue, fleurs mondées.
Mauve, feuilles mondées.
Mélisse, feuilles mondées.
Ményanthe, feuilles (trèfle d'eau), à la floraison.
Nénuphar, fleurs blanches mondées.
Nénuphar, racine.
Pariétaire, feuilles.
Pensée sauvage, fleurs mondées.
Pied-de-chat, fleurs mondées.
Pissenlit, feuilles mondées.
Pissenlit, racine entière.
Plantain, feuilles mondées.
Prêle petite, en vrac.
Reine-des-prés, fleurs en grappes (ulmaire).
Ronce, jets (appelés aussi boutons).
Sanicle, plante en bouquets.
Sauge officinale, feuilles mondées.
Scolopendre, feuilles mondées.
Scrofulaire, plante bien feuillue.
Souci des jardins, double orange fleurs avec calices.
Souci des jardins, double orange fleurs sans calices.
Sureau, fleurs grappes.
Tilleul, fleurs mondées.
Tilleul, fleurs avec bractées.
Thym, feuilles mondées.
Tormentille, racine entière.
Tussilage, feuilles mondées.
Vélar *(Erysimum)*.
Verge-d'or.
Véronique, plante avec feuilles.

JUILLET-AOÛT.

Ache, feuilles mondées.
Aigremoine, bouquets (récoltes avant floraison).

LA PHYTOTHÉRAPIE

Aigremoine, feuilles mondées.
Alchémille, plante.
Argentine, plante.
Armoise, feuilles mondées.
Arnica montana, fleurs mondées.
Aunée, racine.
Basilic, feuilles mondées.
Bleuet, fleurs avec calices.
Bleuet, fleurs sans calices.
Bon-Henry, plante (ansérine).
Bouillon-blanc, fleurs mondées (jaunes).
Calament, plante entière en vrac.
Camomille romaine (noble), fleurs doubles mondées.
Carthame fleurs, pétales.
Carvi, semences.
Cataire, plante.
Courge, semences mondées (décortiquées).
Frêne, feuilles mondées.
Germandrée (petit chêne), plante entière, en vrac.
Gratiole, plante en bouquets.
Guimauve, fleurs mondées.
Houblon, cônes verts.
Lavande, fleurs mondées.
Marjolaine, feuilles mondées.
Marum verum.
Marrube blanc, feuilles mondées.
Matricaire (camomille), fleurs mondées.
Mauve, fleurs mondées.
Mélilot jaune, fleuri plante en bouquets.
Mélisse, feuilles mondées.
Menthe sauvage, feuilles mondées.
Ményanthe, feuilles (trèfle d'eau).
Millepertuis, sommités fleuries.
Molène fleurs (bouillon-blanc).
Noyer, feuilles mondées.
Origan, fleuri en bouquets.
Pensée sauvage, fleurs mondées.
Persicaire, plante.
Persil, racine.
Polypode de chêne (rhizomes).
Prêle petite, en vrac.

Romarin.
Rose trémière, fleurs noires.
Saponaire, feuilles mondées.
Scolopendre, feuilles mondées.
Scrofulaire, plante bien feuillue.
Serpolet fleuri, plante en vrac.
Tanaisie, plante bouquets courts.
Tilleul, fleurs avec bractées.
Tilleul, fleurs mondées.
Tormentille, racine entière.
Ulmaire, fleurs en grappes (reine-des-prés).
Vélar *(Erysimum)*.
Verveine officinale, feuilles mondées.
Vulnéraire *(Anthyllis)*, fleurs.

AOÛT-SEPTEMBRE.

Ache, racine.
Acore, racine (calamus odorant).
Airelle, baies sèches.
Alkékenge, baies.
Ansérine potentille, plante.
Bardanne
Bistorte, racine entière.
Bugrane, racine.
Chicorée, racine.
Consoude, racine.
Fenouil, racine.
Fraisier, racine, sans radicelles.
Garance, racine.
Grateron, plante (Gaillet).
Grémil, graines.
Guimauve, racine.
Iris, racine entière blanche.
Maïs, stigmates (barbe de maïs).
Mercuriale, feuilles mondées.
Mercuriale, plante en bouquets.
Noyer, feuilles mondées.
Patience, racine.
Polypode de chêne (rhizome).

Quintefeuille, racine.
Renouée, plante.
Saponaire, feuilles mondées.
Saponaire, racine.
Sureau, baies sèches dégrappées.
Valériane, racine propre, sans terre.
Vélar *(Erysimum)*.

SEPTEMBRE-OCTOBRE.

Ache, racine.
Alkékenge, baies sans robes.
Aspérule odorante, plante en bouquets.
Bardane, racine.
Benoîte, racine entière.
Berbéris, fruits (épine-vinette).
Consoude, racine.
Fenouil, racine.
Fraisier sauvage, racine.
Genièvre, baies sèches.
Gentiane, racine entière.
Impératoire, racine entière.
Maïs (barbe ou stigmates).
Méum, racine.
Pivoine, racine entière.
Saponaire, racine.
Uva ursi (busserole), feuilles mondées.

OCTOBRE-NOVEMBRE.

Gentiane, racine.
Coing (pépins mondés).

DÉCEMBRE.

Gentiane (racine), lorsque la température le permet.

Les moments favorables de récolte des plantes, ou parties de plantes, ont été déterminés en fonction de la teneur maximum en principes actifs.

6. Les dosages

Les plantes médicinales sont avant tout des remèdes. A ce titre, elles doivent donc être employées avec mesure, même les plantes sans danger.

Nous donnons, dans les formulations qui suivent, les divers dosages pratiques mais on peut comme départ fixer les quantités suivantes :

Plante sèche : 3 à 5 grammes pour une tasse à thé de liquide final ou bien 30 à 40 grammes pour une préparation de 1 litre. Il faudra mettre un peu plus d'eau au départ pour une décoction que pour une infusion afin de compenser l'eau évaporée.

Plante fraîche : on mettra environ le double (variable selon les plantes).

Pour une macération à froid : 30 à 50 grammes de plantes sont une moyenne valable, pour 1 litre de liquide.

Poudres de plantes sèches : s'emploient à raison de 2 à 3 grammes par prise, soit une petite cuillère à café.

Jus crus : voir à ce chapitre.

Bain : un grand bain demande en moyenne 300 à 500 grammes de plantes sèches.

Ces précisions sont simplement indicatives ; elles peuvent varier selon les préparations et les plantes, étant toujours entendu qu'il s'agit de **plantes non dangereuses**.

7. La synergie des tisanes composées

On connaît maintenant suffisamment bien l'action d'une plante et les effets à en espérer sur l'organisme. En associant ensemble plusieurs plantes, à **effet semblable,** le résultat à en attendre n'en est que plus certain et cela sans craindre d'effets contraires des plantes entre elles et, quel que soit le nombre de plantes employées.

Dans ce livre, les mélanges de plantes prédominent pour cette raison, confirmée par notre longue expérience professionnelle. Les formules données des mélanges ne sont pas impératives. Elles peuvent être réalisées, même s'il manque quelques plantes parmi celles indiquées. Le résultat sera quand même atteint vu que les plantes sont réunies en fonction d'un choix sérieux et raisonné de leur **activité propre et similaire**.

L'assemblage des plantes ne nécessite pas, sauf exception, une grande précision du nombre de plantes réunies ou du respect absolu d'un poids précis de chacune.

Les associations, ou mélanges de plantes, sont à préférer, et même à recommander, à la condition expresse de **grouper ensemble des plantes agissant sur la fonction concernée.**

Par contre, on ne peut pas grouper dans une même tisane ou un mélange **des plantes devant agir en même temps sur des symptômes très différents** les uns des autres et **concernant des fonctions différentes.**

Nous confirmons que ces indications ne s'appliquent qu'aux plantes sans danger. Il pourrait en être exactement le contraire avec les plantes dangereuses.

8. L'aspect de la composition avant emploi

Un mélange de plantes n'est pas forcément engageant ni par la vue, ni par l'odeur. Pour certaines personnes sensibles, cette présentation peut jouer. Aussi est-il d'usage courant pour des tisanes commercialisées de voir figurer dedans des plantes ne concourant pas à l'action. Ainsi, quelques pétales de couleurs : souci pour le jaune, bleuet pour le bleu, mauve et lavande pour le violet, etc. Il peut en être de même pour l'arôme avec des plantes à odeur anisée, menthée, orangée, etc., et encore aussi pour le goût. Tout cela ne change rien au résultat final puisqu'il y a en même temps que l'action biophysiologique, la satisfaction psychique qui est loin d'être négligeable.

9. Préparations et formes d'emploi habituelles

La préparation d'une plante médicinale pour son emploi thérapeutique consiste en l'extraction des principes actifs au moyen de liquides.

Les formes de préparations les plus courantes sont l'infusion, la décoction, la macération à froid, la digestion à chaud, la poudre et les jus. Le choix du type de préparation est fonction du type de constituants de la plante et du respect de la qualité des principes actifs de celle-ci. D'autres formes de préparations existent, mais sont surtout en pharmacie et laboratoires plus ou moins spécialisées. Les préparations de plantes fraîches sont souvent plus parfumées.

Les liquides solvants peuvent être l'eau, l'alcool « bon goût », le vin, le vinaigre, l'huile végétale. Le choix de chacun de ces supports est fonction des constituants de la plante. Dans les divers livres pour chaque plante, le type de préparation préconisé est toujours indiqué. Nous l'indiquons ici pour chacune de nos compositions.

Les récipients à employer ne sont pas indifférents. Pour la préparation familiale, préférer les ustensiles émaillés, ou en acier inoxydable, ou en verre résistant à la chaleur. Eviter surtout les poteries émaillées au plomb venant en particulier des petits artisanats. Ceux-ci sont séduits par la richesse des coloris, la facilité de mise en œuvre et le faible prix, mais ces émaux sont dangereux pour un emploi culinaire. Une loi en interdit l'utilisation. Les récipients en aluminium ne sont pas non plus indiqués.

a) L'infusion

Prendre une casserole assez épaisse afin de conserver la température. La préparation se fait en général avec de l'eau. Chauffer celle-ci et, dès l'ébullition, ajouter la dose de plantes ; couvrir le récipient et le retirer du feu. Ne pas faire refroidir trop vite et laisser les plantes au contact de l'eau (infuser) pendant 10 à 30 minutes. Mettre ensuite sur une passoire pour séparer et recueillir le liquide. On peut aussi mettre les plantes dans l'eau froide et porter à ébullition. Arrêter le chauffage aussitôt et procéder comme il vient d'être dit.

L'infusion s'emploie pour les substances fragiles pouvant être détruites par une température trop prolongée ou éliminées par la vapeur. Cette préparation est à employer en fonction des *composants de la plante* et non en fonction de telle ou telle de ses parties. Pour une même plante, on peut choisir un mode de préparation différent selon celui de ses principes que l'on veut obtenir en priorité. **L'infusion n'est pas réservée aux fleurs et aux feuilles.** Exemple : on fait infuser des fleurs de camomille matricaire pour boire, mais on fait bouillir ces mêmes fleurs pour accentuer le doré des cheveux blonds.

On fait couramment des infusions avec l'anis vert et autres semences comme la badiane, le fenouil, le coriandre, le carvi, l'aneth, la cardamone, avec les fleurs, feuilles et sommités fleuries de roma-

LA PHYTOTHÉRAPIE 61

rin, lavande, thym, serpolet, camomille, hysope, mélisse, menthes diverses, thé, oranger, sauge, eucalyptus, coquelicot, boldo, aubépine, basilic, verveine des Indes (les plantes à essence en général).

b) La décoction

Elle consiste à faire bouillir la plante avec le liquide voulu (eau, vin, etc.). Elle s'emploie aussi dans le but de détruire les ferments non désirables. Elle n'est pas indiquée dans le cas de principes fragiles ou pouvant former par exemple des gels ou empois comme en donnent les substances contenant des amidons ou des pectines. Les formules indiquent quand cette préparation convient.

L'opération consiste à mettre les plantes dans l'eau froide ou chaude et à porter à ébullition. Prolonger celle-ci au moins 10 minutes et laisser reposer 30 minutes au moins ; on laisse parfois plusieurs heures selon les cas. Passer ensuite pour recueillir le liquide.

On évitera de faire bouillir les racines de réglisse pour ne pas obtenir son principe amer. La saponaire ne devra bouillir qu'un court instant et sera aussitôt après séparée du liquide. La bourdaine (écorce vieillie de 2 à 3 ans) sera bouillie 10 minutes et devra macérer ensuite 5 à 6 heures ou plus, avant consommation.

Quelques plantes courantes qui relèvent de cette préparation : Bourdaine, Chiendent, Lichens, Algues, Guimauve, Mauve, Orge, Artichaut, Combretum, Pissenlit, Busserole, Bruyère, Bourrache, Fumeterre, Gui, Houx, Noisetier, Noyer, Ortie piquante, Ortie blanche, Pied-de-chat, Pervenche...

c) Le bouillon

C'est en fait une décoction appliquée à une préparation culinaire. Les éléments employés sont en général des légumes, des céréales, avec — en ajout — des plantes médicinales. On connaît le bouillon antigrippe d'ail et de thym, le bouillon d'oignon, celui de poireau à effet diurétique, les bouillons alimentaires avec pommes de terre, navets, poireaux, carottes et parfois des céréales. Avec seulement des plantes médicinales, **ce n'est plus un bouillon mais une décoction.**

d) La macération

Elle se prépare à froid. Elle consiste à laisser un certain temps en contact les plantes et le liquide (plantes fraîches ou sèches). Elle s'emploie surtout pour des substances trop facilement transformables par la chaleur, les amidons, gommes et mucilages, ou dans les cas où la chaleur pourrait altérer le liquide, certains vins, le vinaigre, le cidre, et toutes les huiles aux plantes.

Exemples types : le vin de Gentiane, l'huile de Millepertuis (voir au formulaire).

e) La poudre

Elle est constituée de la plante sèche réduite en poudre très fine. Pour cette opération, on emploie soit le mortier de porcelaine et son pilon, soit un moulin. Les plantes à employer doivent avoir été bien triées au préalable, être très propres, bien sèches. Cela demande parfois un passage rapide au four légèrement chauffé afin de rendre la plante plus friable. Selon le résultat désiré, il faut parfois procéder à un tamisage.

Quelques plantes employables en poudre : Aunée (racine), Algues, Artichaut (feuilles), Bardane (racine), Basilic (feuilles), Cerfeuil (feuilles), Fenugrec (semences), Ginseng (racine), Gentiane (racine), Guimauve (racine), Harpagophytum (racine), Olivier (feuilles), Plantain (feuilles), Ortie piquante (feuilles), Prêle (plante), Réglisse (bois), Romarin (feuilles), Ronce (feuilles et boutons).

Les poudres sont à conserver dans des flacons de verre bien fermés et de préférence dans un endroit plutôt sombre. La conservation en poudre est de moins longue durée que la plante entière.

En forme de poudre, les doses à employer sont en général plus faibles que pour les autres préparations : 3 à 5 grammes suffisent pour 24 heures pour les plantes sans danger.

Une précaution est nécessaire pour absorber les poudres. On les prépare pour cela dans des « cachets » de pain azyme ou bien en gélules « modernes ». La poudre brute peut aussi être absorbée sans autre façon mais ne doit être portée à la bouche que mélangée avec un liquide ou semi-liquide (eau, lait, vin, yaourt, fromage, confiture, miel, etc.). Boire ensuite. Cette précaution est indispensable pour évi-

LA PHYTOTHÉRAPIE

ter que la poudre mise directement dans la bouche sans être humectée puisse, par une aspiration inopinée, être dirigée dans les voies respiratoires et causer de bien pénibles désagréments.

f) Le cataplasme

Constitue une bouillie médicinale assez épaisse que l'on dispose entre deux linges pour être appliquée sur la peau à l'endroit voulu et y produire une action déterminée : révulsive, circulatoire, adoucissante, etc.

Le classique cataplasme à la farine de lin se prépare avec de l'eau dans laquelle on délaye à froid de la farine de lin. On fait cuire doucement en remuant constamment ; le mélange s'épaissit progressivement. On arrête la cuisson quand la consistance voulue est acquise. Ainsi préparé et disposé entre deux linges, il peut être employé à température acceptable pour maintenir une chaleur humide. S'il doit servir de support à des substances dermatofonctionnellement actives, celles-ci seront disposées à la surface au moment de l'application : farine de moutarde, poudre de guimauve, etc. La farine de lin peut aussi être additionnée de farine de céréales, d'amidon, de fécule.

La farine de moutarde ne doit pas être cuite car elle n'aurait plus aucune activité, la chaleur excessive détruisant ses principes actifs.

Il est des cataplasmes chauds, d'autres froids ; parmi ceux-ci, signalons les **cataplasmes d'argile,** qui n'est pas végétale évidemment, mais dont c'est la **principale utilisation valable.** Elle constitue en la circonstance un support commode de préparations végétales actives, pour emplois externes.

g) Emplois des diverses préparations citées

Elles serviront soit pour l'usage interne, soit externe selon les besoins. De nombreuses préparations seront bues comme tisanes ou absorbées sous d'autres formes mais les plantes serviront aussi en **inhalations,** pour respirer les vapeurs véhiculant les arômes assainissants ; en **lotions** pour hydratation de la peau ou autres actions déterminées ; en **bains d'imprégnation,** c'est-à-dire imprégnant le corps mouillé, pendant un certain temps d'action directe, suivi du véritable bain ; ou bien en **bain moussant** ; en **lavements,** en **injections,** en **atmosphère spéciale** dans les saunas et les bains de vapeurs aromatiques.

h) Autres formes de préparations

Alcoolat : c'est la préparation obtenue par distillation de l'alcool sur la plante.
Alcoolature : la préparation est obtenue par macération à froid d'une plante fraîche dans l'alcool, sans distillation.
Les jus frais : forme d'emploi traitée plus loin dans ce livre.
Teinture mère « homéopathique », ou **T.M. :** cette préparation est une alcoolature de plante fraîche comme la précédente, mais elle doit être réalisée selon un *programme* bien défini *par la médecine homéopathique.* Sa prescription éventuelle concerne l'allopathie.

Nous devons remarquer ici que le produit obtenu est un produit spécifiquement *allopathique*. Il est le point de départ de la préparation des dilutions qui seront, elles, les véritables remèdes homéopathiques.

Teinture alcoolique : c'est le liquide obtenu par action de l'alcool sur la plante sèche.
Les extraits aqueux, fluides, mous, ou secs : ces préparations sont obtenues de diverses façons et ont été évaporées pour arriver à une consistance donnée ainsi que la définit son appellation.

Toutes ces formes, depuis l'alcoolat, sont du domaine de la pharmacie. Elles sont faites en vue d'obtenir, dans le liquide recueilli, une plus grande concentration de substance active, soit d'avoir un dosage précis, ce qui est forcément indispensable lorsqu'il s'agit de plantes dangereuses.

Procédé « nouveau » : la lyophilisation : il consiste à congeler rapidement la substance entre $-40°$ et $-80°$ et à dessécher sous vide par sublimation. On obtient un produit de pulvérisation facile et de très bonne conservation mais qui doit être bien préservé de l'humidité. Il s'emploie aussi pour l'alimentation mais ce procédé est très coûteux.

Remarque : en fonction de ce qui précède, nous faisons la remarque suivante : les préparations liquides permettent de rassembler pour un emploi plus facile ou plus précis dans le support liquide les

LA PHYTOTHÉRAPIE

éléments de la plante qui peuvent s'y dissoudre. Ainsi nous obtenons, dans une préparation aqueuse ou hydro-alcoolique les éléments hydrosolubles, dans une préparation huileuse les éléments liposolubles.

10. Le moment thérapeutique ou quand faut-il boire les tisanes ?

— Le matin au réveil seront absorbées les tisanes dépuratives ou à action hépatique en général.
— Avant le repas de midi, les tisanes ou préparations apéritives.
— Après le repas de midi et du soir les tisanes digestives.
— A la veillée, une heure au moins après le repas, ou au coucher, les tisanes laxatives.
— Au coucher, les tisanes somnifères ou hypnotiques.

En dehors des repas, les tisanes peuvent être considérées comme boissons thérapeutiques ; c'est le cas pour le diabète, les rhumatismes, l'hypertension, les troubles circulatoires (à ce titre, elles seront consommées entre les repas, sans aucun horaire autre que celui qui convient à l'intéressé). La seule observation est de ne pas contrarier une digestion en cours.

Les tisanes vermifuges seront données aux enfants le matin à jeun, mais cela seulement pendant le dernier quartier de la lune, c'està-dire 8 jours avant la nouvelle lune. Il faut opérer ainsi pendant au moins 3 mois de suite.

Les bains thérapeutiques, de pieds, de bras, de mains, ou entiers, seront pris surtout en dehors de la digestion (1). La méthode Kneipp en donne beaucoup de détails.

Les tisanes à action glandulaire chez la femme seront prises entre les repas, mais tout spécialement pendant la semaine qui précède les règles.

Boire chaud ou froid ? On boira chaude une tisane après le repas ou bien le soir au coucher ; très chaude en dehors des repas une préparation devant faire transpirer à la suite d'un refroidissement. La

---

1. Voir à ce sujet, l'ouvrage de Gilles Laissard : *L'Eau pour votre santé* (épuisé).

tisane sera prise froide ou à peine tiédie s'il s'agit d'un cas de fièvre, froide aussi s'il s'agit d'une préparation apéritive, avant un repas. Une question de logique doit intervenir pour chacun si cela n'est pas précisé dans ce livre. Les tisanes à boire entre les repas seront prises à température de la pièce.

11. Vérités à connaître

Aucune substance chimique ou minérale ne peut remplacer dans l'organisme la substance végétale devant nourrir la cellule. Toute préparation chimique ou de synthèse peut reproduire en ses divers éléments une substance végétale mais cette reproduction ne sera toujours qu'une image, qu'une copie inerte, un sosie, une ressemblance. La réalisation artificielle, quelle que soit son élaboration, n'est jamais assimilable biologiquement. Il lui manque le changement du règne pour passer du minéral (ou chimique) au végétal. C'est le végétal et lui seul qui lui donne vie.

La substance chimique n'est pas dépourvue de propriétés médicinales mais elle n'est jamais assimilée. Elle ne peut, en aucun cas, remplacer les substances du règne végétal ou animal, constituants de la cellule vivante ; elle ne peut que circuler dans le plasma.

Pour toutes les plantes médicinales sans danger, employées aux doses médicinales, il est essentiel d'être sûr que la plante utilisée est bien celle dont on connaît la valeur thérapeutique. Cette valeur n'est pas fonction de la culture dans une région déterminée ou de sa récolte dans une autre, ainsi que nous l'avons déjà précisé. Ces remarques s'appliquent aussi bien à une plante seule qu'aux mélanges de plantes tels qu'ils sont préconisés ici.

La précision d'une teneur en un principe unique, ou la garantie par un visa, est sans importance lorsqu'il s'agit des plantes sans danger que, de plus, chacun peut se procurer librement dans la nature. Par contre, ces précisions deviennent absolument nécessaires et peuvent être l'objet d'un visa pharmaceutique officiel, non commercial, s'il s'agit de plantes toxiques, celles-ci ne pouvant être délivrées que par un pharmacien.

Il est difficile, voire impossible, de dire pour une plante sans danger, employée dans sa totalité, à dose médicinale — et avec succès — quelle est la part d'action de chaque élément de cette plante puisque

LA PHYTOTHÉRAPIE

tous ses éléments agissent ensemble. Mais on peut constater, mesurer, essayer d'expliquer et de comprendre les effets d'une substance poison, soit prise isolément, soit agissant comme constituant principal d'une plante classée dans cette catégorie et employée à dose précise.

Les plantes médicinales sont donc choses sérieuses comme le prouve leur appellation de « médicinales ». Qu'elles existent dans la nature, à la portée de tous n'implique pas que chacun soit apte à en connaître les propriétés et les applications. Cela reste une affaire de spécialistes qualifiés, ce qui est oublié trop souvent.

La nature nous présente le règne végétal dont nous sommes dépendants. Vu par la médecine et la biologie, ce règne végétal nous fournit :
— les plantes aliments pouvant devenir aliments-remèdes ;
— les plantes médicinales sans danger ;
— les plantes médicinales dangereuses, toxiques.

Des unes ou des autres on extrait les essences végétales ou huiles essentielles.

Dans ce livre, les plantes figurent à chacun des symptômes correspondants, mais les plantes dangereuses en sont exclues. Une première liste qui suit nous indique quelques plantes de base pour les troubles fréquents.

12. Quelques plantes de base, essentielles pour les troubles fréquents

AFFECTIONS	PLANTES RECOMMANDEES
Pour le système digestif	
Assainir la bouche, la gorge :	Feuilles de ronce en gargarismes.
Un bon appétit :	Gentiane (racine), Aunée (racine), Germandrée.
Une bonne digestion :	Menthe poivrée, Anis vert, Thym, Verveine (feuilles).

AFFECTIONS	PLANTES RECOMMANDEES
Chasser les ballonnements :	Coriandre (semences), Angélique (semences).
Le foie paresseux :	Artichaut (feuilles), Combretum (feuilles).
La bile insuffisante :	Romarin (feuilles), Boldo (feuilles).
La vésicule biliaire atone :	Curcuma (racine), Romarin (feuilles).
La constipation :	Bourdaine (écorce), Psyllium (semences).
La diarrhée :	Consoude (racine), Renouée des oiseaux (plante).
Les colites :	Guimauve (racine), Ambroisie (plante).
La colibacillose :	Myrtille (feuilles), Poirier (feuilles).
Pour le système circulatoire	
Les palpitations :	Aubépine (sommités fleuries).
Artériosclérose :	Fumeterre (plante), Tilleul (aubier).
Hypertension :	Olivier (feuilles), Fumeterre (plante).
Hypotension :	Chardon-marie (semences), Genêt à balais (fleurs).
Les varices :	Cyprès (noix de), Marronnier d'Inde (écorce).
Plaies variqueuses :	Aigremoine (plante), Consoude (racine) ; compresses.
Hémorragies :	Prêle (plante), Ortie piquante (feuilles).
Hémorroïdes :	Millefeuille (plante), Cyprès (noix de).
Sang anémié :	Patience (racine), Ortie piquante (feuilles).

LA PHYTOTHÉRAPIE

AFFECTIONS	PLANTES RECOMMANDEES
Insuffisance des globules blancs :	Gentiane (racine), Ményanthe trifolié (plante).
Acide urique en excès :	Paliure (fruits), Reine-des-prés (plante), Cassis (feuilles).
Cholestérol en excès :	Curcuma (racine), Aunée (racine).
Pour le système génital féminin	
Règles insuffisantes :	Armoise (feuilles), Persil (semences).
Règles excessives :	Bourse-à-pasteur (plante), Ortie (feuilles).
Règles douloureuses :	Séneçon, Jacobée (plante).
Ménopause :	Alchémille (plante), Valériane (racine).
Pertes blanches :	Ortie blanche (plante), Noyer (feuilles).
Pour le système génital masculin	
Prostatite (congestion) :	Cyprès (noix de), Marronnier d'Inde (écorce), pollen.
Pour le système urinaire	
Urines insuffisantes :	Queues de cerises, Chiendent (racine).
Inflammation, Cystite :	*Uva ursi* (feuilles), Barbe de maïs.
Calculs :	Bugrane (racine), Pariétaire (plante).
Pour le système respiratoire	
Angine :	Aigremoine (plante), Ronce (feuilles) ; en gargarismes.
Extinction de voix :	Alchémille (plante), Vélar (plante).

AFFECTIONS	PLANTES RECOMMANDEES
Rhume de cerveau :	Basilic (feuilles), Marjolaine (feuilles).
Toux, Trachéite :	Hysope (plante), Tussilage (feuilles et fleurs).
Bronchite :	Aunée (racine), Lierre terrestre (plante), Thym (plante).
Asthme :	Aunée (racine), Impératoire (racine).
Emphysème :	Mélisse (feuilles), Valériane (racine).
Pour le système nerveux	
Mémoire :	Pollen de fleurs, Sarriette (feuilles).
Insomnie :	Aubépine (sommités fleuries), Passiflore (plante).
Fatigue nerveuse :	Calament (plante), Sarriette (feuilles).
Sédatifs nerveux :	Ballote (plante), Lotier (plante).
Dépression :	Saule blanc (écorce), Houblon (cônes).
Pour les organes des sens	
Bourdonnements d'oreilles :	Artichaut (feuilles), Mélisse (feuilles).
Faiblesse de la vue :	Fenouil (semences), Aneth (semences).
Perte d'odorat :	Artichaut (feuilles), Fumeterre (plante).
Pour la peau	
Acné, Peau grasse :	Pensée sauvage (plante), Douce-amère (tiges).

LA PHYTOTHÉRAPIE

AFFECTIONS	PLANTES RECOMMANDEES
Couperose :	Bourse-à-pasteur (plante), Hamamélis (feuilles).
Dartres, Eczéma :	Fumeterre (plante), Salsepareille (racine).
Plaies :	Aigremoine (plante), Ortie piquante (feuilles).
Brûlures :	Huile au millepertuis (fleurs) en application, Pétales de lys huileux.
Psoriasis :	Orme (écorce).
Pour les glandes Troubles glandulaires généraux :	Algues en général (voir surtout le répertoire).
Troubles généraux Rhumatismes :	Reine-des-prés (plante), Frêne (feuilles), Aubier de tilleul.
Goutte :	Cassis (feuilles), Alkékenge (baies).
Obésité :	Fumeterre (plante), Eupatoire (plante).
Cellulite :	Reine-des-prés (plante), Marrube blanc (plante).
Déminéralisation :	Algues laminaires (plantes), Prêle (plante).
Diabète :	Galega (plante), Géranium Robert (plante).
Albumine :	Haricots (cosses de), Vergerette du Canada (plante).
Faire reculer la sénescence :	Artichaut (feuilles), Frêne (feuilles). Pollen.

Pour plus de précisions, se reporter au détail de l'index qui suit.

13. Plantes toxiques ou dangereuses

Ces plantes sont connues des herboristes mais ils ne les manipulent pas. Toutes ces plantes ont cependant des vertus médicinales et des emplois dans ce sens. Leur utilisation ne relève que de la prescription du médecin et la délivrance du pharmacien. Elles demandent un dosage précis.

Elles exigent la compétence et engagent la responsabilité des prescripteurs. Nous mettons fermement en garde les particuliers qui seraient enclins à les utiliser à la suite de la lecture de certains ouvrages qui les préconisent.

Ces plantes sont utilisées aussi en homéopathie.

La pharmacie classe les substances dangereuses dans des « tableaux » que l'on nomme A, B et C. En voici le détail pour ce qui concerne uniquement les plantes.

TABLEAU A	
Nom français	Autres noms de ces mêmes plantes
Aconit napel	Tue-loup
Belladone	Belle-dame
Ciguë	Ciguë de Socrate
Colchique	Tue-chien
Digitale	Gant de Notre-Dame
Ergot de seigle	*Claviceps purpurea*
Fève de Saint-Ignace	Vomiquier amer, Strychnos
Hydrastis	Yellow-Root
Jusquiame	Fève-à-cochon
Tabac (nicotine)	Nicotiane
Noix vomique	Strychnos, *Nux vomica*
Pavot	Pavot officinal
Rue (des jardins)	Rue fétide
Sabine	Genévrier sabinier
Datura (ou Stramoine)	Pomme épineuse
Ellébore *(Veratrum album)*	Ellébore blanc

LA PHYTOTHÉRAPIE

TABLEAU B (stupéfiants)	
Nom français	Autres noms de ces mêmes plantes
Chanvre indien Coca Pavot	Chanvret cannabis Thé de Bolivie Pavot officinal

TABLEAU C (dangereux)	
Nom français	Autres noms de ces mêmes plantes
Adonis vernalis Anémone pulsatille Chénopode (essence) Coloquinte Ephédrine *(Ephedra)* Euphorbe Ipéca Lobélie Santonine Scille Morelle noire Jaborandi Muguet	Adonis de printemps Coquelourde Ambroisie du Mexique Coloquinte Raisin de mer Epurge Ipecuana Tabac indien Aurone femelle Squille Crève-chien *Pilocarpus jaborandi* Lis-de-mai

Mais bien d'autres plantes sont aussi dangereuses sans être citées dans ces tableaux ; c'est le cas de celles qui suivent, et il en manquera encore beaucoup :

Genêt d'Espagne Lierre grimpant Renoncules ou boutons d'or Ivraie Chélidoine	*Genista juncea* Lierre des poètes Scélérate, Sardonique, Thora Herbe d'ivrogne Grande éclaire, herbe-aux-verrues

QUELQUES PLANTES VIOLENTES, TOXIQUES OU DANGEREUSES
(ne pouvant être employées que sous contrôle médical)

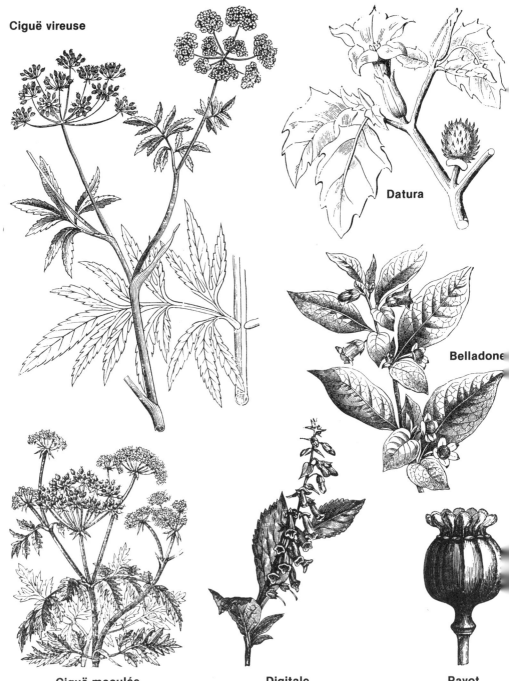

Ciguë vireuse

Datura

Belladone

Ciguë maculée

Digitale

Pavot

QUELQUES PLANTES VIOLENTES, TOXIQUES OU DANGEREUSES
(ne pouvant être employées que sous contrôle médical)

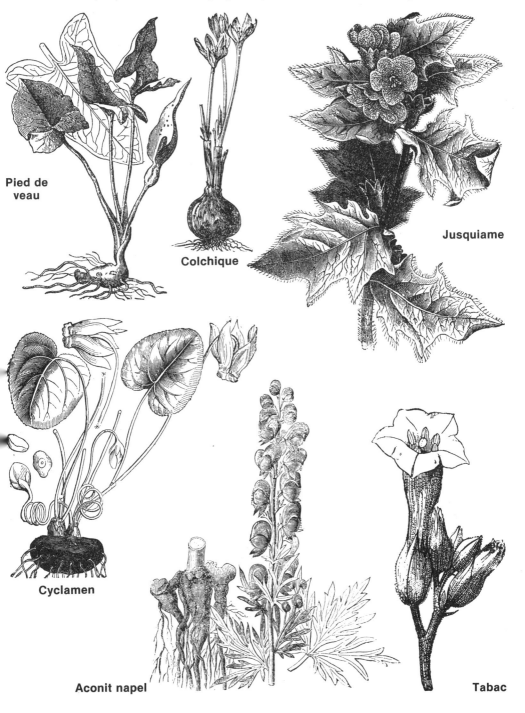

Laurier-cerise	Laurier amande
Laurier-rose	Nerion, laurelle
Chèvrefeuille	Herbes de la Pentecôte
Ricin (la graine)	Ricinus commun
Troène	Raisin de chien
Tamier *(tamus)* (racine)	Herbe à la femme battue
Noix de muscade (1)	Muscade
Daphné laureole	Laurier des bois
Hellébore noir (rose de Noël)	Rose d'hiver
If à baies	*Taxus,* If d'Europe
Fusain	Bonnet carré de prêtre
Hydrocotyle	*Centellaria asiatica*
Alléluia	Surelle, Pain de coucou
Pied-d'alouette	Delphinium
Mandragore	
Vératre vert	Vératre viride U.S.
(ellébore des marais)	
Cytise	*Laburnum anagyroïde*
Phytolacca	*Phytolacca americana*
Rhododendron	Laurier, rose-des-alpes.

La liste de plantes donnée n'est pas limitative mais nous ne pouvons entreprendre ici une étude complète de la toxicologie végétale.

Il nous faut cependant rappeler les huiles essentielles, extraites des plantes, les plus dangereuses en usage interne : absinthe, sauge officinale, chénopode, thuya, hysope, armoise, anis. Cela n'exclut pas le danger en usage externe, mais nous avons examiné cela plus en détail par ailleurs.

Nous rappelons que la littérature en général n'insiste pas assez sur cette question de toxicité des essences alors que nous avons été confronté à diverses reprises lors de notre activité professionnelle avec des cas graves qui, d'ailleurs, ne relevaient pas de notre fait.

---

1. Noix muscade : très bon excitant digestif mais dangereusement toxique si consommation à trop forte dose. L'école de Salerne indique :
« *Elle ranime le cœur que l'affliction tue,*
et bonne à l'estomac, elle éclaircit la vue. »
mais dit aussi : « *Une noix est salutaire, la seconde nuit, la troisième tue !* » La médecine d'aujourd'hui le confirme.

CHAPITRE III

L'aromathérapie

1. Historique

Voici bien longtemps que l'on a reconnu une certaine action thérapeutique aux huiles essentielles, ces produits aromatiques naturels extraits des plantes. L'histoire des arômes, des baumes, est très ancienne puisque l'on trouve la relation de leur emploi 4 500 ans av. J.-C.

R.M. Gattefossé en relate l'emploi médicinal depuis 1680. C'est en 1937 qu'il publia chez Girardot son livre préfacé par le docteur Foveau de Courmelles et qu'il intitula *Aromathérapie*. Cette appellation est conservée depuis pour désigner l'emploi médicinal des huiles essentielles. La publication de cet ouvrage a marqué le début d'un intérêt croissant de la médecine pour cette forme de thérapeutique, et cet intérêt s'est manifesté encore davantage depuis les années 1944-45. Il ne fait que s'amplifier, tant dans les applications déjà connues que dans la recherche de nouvelles possibilités.

Le terme d'aromathérapie désigne donc aujourd'hui, de façon précise, l'emploi thérapeutique exclusif des huiles essentielles en usage interne par absorption ou en usage externe. Mais il ne désigne *que l'emploi des essences* à l'exclusion de toute autre substance. Cela n'empêche pas le thérapeute d'y associer l'action d'autres thérapeutiques et certaines plantes, s'il le juge utile et si cela correspond à son style de thérapeutique, *mais ce n'est plus de l'aromathérapie...*

2. Définition des huiles essentielles

Les huiles essentielles sont les substances odorantes des plantes. On peut les extraire par divers moyens et les recueillir sous forme de liquides, en particulier. Ces derniers sont donc la matérialisation palpable de la substance odorante. Elles sont volatiles et, par évaporation, peuvent retourner à l'état d'odeur sans laisser de traces.

A l'état liquide, on les appelle « essences végétales » ou « huiles essentielles », ou « huiles volatiles » mais encore : essences aromatiques, esprits recteurs et arômes. **Ces diverses appellations ne concernent qu'un seul et même produit.** Ce sont les appellations d'**huiles essentielles** ou d'**essences végétales** qui sont finalement employées pour leur manipulation technique, commerciale ou littéraire.

Elles sont constituées de différents composants : terpènes, sesquiterpènes, aldéhydes, esters, cétones, lactones, phénols et de quelques autres dont certains indéfinis, tous en proportions variées en fonction de chaque essence. **Elles ne contiennent ni acides gras, ni vitamines, ni sels minéraux.**
Elles ont parfois un toucher gras ou huileux mais ce ne sont pas des corps gras. Ces derniers sont les huiles fixes comme celles d'olive, d'arachide, de tournesol, etc., qui, elles, contiennent des acides gras et de la glycérine, qui ne sont pas volatils et laissent sur le papier une trace grasse persistante.

La littérature de compilation indique souvent que les huiles essentielles sont des corps gras. *Cela est donc une erreur* ainsi que le démontre manifestement l'explication qui précède.

a) Les huiles essentielles artificielles, ou synthétiques

L'industrie de la chimie fine possède un catalogue important de produits odorants qu'elle nomme souvent : huiles essentielles, artificielles ou synthétiques, suivis du nom des plantes qu'elle copie. Les imitations sont parfois parfaites comme odeur mais les corps composants sont habituellement fort différents du produit naturel végétal. Leur emploi est souvent destiné à la parfumerie, à la droguerie, à l'industrie, mais rarement à la thérapeutique.

La thérapeutique des essences, pour usage interne ou externe, n'est pratiquement faite qu'avec des essences extraites des végétaux.

L'AROMATHÉRAPIE

b) Divers états des essences

Les essences rectifiées : ce sont les essences qui sont redistillées une seconde fois afin d'éliminer les substances étrangères ou impuretés ayant été entraînées par la vapeur lors de la première distillation.

Les essences déterpénées : voici ce qu'en dit R.M. Gattefossé dans son *Agenda du chimiste-parfumeur* (édition de 1918) : « Les essences déterpénées, introduites par nous en France, il y a plus de 20 ans (fabriquées exclusivement dans nos usines jusqu'à la veille de la guerre et pour lesquelles nous restons toujours les spécialistes les plus avertis), sont des huiles essentielles naturelles privées, par l'application de divers procédés, de tout hydrocarbure, terpène ou résine. Différentes méthodes de fractionnement s'imposent selon la nature de l'essence ; distillation dans le vide à sec ou par la vapeur, entraînement par la vapeur surchauffée ou par des vapeurs autres que celle de l'eau, combinaison de ces diverses méthodes selon les nécessités. »

Les essences déterpénées sont donc des essences naturelles mais incomplètes. La partie qui leur a été enlevée, les terpènes, est la moins odorante de l'essence, ce qui ne signifie pas que cette partie soit sans activité thérapeutique.

Les essences reconstituées ou d'hémi-synthèse : elles sont surtout destinées à la parfumerie. Elles peuvent être fabriquées avec des constituants naturels extraits d'essences de plantes différentes, éléments qui mêlés ensemble, créent un produit donnant approximativement l'odeur cherchée. Ainsi, l'essence de rose coûte extrêmement cher, mais on reconstitue cette essence avec des éléments dont certains sont tirés du géranium rosat.

c) La qualité

On demande aux essences de correspondre à certains points précis. Pour l'emploi thérapeutique, on demande qu'elles soient produites par distillation à la vapeur ou extraites à froid (agrumes). Elles doivent être de la production annuelle car elles ne sont pas de très longue conservation. Elles doivent être pures, c'est-à-dire non mélangées à d'autres essences. Leurs appellations doivent être celles des plantes d'origine, selon la dénomination botanique classique. Il serait souhaitable que ce nom soit toujours suivi du nom latin afin d'éviter toute erreur.

Les plantes à essences, comme les vignes, constituent des crus selon les endroits où elles poussent et la qualité du sol de culture. En conséquence, pour une même essence, il peut y avoir des différences dans la proportion des constituants et par là aussi des différences de parfum. Cependant, **dans les limites actuellement connues de l'activité médicinale des essences,** la précision de la plante d'origine suffit très largement.

Il est souhaitable, pour certaines essences, la lavande notamment, de connaître le pourcentage d'esters. Ainsi une bonne *lavande* titrera 50/55 % d'esters, un bon *lavandin* titrera 30/33 % d'esters. La précision du cru botanique s'imposera lorsque les essences seront destinées à la recherche scientifique.

3. Obtention, fabrication, qualités à exiger

Les essences sont obtenues de diverses façons. Le moyen choisi est fonction de divers critères qui sortent du cadre de cette étude.

Notons qu'il existe l'extraction par les corps gras, par les solvants volatils, par la distillation en général à la vapeur à pression atmosphérique ou sous pression réduite, et l'extraction à froid par expression simple.

a) La fabrication des essences

L'extraction par les corps gras est délicate, onéreuse et réservée en général aux parfums précieux comme la rose, le jasmin, la violette.

L'extraction aux solvants volatils est spéciale. Elle consiste à recueillir d'une plante tout ce qui peut s'y dissoudre en présence d'un solvant assez sélectif. Une fois ce dernier séparé de la plante et évaporé, il reste l'huile essentielle mêlée à des résines, des cires, et autres substances. Ces deux moyens sont surtout employés pour les essences destinées à la parfumerie.

La distillation à la vapeur consiste à mettre dans un alambic spécial les plantes présentant leur meilleur moment aromatique, avec de l'eau, et à chauffer avec soin pendant le temps voulu pour distiller et recueillir dans un même récipient, appelé vase florentin, l'eau de distillation et l'essence. L'essence, insoluble et plus légère, surnage. Elle est facilement décantée.

L'AROMATHÉRAPIE

L'eau de distillation est aussi recueillie car elle constitue ce que l'on nomme l'eau distillée de telle ou telle plante : oranger, par exemple. En effet, bien que considérée insoluble dans son ensemble, une petite partie de l'essence totale distillée est solubilisée par l'eau et cela suffisamment pour lui donner un léger parfum de la fleur d'origine. On remarque que de ce fait, **les essences distillées ne sont pas des essences absolument complètes** puisque **l'eau de distillation a prélevé une partie de leurs constituants.** Les essences distillées ainsi recueillies sont celles employées en aromathérapie.

L'extraction à froid est le procédé employé notamment pour les agrumes : citrons, oranges, mandarines, pamplemousses. On ne doit pas confondre le jus de fruit qui est alimentaire et contenu dans la pulpe et l'essence qui se trouve dans le zeste (ou la peau) des fruits. On la découvre en pliant cette écorce entre les doigts et en serrant. Il s'échappe de petites gouttelettes de liquide.

C'est l'essence qui porte le nom du fruit. On l'extrait pratiquement en râpant le zeste que l'on soumet à la pression. Le liquide obtenu est l'essence recherchée.

Les agrumes donnent différentes essences ; ainsi pour l'orange, on appelle *essence d'orange* celle qui vient du zeste, *essence d'oranger petit grain* celle qui vient des feuilles et *essence d'oranger néroli* celle qui vient des fleurs.

Note : l'extraction des essences est très délicate. Elle ne peut être que le fait de professionnels, industriels ou artisans spécialisés, équipés et qualifiés. Elle exclut l'amateurisme.

L'écologie a fait naître chez certaines personnes l'idée de l'extraction familiale des essences, notamment par distillation. Un exemple nous a été donné d'un homme jeune, dans l'Ain, qui avait construit lui-même son alambic. En fait de distillation, il a fait exploser l'appareil et la cabane du jardin dans laquelle il était installé. Aucun dommage pour lui, heureusement.

b) La qualité

Entre professionnels, le commerce des essences se fait en fonction de différents critères correspondant aux caractéristiques analytiques diverses connues.

Pour le consommateur, ces détails dépassent largement, sauf exception, ses connaissances. En conséquence de quoi, l'achat est fonction d'une information minimum mais précise ; par exemple l'identité botanique exacte de la plante, l'origine éventuelle si nécessaire, le mode d'extraction, le reste étant la notoriété et la confiance dans le sérieux du fournisseur. La pharmacie n'a pas dans ce domaine l'exclusivité ou le monopole de la qualité à ce niveau de distribution.

4. Conditionnement, présentation commerciale, conservation

Pour les essences pures :

Au niveau du consommateur, la présentation des essences est faite comme déjà dit, en flacons de petites contenances, soit de 10 à 30 cc. Ces flacons sont en verre jaune ou bleu. Le bouchage est en principe du type compte-gouttes. Il y aurait grand intérêt à ce que ce bouchage soit en verre.

D'autres présentations ont vu le jour. Elles consistent en inclusion de l'essence dans un support plus ou moins inerte permettant la présentation en capsules par exemple. Dans ces présentations, il reste à savoir quelles sont les possibilités de conservation ; de plus, il y a le risque d'un trop fort dosage.

Les flacons sont à mettre à l'abri de la grande lumière, de préférence dans le placard à pharmacie, à tenir fermé à clé.

En général, bien que les essences ne soient pas des poisons, elles ne doivent pas être laissées à portée des enfants.

5. Activité et dangers des essences

Le consommateur est attiré par la facilité d'emploi des essences tant en absorption interne qu'en applications externes. Il est évidemment plus simple d'avaler une goutte d'essence que de préparer une tisane, et cependant **personne ne refuse de préparer une infusion s'il s'agit d'une tasse de thé !**

Mal renseigné, souvent par négligence de sa part ou par la lecture de documents non scientifiques, il ne saura pas que l'essence seule **n'a pas les composants importants de la plante dont elle est issue.** Il n'obtiendra pas, en conséquence, les résultats escomptés. Par exemple, la *feuille d'Eucalyptus,* en infusion, exerce un *effet favorable certain* chez les diabétiques alors que l'*essence* de cette même plante est *absolument sans effet.* Par contre, cette essence est, dans certains cas, bien plus assainissante de l'atmosphère que les vapeurs de décoction des feuilles.

Au passage, signalons que la consommation de cette essence en absorption n'est à faire qu'à très faible dose (deux gouttes à la fois) car, à dose encore relativement faible, elle devient rapidement toxique et épileptisante, comme d'ailleurs bien d'autres essences. Un mauvais usage risque donc non seulement de décevoir mais présente aussi de très graves dangers.

Autre exemple : le géranium Robert est une *plante* dont la *décoction* est aussi très favorable au *diabétique,* or nous avons vu préconiser à des diabétiques l'*essence* de géranium en remplacement. Mais il *n'est pas distillé d'essence du géranium Robert.* L'essence commercialisée du géranium vient de la *variété Bourbon* (île de la Réunion). C'est une variété très différente du géranium Robert et *le Bourbon n'a jamais été préconisé ni employé dans les cas de diabète.*

Les essences ne sont pas non plus des compléments alimentaires ainsi que voudraient le laisser supposer certaines publicités diététiques. C'est à cette méconnaissance regrettable des prescripteurs et vendeurs que sont dus ces dernières années des accidents graves, suivis de procès encore en cours devant les tribunaux.

Les essences n'ont pas les mêmes composants que les plantes dont elles sont issues. Elles ne peuvent donc pas avoir les mêmes actions ni être employées à leur place. L'action diurétique indiquée souvent pour les essences est fort douteuse quand on observe en particulier que de nombreux végétaux, parmi les plus diurétiques, ne donnent pas d'essence. Ainsi, **il n'existe pas** et ne peut pas exister **d'essences minéralisantes,** aucune essence ne comportant des minéraux dans sa composition. Nous pourrions citer bien d'autres exemples où la littérature oublie la vérité scientifique indiscutable.

6. Avantages et inconvénients des essences

Nous avons essayé de grouper dans le tableau suivant les avantages et inconvénients des essences végétales :

Avantages	Inconvénients
Puissants agents de purification vis-à-vis des substances pathogènes : microbes, virus et bactéries, bacilles. Antiseptiques. Assainissantes. Acidifiantes. Non-accoutumance. Osmose facile au travers des tissus. Facilité d'emploi. Tonicardiaque. Elimination complète et rapide. Action endocrinienne. Oxydante des déchets du métabolisme. Facilite la détoxication. Fluidifiante du sang. Conservation tissulaire (embaumement vivant). Antivenimeuse. Epithélialisante, Protéolyse rapide. Action sur l'ambiance biologique (pH, Rh2, résistivité) mais sans *aucune possibilité de modifier le terrain de base.* Sédation épidermique locale. Revitalisation par oxygénation et défloculation du sang. Antispasmodique.	Très rapidement toxiques. Convulsivantes, Epileptisantes. Excito-stupéfiantes. Stupéfiantes. Agitation, tremblements généralisés. Delirium tremens. Coma. Hématurie. Néphrite aiguë. Obnubilation des sens. Hébétude. Ivresse. Congestion cérébrale et pulmonaire. Dépression du tonus sympathique. Excitante du parasympathique. Hyperexcitabilité réflexe. Hallucination. Spasmes musculaires. Les essences suivantes peuvent être plus rapidement dangereuses que les autres : Absinthe, Armoise, Chénopode, Sauge officinale, Hysope, Thuya, Tanaisie, Aneth, Rue, Anis, Carvi, Romarin.

Pour adultes, exemples de doses : en essences pures 1 à 3 gouttes à la fois, 2 à 3 fois par jour, représentent un maximum admissible, mais il ne s'agit ici que d'une information et non pas d'une prescription.

7. Posologie - Précisions

Il est important, pour la posologie, de ne pas confondre les prescriptions de gouttes d'essences pures avec des gouttes d'une solution d'essences dans un liquide (alcool ou autre). C'est parce que nous avons vu se produire cette confusion parmi des utilisateurs que nous formulons ici cette précision qui relève pourtant du simple bon sens.

Exemple :
— *Essence pure :* une goutte est bien définie par cette mesure.
— *Mélange au 1/10e,* c'est-à-dire 10 g d'essence diluée dans 90 g d'alcool : il est bien évident qu'il faudra ici 10 gouttes de la solution alcoolique pour correspondre à 1 goutte d'essence pure.

La mesure en gouttes pour un liquide comme les essences correspond en fait à une quantité en poids. La pesée de si petites quantités n'est possible qu'en laboratoire. C'est la raison de la posologie indiquée en gouttes, plus facile à manier.

Dans notre formulaire, lorsque plusieurs essences sont indiquées pour être mélangées ensemble et qu'elles sont destinées à l'usage interne, le nombre de gouttes à absorber qui est indiqué concerne des gouttes du mélange et non pas un nombre de gouttes de chacune.

8. Précautions d'emploi des essences

Les essences à absorber doivent être incluses dans des excipients alimentaires divers. Elles se dissolvent ou se mêlent facilement avec : lait, yaourt, fromage blanc, crème, huile, miel, confiture, alcool. On peut en imprégner un petit morceau de sucre. Il faut le garder un moment dans la bouche en insalivant bien et les avaler ensuite. Il est nécessaire de boire aussitôt, de l'eau ou autre boisson. Les essences, nous l'avons vu, sont insolubles dans l'eau, c'est la raison pour laquelle il faut les inclure dans un excipient. L'autre raison est que mises directement au contact des muqueuses de la bouche, elles provoquent, pour la plupart, une sensation de brûlure fort désagréable.

Vouloir les avaler directement en mélange avec de l'eau est un non-sens, un brassage énergique ne changeant rien à leur insolubilité. Il y a, de plus, le risque de voir une partie de l'essence se fixer aux parois du récipient.

L'emploi des essences ne se limite pas à un usage interne. En effet, les essences ont la possibilité de traverser rapidement l'épiderme et de se diffuser aussi dans l'organisme. C'est l'osmose. On les emploie de ce fait en applications directes sur la peau, en nature ou bien incluses dans des supports liquides (lotions) ou onctueux (huiles, onguents), pour en mieux faciliter l'étalement. Elles font partie de bains, d'inhalations, de vaporisations (pour agir par exemple sur le système respiratoire).

Dans leur emploi externe, les risques de toxicité sont fortement réduits.

En employant les essences sous forme de parfums, il est possible d'agir sur certains centres nerveux (hypothalamus) en vue d'obtenir des actions psychophysiologiques. Il s'agit alors d'*olfactothérapie* ou *osmologie aromatique*. C'est une réflexologie glandulaire aromatique d'un très grand intérêt. Le docteur italien Paolo Rovesti en est un des grands spécialistes.

Nous résumons donc les trois formes d'emplois possibles des essences :
1) **Usage interne** par absorption digestive naturelle.
2) **Usage externe** par application épidermique (frictions, lotions, onguents, bains, saunas, etc.).
3) **Usage olfactif** par la respiration directe ou en évaporation dans la vapeur d'eau (appareil Lucas-Championnière).

Intéressé par les essences depuis plus de 40 ans, l'auteur a employé vers 1946 le terme d'*aromatologie* pour désigner l'emploi des essences dans les domaines de la médecine. Une littérature abondante sur les essences apparaît progressivement. Elle résulte souvent de compilations littéraires, répétitives, aux sources incertaines ou issue de la simple imagination. Ces documents reproduisent tous les mêmes erreurs dont la plus importante et néfaste consiste à attribuer aux essences les propriétés des plantes dont elles sont issues.
Sauf de très rares exceptions, cela est faux. Ce n'est ni conforme à la vérité, ni conforme à la rigueur scientifique et cela constitue surtout un grand danger contre lequel ce livre est une mise en garde.

*

L'AROMATHÉRAPIE

9. Indications principales des essences

L'aromathérapie est une thérapeutique souvent complémentaire dans les affections aiguës ou chroniques. Elle aide l'organisme à lutter. Les possibilités thérapeutiques des essences sont bien connues et aucune découverte de nouvelles possibilités importantes n'a été faite depuis les exposés de R.M. Gattefossé.

Les effets des essences sont très souvent intenses, mais l'éventail de leurs possibilités est assez limité. De plus, il ne peut être constaté de bien grandes différences de résultats avec l'essence d'une même plante qui serait cultivée en des endroits différents.

Nous ne connaissons pas encore toutes les possibilités des essences ; c'est à la science spécialement qu'il appartient de les découvrir. Nous devons attendre progressivement ses lumières plutôt que d'extrapoler dangereusement.

Il ne doit pas y avoir d'aromatophiles sectaires tant parmi les consommateurs, partisans du moindre effort, que parmi ceux qui les y conduisent, aussi bien producteurs que distributeurs, journalistes ou écrivains. Il est dommage en effet pour le consommateur et sa bonne cause, que la rage commerciale à tous les échelons fasse passer dans ce domaine la rentabilité avant la santé.

L'extension de l'emploi thérapeutique des essences durant les 3 dernières décennies n'est *due qu'à une mode* en fonction de littératures diverses et prolifiques, *et n'est nullement consécutive à la découverte de nouvelles activités.*

Exemples précis d'applications des essences :	
Acné	Camphre, Géranium, Lavande, Romarin (externe)
Aérophagie	Marjolaine, Mélisse (interne)
Allaitement	Verveine, Carvi (interne)
Asthme	Lavande, Myrte (interne)
Anxiété	Lavande (externe)
Affections pulmonaires	Basilic, Cajeput, Pin, Cyprès, Eucalyptus (interne)
Blessures ouvertes	Lavande, Menthe, Myrte, Romarin (externe)
Brûlures	Lavande, Romarin, Menthe (externe)
Cirrhoses	Romarin (interne)
Colibacillose	Cajeput, Citron, Eucalyptus, Myrte, Origan (interne)

Exemples précis d'applications des essences :	
Digestions pénibles	Marjolaine, Sarriette, Mélisse, Menthe (interne)
Ecchymoses (bleus)	Lavande (externe)
Fatigue	Sarriette (interne), Pin (externe, au niveau des glandes surrénales)
Furoncles	Lavande, Citron, Menthe, Origan (externe et interne)
Grippe	Eucalyptus, Menthe, Sarriette, Origan (interne)
Hypophyse (déficience)	Pin, Niaouli (interne)
Hépatisme	Menthe des champs, Romarin (interne)
Hoquet	Aneth, Mélisse (interne)
Insomnie	Néroli, Marjolaine, Mélisse, Oranger (interne) Lavande (externe)
Irritabilité	Oranger petit grain (interne)
Infection	Cajeput, Camphre, Cannelle, Citron, Eucalyptus (interne)
Maux de tête (céphalgie)	Mélisse (interne), Menthe poivrée (interne), Camphre (externe)
Nervosité	Oranger, Lavande (interne et externe)
Panaris	Lavande (externe), Origan (interne)
Piqûres venimeuses	Lavande (externe)
Rhumatismes	Wintergreen (externe)
Sinusite	Eucalyptus (inhalations)
Spasmes	Sauge sclarée, Aneth, Mélisse (interne)
Zona	Lavande, Myrrhe, Cyprès, Girofle, Menthe poivrée (externe)
Assainissement d'un local	Eucalyptus, Thym, Pin, Sapin

10. Les bains aux essences

Tout comme les plantes, les essences peuvent être employées pour les bains. Elles seront alors obligatoirement incluses dans un excipient huileux **hydrosoluble** faute de quoi, du fait de leur insolubilité, elles surnageraient en ayant très peu d'effet, sauf d'être actives par la respiration des vapeurs humides. On peut faire :
— des bains complets de propreté ou d'hygiène ;
— des demi-bains ;
— des bains de mains seulement ou de bras ou d'avant-bras ;
— des bains de pieds ;
— des bains de siège.

L'AROMATHÉRAPIE

Remarque sur le bain :

Si nous mettons dans le bain une essence solubilisée, elle se diluera au sein du liquide. Si l'essence est nature, ou bien dans un support huileux, elle surnagera au-dessus du bain. Dans les deux cas, le corps immergé ne sera que très peu en contact avec l'essence ce qui en diminuera l'effet. Nous préconisons donc la façon suivante : nous avons maintes fois recommandé avec succès de se mouiller le corps avec l'eau et se lotionner avec l'essence en solution. Le corps se trouve ainsi en contact maximum avec la préparation. Se plonger alors dans le bain le temps voulu. L'effet maximum est ainsi obtenu.

Sur les différentes sortes de bains, nous renvoyons à la méthode Kneipp. Elle ne comporte pas cependant les détails indiqués ci-dessus.

Les saunas constituent aussi une utilisation des essences mais en atmosphère sèche.

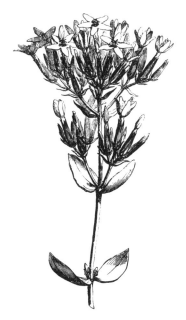

Petite centaurée

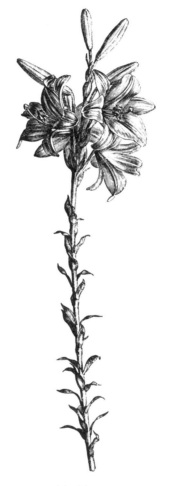

Lis blanc

CHAPITRE IV

Les jus de plantes

Le jus, ou eau métabolique d'une plante, représente toute la partie liquide qu'on peut en extraire en ne laissant comme résidus que les fibres cellulosiques.

L'emploi de jus frais représente la vraie thérapeutique du terrain car les éléments apportés par le liquide sont digérés et incorporés dans la cellule vivante, soit pour son fonctionnement soit pour son entretien. En l'absence du produit ballast représenté par la fibre du végétal, la digestion est facile et apporte rapidement les bienfaits escomptés.

Les jus contiennent tous les éléments à l'état vivant : sels minéraux, oligo-éléments, vitamines, glucides, diastases venant soit de la sève ascendante soit de la sève élaborée après l'action chlorophyllienne.

1. Les sources des sucs végétaux

Il existe diverses sortes de jus avec, en conséquence, des différences d'action et d'emplois.

Les sources de jus frais sont les légumes, les fruits et les plantes médicinales. On les divise en :

— **Jus sucrés :** betterave, érable, canne à sucre, réglisse, fruits.
— **Jus herbacés :** de légumes comme cresson, chicorée, cochléaria, et de plantes comme bourrache, fumeterre.

— **Les jus acides,** aux acides divers malique, citrique, tartrique, acétique, formique... avec joubarde, oseille, épinard, tomate, poivron et de fruits comme abricot, raisin, groseille, citron, orange, pamplemousse, mandarine, pêche, coing, cerise, mûre, framboise, pomme, cassis, poire, tous ces jus très riches en vitamines hydrosolubles B_1, B_2, B_6, C, P, PP. Les sucs acides peuvent aussi contenir des protéines sous formes d'albumines végétales, des glucides, des pectines, des substances aromatiques, des colorants naturels.

— **Les jus gras** (voir plus loin).

2. Extraction des jus

Les plantes ne contiennent pas toutes une égale quantité de jus, et il n'est pas toujours le même d'une plante à une autre dans un même état de fluidité.

Les plantes très juteuses seront coupées et passées directement dans les petits appareils qu'on appelle « centrifugeurs » ou bien, après la coupe, elles seront écrasées, mises ensuite dans des sacs en tissus épais et soumises à la pression.

Les plantes peu succulentes ou mucilagineuses seront coupées et écrasées en présence d'un peu d'eau afin de laver la fibre végétale et pressées ensuite.

Pour certains fruits très charnus rendant difficilement leur jus, on les écrase, réduit en pulpe et on les presse ensuite entre des lits de paille. Il s'agit déjà là du traitement de quantités importantes et de préparations qui sortent du domaine familial.

On remplace parfois le manque de jus vrai par une extraction « à la vapeur » mais, dans ce cas, il ne s'agit plus de jus mais de préparations comparables aux infusions, macérations, etc.

3. Modalités d'utilisation

a) Conservation des jus

La conservation pose des problèmes tant par le bon état de la substance conservée que par le fait que tout procédé de conservation diminue dans une certaine mesure la valeur alimentaire ou thérapeutique du produit. Pour l'usage familial, il est donc recommandé de préparer les jus au fur et à mesure des besoins vu l'appareillage actuel dont dispose chaque famille et selon les végétaux frais disponibles sur le moment.

b) Consommation

De par leur nature différente, il vaut mieux consommer séparément les jus de légumes, de fruits, ou de plantes médicinales. Par contre, on peut en général mélanger ensemble les jus de légumes, ensemble les jus de fruits, ensemble les jus de plantes.

c) Doses d'emploi

Les jus de légumes, les plus riches en sels minéraux, seront consommés à raison d'un demi-verre par jour. La quantité de jus doit représenter en somme ce qu'apporterait la quantité du même légume consommé comme aliment dans une journée.

Un jus de légumes ne doit pas être considéré comme une boisson. Les jus de plantes médicinales, seules ou mélangées, seront absorbés à raison de 3 à 4 cuillerées à soupe par jour, mélangés si besoin pour le goût avec un peu d'eau. Les jus de fruits apportant surtout des sucres et des acides, pectines et vitamines, peuvent être absorbés en plus grandes quantités. Il n'est cependant pas nécessaire d'exagérer. L'on remarquera que certains de ces sucs peuvent causer à certains moments de la journée de petites acidités gastriques d'ailleurs sans suites.

4. Emploi thérapeutique des jus

Les jus sont des stimulants, réparateurs, vivifiants des cellules, des organes et de l'organisme en général. Ils peuvent ainsi agir dans les cas divers : coma, anxiété, nervosité, insomnie, troubles digestifs divers, digestion lente, lourdeur, ballonnements, insuffisance biliaire et hépatique, paresse intestinale, inappétence, fatigue anormale, lassitude, troubles rénaux, troubles circulatoires, froid aux extrémités, varices, hémorroïdes, congestion du visage, vertiges, hypertension, hypotension, artériosclérose, maux de tête, anémie, maigreur ou obésité, diabète, affections féminines, affections épidermiques (d'où beauté de la peau), etc.

a) Quelques exemples thérapeutiques (usage interne)

Action sur les fonctions digestives :

— **Estomac** : poireau, betterave rouge, chou (ulcères), chicorée, courgette, fenouil, épinard, concombre, cresson, pomme de terre, pommes, cerises, fraises, framboises, groseilles, abricot, mélisse, aspérule, millefeuille, absinthe.
— **Foie** : pissenlit, radis noir, tomate, chicorée, endive, cresson, chou, carotte, betterave rouge, artichaut, fraise, pamplemousse, kaki, raisin, citron.
— **Intestin** : cresson, épinard, pissenlit, chicorée, ortie.

Action sur la fonction circulatoire :

— **Sang (anémie)** : navet, carotte, raifort, cresson, épinard, pissenlit, mûre, myrtille, abricot, millefeuille, absinthe, ortie, luzerne.
— **Sang (dépuratif)** : panais, citronnelle, scorsonère, poireau, salsifis, pissenlit.
— **Cœur** : carotte, tomate, betterave rouge, concombre, poire, raisin, fraise, millefeuille, mélisse, aubépine, ortie.
— **Artères** : ail, salsifis, aubergine.
— **Veines** : cresson, endive, épinard, pissenlit, cassis, argousier, millefeuille, prêle, aubépine.

Action sur la fonction respiratoire :

— **Voies respiratoires** : chou, ronce sauvage, tormentille.
— **Poumons** : oignons, radis, cresson, céleri-rave, chou, plantain, tussilage, bourrache, hysope, prêle.

Action sur les fonctions rénales :

— **Reins, vessie** : oignon, asperge, céleri, concombre, radis, raifort, poireau.

Autres actions :

— **Peau** : concombre, salsifis, carotte, épinard, mâche, persil, ciboule, pissenlit, cresson, bette, asperge, céleri, groseille, abricot, raisin, mûre, airelle, sureau, fumeterre, ortie, menthe, angélique, millefeuille, pensée sauvage, bouleau (avec algue Laminaire et algue Spirula, levure de bière, lait d'amande).

— **Action sur les nerfs** : cresson, pissenlit, poireau, épinard, concombre, luzerne, pomme, raisin, pamplemousse, cerise, framboise, groseille, airelle, mélisse, valériane, aspérule, alchémille, aubépine.

— **Action sur les rhumatismes, arthrite** : ail, tomate, carotte, betterave rouge, courgette, céleri, concombre, chou, pomme de terre, cresson, bette, laitue, pomme, fraise, cerise, groseille à maquereau, framboise, millefeuille, reine-des-prés, ortie, bouleau.

— **Action sur les fièvres** : chou, betterave rouge, épinard, persil, ciboule, groseille, argousier, cassis, fraise, citron, pamplemousse, ananas.

— **Action sur l'obésité** : carotte, betterave rouge, chou rouge, tomate, pissenlit, cresson, oignon.

— **Fatigue générale** : betterave rouge, tomate, abricot.

— **Action sur le diabète** : céleri, fenouil, cresson, chou, concombre, artichaut, pissenlit, topinambour, chicorée, épinard, haricot vert, aunée galega, noyer, géranium Robert.

— **Action sur les états dépressifs** : cresson, céleri, sauge, millepertuis.

— **Action sur les états cancéreux** : raifort, chou.

b) Soins de beauté (en applications externes)

Pour la peau :

Les jus frais de légumes et de plantes sont vivement recommandés en applications externes sur la peau (visage et cou en particulier).

Mode d'emploi : si le jus est épais, on l'applique directement sur la peau ; s'il est fluide, on en imprègne des compresses de tissu épais pour l'appliquer, ou bien on le mélange avec une quantité suffisante d'argile verte ou blanche jusqu'à la consistance voulue (en général, crème épaisse qui se maintient en place). Dans ce mélange avec l'argile, il y a souvent intérêt à inclure un peu d'huile de germe de blé, de levure de bière, d'huile et de beurre d'avocat.

— *Peau grasse et acnéique :* orange, coing, concombre, carotte, cerise...

— *Peau sèche :* avocat, fraise, pomme, banane, laitue, tomate, concombre, pastèque...

— *Peau irritée :* pomme de terre, orange, framboise, tomate...

— *Peau fatiguée :* germe de maïs, abricot, raisin, framboise...

Pour les cheveux :

Les applications de jus crus sur le cuir chevelu sont à recommander avec les jus suivants : lierre grimpant, chou, ravenelle, capucine, cresson, ortie piquante, hysope, gui, oignon...

c) Cures saisonnières avec les jus

La cure de printemps : elle convient à toute personne soucieuse de rafraîchir son organisme et de le libérer des surcharges dues à l'alimentation hivernale ayant apporté un surcroît de calories et fatigué la machine humaine pour lutter contre les rigueurs de cette saison : chicorée amère, chou, pissenlit, carotte, cresson, oignon, mâche, orange, pamplemousse, bouleau (feuilles), ortie piquante (feuilles).

La cure d'été : chou, tomate, poivron, courgette, melon, pastèque... mais elle consistera surtout en jus de fruits : cerise, abricot, groseille rouge et à maquereau, framboise...

La cure d'automne : chou, tomate, aubergine, poivron, oignon, betterave rouge, céleri, carotte, courge, raisin, poire, airelle, coing.

La cure d'hiver : légumes et fruits selon disposition du moment et du lieu.

d) Cure spéciale en cas d'obésité

Alterner, aussi souvent que possible, l'emploi des trois « cocktails de jus » suivants :

1) Proportions variées de : cornichon, courge, tomate, concombre, navet, céleri, poivron, pastèque.
2) Chou, carotte, asperge, radis noir, raifort, menthe, sauge.
3) Betterave rouge, choucroute, fenouil, cresson.

LES JUS DE PLANTES

5. Les jus gras

Une autre forme de liquide est extraite des végétaux, en particulier des graines : ce sont les *jus gras* ou *huiles végétales,* dites scientifiquement *huiles fixes*. Ces huiles sont constituées de mélanges d'acides gras et de glycérine, et contiennent en solution les vitamines dites liposolubles : A, D, D_1, D_2, D_3, E, F, J, K et U. La proportion de vitamines est variable suivant la plante d'origine, et toutes les vitamines énumérées ne sont pas présentes dans chaque huile. On peut classer ces huiles en 3 catégories :

— **Alimentaires** : olive, arachide, tournesol, soja, germe de blé, germe de maïs, pépin de raisin, sésame...
— **Médicinales** : ricin, croton, chaulmogra, amande douce...
— **Industrielles** : colza, lin, œillette, palme, palmiste, coco, noyaux...

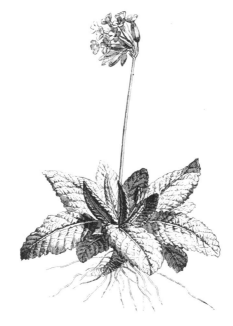

Primevère officinale

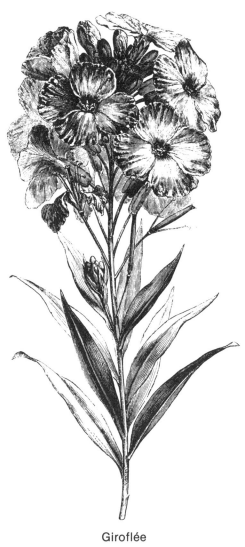

Giroflée

Quelques plantes médicinales

(Ces gravures sont figuratives, mais certaines de ces plantes demandent à être maniées avec précautions.)

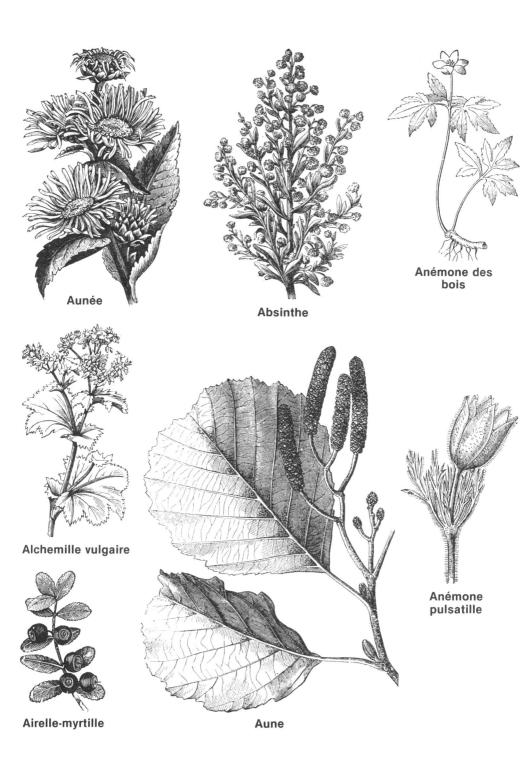

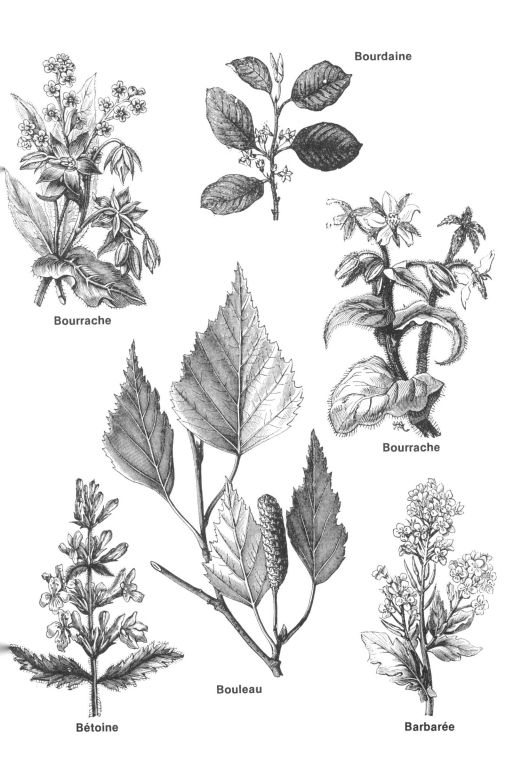

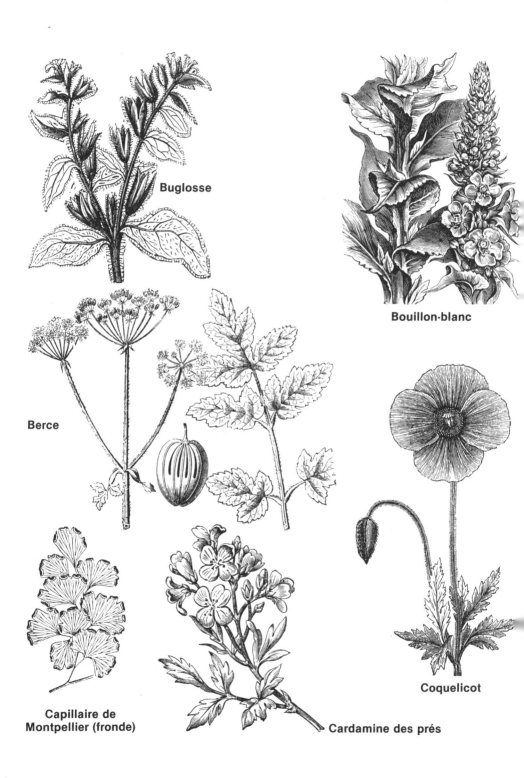

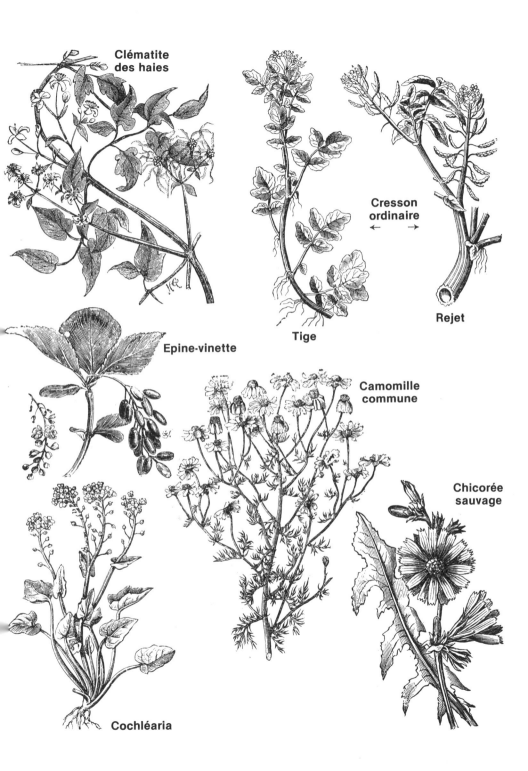

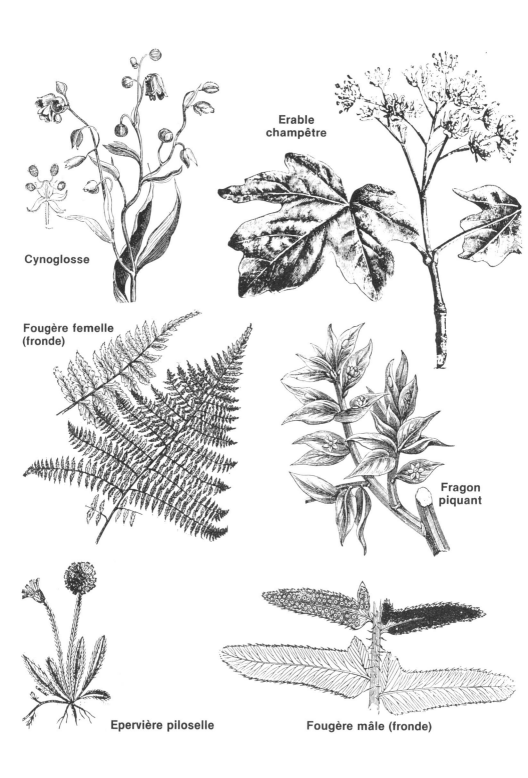

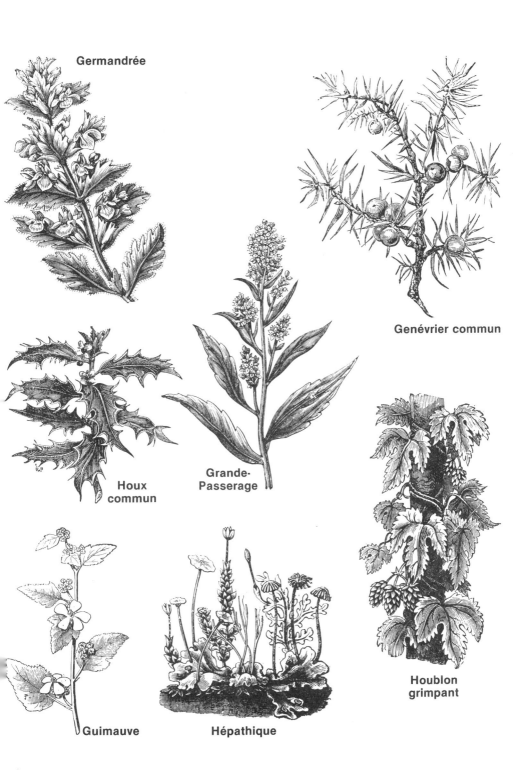

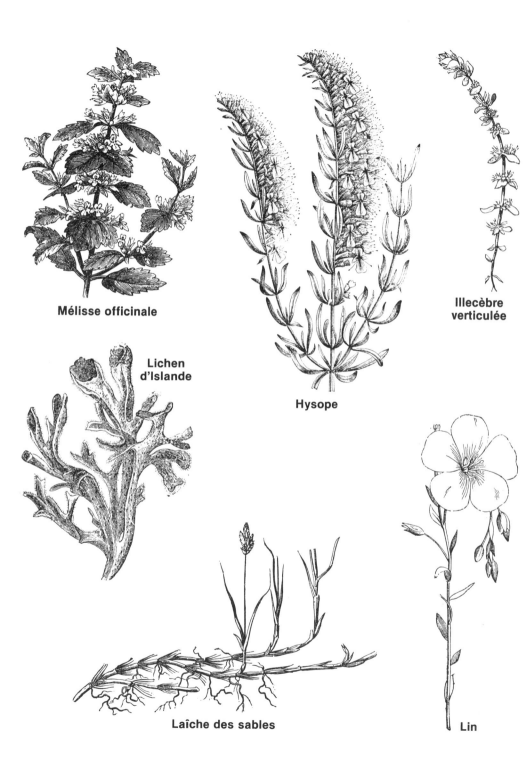

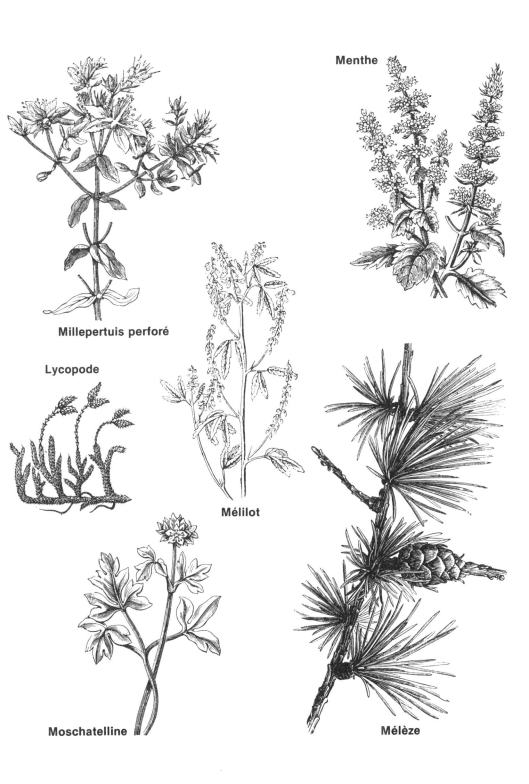

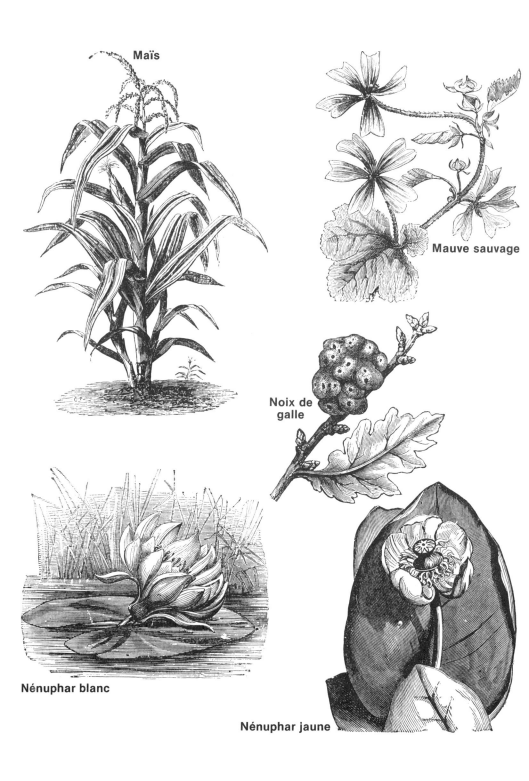

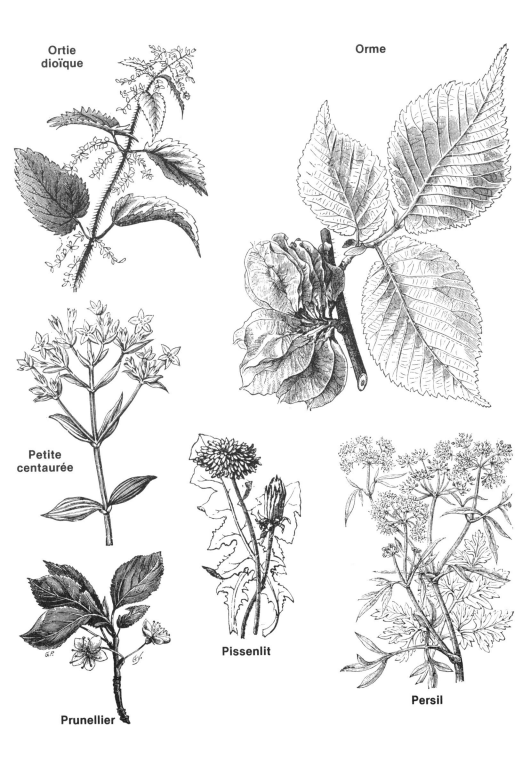

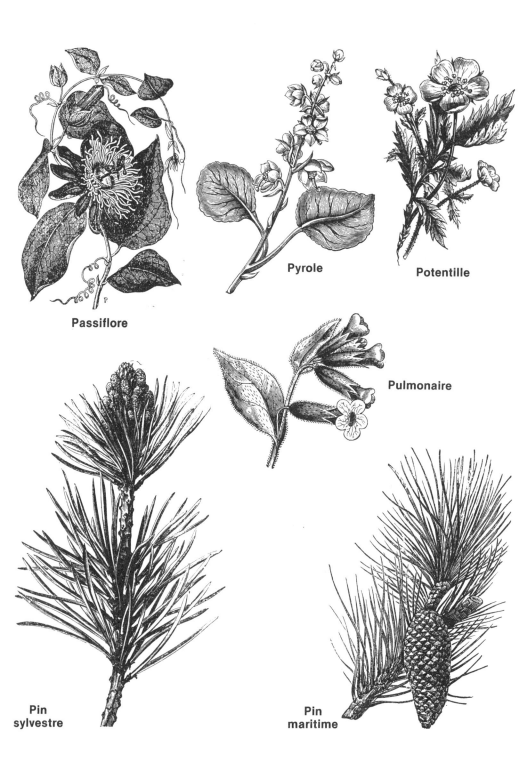

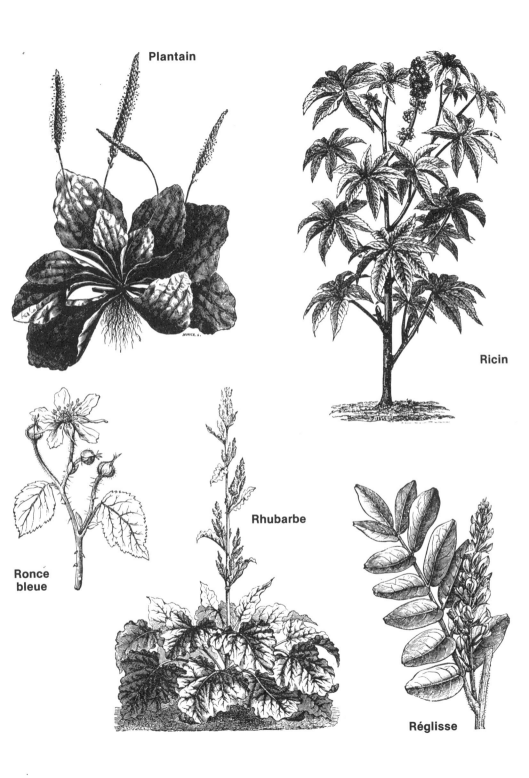

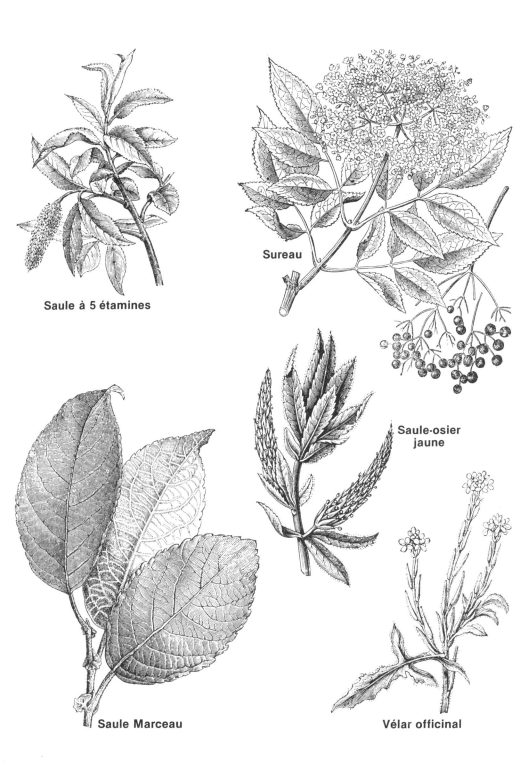

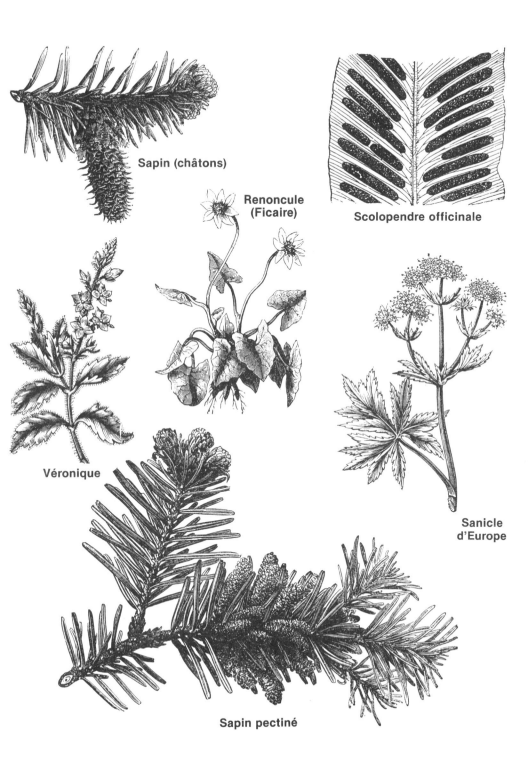

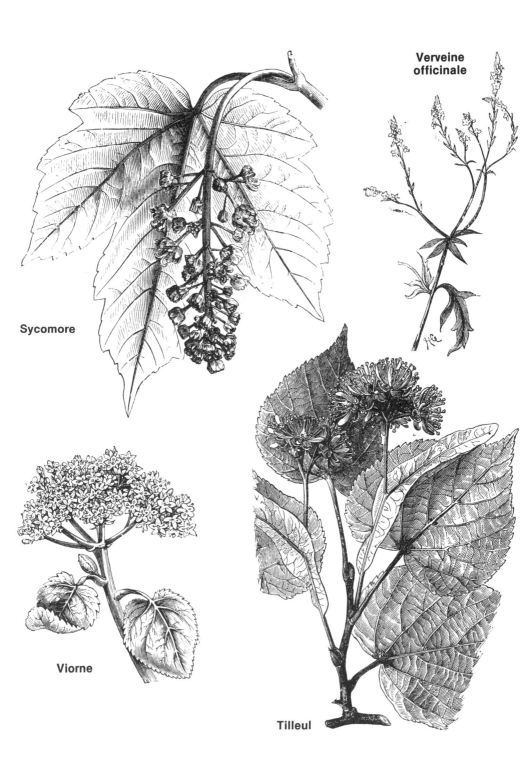

DEUXIEME PARTIE

Lexique thérapeutique de phyto-aromathérapie

Certaines affections graves notées ici n'y figurent que pour indiquer les plantes pouvant être un complément utile au moins pour l'organisme si elles ne peuvent avoir qu'une faible action sur la maladie elle-même.

Avertissement

Pendant 35 ans, nous avons été confrontés à un bon nombre des affections ici énumérées. Pour celles auxquelles nous ne l'avons pas été directement, nous avons rapporté l'expérience des meilleurs spécialistes.

Nous pouvons agir sur notre organisme de diverses façons :
1. De façon **externe,** par action sur la peau.
2. De façon **interne,** sur les voies respiratoires par la respiration, sur les voies digestives par ingestion de substances.

Sur le système digestif, nous pouvons agir, soit par privation de nourriture (jeûne), soit par une ingestion alimentaire choisie (diététique thérapeutique), soit par ingestion de substances médicinales (phyto-aromathérapie s'il s'agit de plantes et essences).

Avec le choix alimentaire nous corrigeons le fonctionnement et la **solidité de l'édifice humain,** à commencer par la **cellule,** terrain de base.

Avec les plantes médicinales nous agissons sur le *système digestif* pour régulariser l'ensemble de nos fonctions de désassimilation et d'assimilation (métabolisme et catabolisme). Ainsi, nous agissons sur la constitution du terrain, sa solidité, son état et sa résistance aux causes de la maladie.

L'index thérapeutique nous donne la possibilité d'agir d'abord sur le symptôme (ou manifestation apparente), mais un choix judicieux dans cet index permet d'agir sur les fonctions et ainsi sur le *terrain,* sur les causes, et de mettre ainsi l'organisme en état de se guérir. En fait, nous ne guérissons jamais rien, mais mettons l'organisme à même de manifester sa force de guérison, d'auto-guérison.

Les plantes médicinales sont, depuis toujours, semblables à elles-mêmes. Nous en connaissons les principaux bienfaits.

Les formes d'emploi de base restent les **tisanes.** Selon les époques, les formes des préparations employées constituent une « mode », mais qu'il s'agisse de teintures mères (T.M.), d'extraits fluides, mous ou secs, de lyophilisats, d'hydrolysats ou d'autres préparations, **cela ne change rien** à la chose ni aux résultats à en attendre. Il ne s'agit pas d'une nouvelle médecine, c'est toujours de la **phytothérapie** ou de la **phyto-aromathérapie.**

Ainsi, toutes les formules et recettes de ce livre, données ici en « tisanes », peuvent très bien être réalisées avec les préparations des diverses formes citées ici et décrites par ailleurs. L'utilisation sera parfois facilitée, et **le résultat thérapeutique sera le même** (seul le prix pourra varier considérablement !).

Les plantes agissent par leurs constituants et non par la forme de préparation sous laquelle elles sont administrées.

Abattement

Description : diminution rapide des forces.
Causes éventuelles : insuffisance surrénalienne possible.

Phytothérapie :
— *Usage interne :* Quassia amara + Berberis + Gentiane + Cannelle + Kola + Centaurée + Sauge : mélange en parties égales ; 5 grammes de mélange par tasse du liquide en décoction ; 2 tasses par jour avant les 2 repas. Badiane semence : infusion après les repas.

Aromathérapie :
— *Usage interne :* essence d'Eucalyptus + essence de Sarriette + essence de Cannelle : 2 gouttes à absorber deux fois par jour dans un excipient approprié (mélange en parties égales).

Recommandation : boire un verre de jus d'abricot en matinée.

Abcès chaud

Description : accumulation locale de pus avec phénomènes inflammatoires aigus.
Causes éventuelles : indique souvent un affaiblissement de l'état général.

Phytothérapie :
— *Usage interne :* Bardane (racine) + Pensée sauvage + Fumeterre : mélange en parties égales ; 5 grammes par tasse ; 3 à 4 tasses dans la journée, de préférence entre les repas.
— *Usage externe :* farine de Fenugrec (en cataplasme en application locale pour faire « mûrir » rapidement), Guimauve (emploi

possible : décoction et en compresses), oignon cuit ou chou cru haché (en cataplasme).

Aromathérapie :
— *Usage interne :* 2 gouttes d'essence d'Origan (à absorber 3 fois par jour inclus dans un excipient approprié : miel, lait, sucre...).
Essence de citron + essence de menthe : 2 gouttes de chaque à avaler sur un petit morceau de sucre avec de l'eau ; selon besoin.

Recommandations : jus de citron, de pomme de terre, de concombre, de courgette, de betterave rouge et de pissenlit : modérément.
Surveiller la nourriture ; éviter les fritures, les sauces trop riches et les excès de sucre, sel et charcuterie, peu de viande.

Abcès dentaire

Description : formation de pus à la racine d'une dent.

Phytothérapie :
— *Usage externe :* farine de Fenugrec + Argile : mélange en parties égales ; localement sur la gencive, en petit emplâtre ; maintenir en place en dehors des repas, et renouveler à diverses reprises.

Accouchement (pour faciliter l')

Phytothérapie :
— *Usage interne :* Armoise + Sauge : mélange en parties égales ; 5 g du mélange par tasse en décoction légère ; 2 à 3 tasses par jour pendant une ou deux semaines avant l'accouchement.

Recommandation : rester sous surveillance du médecin.

Accouchement prématuré (suite d')

Phytothérapie :
— *Usage interne :* Alchémille (plante) + Prêle (plante) + Ortie

piquante (feuilles) : mélange en parties égales ; 5 g du mélange par tasse ; décoction à boire entre les repas, 2 à 3 fois par jour.

Acide urique en excès

Voir Goutte.

Acidité stomacale (pyrosis)

Description : aigreurs, brûlures d'estomac, renvois de liquide acide. C'est une forme de dyspepsie.

Phytothérapie :
— *Usage interne :* Acore (racine) + Gentiane (racine) + Absinthe (plante) + Sauge (plante) + Aunée (racine) + Véronique (plante) + Millefeuille (plante) + Guimauve (racine) + Consoude (racine) : mélange en parties égales ; 5 g du mélange par tasse en décoction ; 1 tasse avant les repas (peut se boire froid).
— *Séparément :* Orge en grains (30 g en décoction pour 1 l d'eau aromatisée avec un peu de réglisse ; à boire comme boisson) et Guimauve en poudre (3 g à absorber avec du liquide entre les repas).

Aromathérapie :
— *Usage interne :* essences ou huiles essentielles de Citron + Menthe : 1 goutte de chaque à avaler sur un petit morceau de sucre avec de l'eau (selon besoin).

Compléments alimentaires : jus de citron, de pomme de terre, de concombre, de courgette, de betterave rouge et de pissenlit : modérément.

Recommandations : surveiller la nourriture ; éviter les fritures, les sauces trop riches, les excès de sucre et de sel, de charcuterie et peu de viande.

Acidose

Description : sorte de toxémie due à un excès d'acides aminés non éliminés.

Phytothérapie :
— *Usage interne :* Fumeterre (plante) + Prêle (plante) + Artichaut (feuilles) + Aunée (racine) : mélange en parties égales ; 5 g du mélange par tasse en décoction ; 1 tasse avant les repas.

Compléments alimentaires : jus de chou cru (1/2 verre par jour) + fruits et jus de fruits (abricot, fraise, pomme).

Recommandations : surveillance de la nourriture ; diminuer viande et protéines ; veiller tout particulièrement à l'élimination rénale et intestinale, mais agir sans violence.

Acné

Description : petites élevures de la peau avec un point noir, parfois purulent siégeant surtout au visage. C'est une affection des glandes sébacées (?) qui concerne surtout les adolescents (visage, poitrine, dos...).

Carences éventuelles : vitamines B_6, etc.

Phytothérapie :
— *Usage interne :* Douce-amère (plante) + Pensée sauvage (plante) + Plantain (feuilles) + Bardane (racine) + Ortie (feuilles) : mélange en parties égales ; 5 g par tasse en décoction ; 1 tasse avant chaque repas.
— *Usage externe :* lotion avec décoction de feuilles de Plantain et racines de Bardane (30 g par litre d'eau).

Aromathérapie :
— *Usage interne :* essence d'Eucalyptus (2 gouttes à absorber 2 fois par jour dans un excipient approprié).
— *Usage externe :* lotion au vinaigre aromatisé d'essence de Myrrhe et de Lavande, au moins une fois par jour. Ne pas triturer les pustules. Faire 2 fois par semaine un masque d'argile avec : décoction de racine de Bardane et Aunée. Ajouter quelques gouttes d'essence de Sauge sclarée et Lavande. Ajouter l'argile et brasser pour consistance de crème épaisse. Appliquer en masque. Maintenir une heure. Laver.

Compléments alimentaires : aliments riches en vitamines : laitue, navet, persil, tomate, cresson, radis, blé germé frais ajouté aux aliments, jus de raisin frais (en saison), 1/2 verre de jus de chou rouge par jour.

Recommandations : souvent dû à une consommation excessive de sucre et de sucreries, et à une insuffisance de crudités végétales.

Acné rosacée

Voir Couperose.

Acrocyanose

Description : extrémités froides.

Phytothérapie :
— *Usage interne* : Fumeterre (plante) + Luzerne (feuilles) + Prêle (plante) + Ményanthe (plante) : mélange en parties égales ; 5 g par tasse en décoction ; 3 tasses par jour, indifféremment.

Aromathérapie :
— *Usage interne* : essence de Cyprès (1 goutte 3 fois par jour à absorber dans un excipient approprié).

Compléments alimentaires : germe de blé aux repas, persil.

Recommandations : tient à l'état général et à des troubles du système sympathique et des glandes endocrines.

Adénite (adénopathie)

Description : inflammation des ganglions lymphatiques.

Phytothérapie :
— *Usage interne* : Bistorte (racine) + Lierre terrestre (plante) + Houblon (cônes) + Noyer (feuilles) + Gentiane (racine) + Bouleau (feuilles) + Germandrée (plante) + Pensée sauvage (plante) : mélange en parties égales ; 5 g par tasse en décoction ; 3 tasses par jour entre les repas.
— *Usage externe* : bain de feuilles de Noyer (500 g de feuilles en décoction pour un bain).

Aromathérapie :
— *Usage externe :* essences ou huiles essentielles de Romarin + Pin + Sauge : 5 g de chaque pour 100 g d'huile d'amande douce ; en onction légère, 1 à 2 fois par jour.

Compléments alimentaires : algues laminaires (3 à 4 g en poudre par jour) à avaler avec un aliment.

Adiposité

Voir Obésité.

Adynamie

Description : extrême faiblesse musculaire.

Phytothérapie :
— *Usage interne :* Cannelle (écorce) + Fenugrec (semences) + Kola (noix) + Quinquina (écorce) + Romarin + Serpolet + Sauge : mélange en parties égales ; 5 g par tasse en décoction légère ; 3 tasses par jour entre les repas.

Aromathérapie :
— *Usage externe :* essence ou huile essentielle de Cannelle (1 g) + essence de Poivre (5 g) : mélange dans 100 g d'huile d'amande douce ; onction 1 fois par jour sur les membres et le bas du dos.

Compléments alimentaires : la nourriture demande un soin particulier et un choix sélectif en fonction du malade ; jus de fruits frais, germes de céréales frais (blé germé et germes de graines de luzerne).

Aérophagie

Description : air dans le tube digestif et en particulier dans l'estomac.

LEXIQUE THÉRAPEUTIQUE

Phytothérapie :
— *Usage interne :* Aneth (semences) + Anis vert (semences) + Coriandre (semences) + Cumin (semences) + Fenouil (semences) + Basilic (feuilles) + Véronique (feuilles) : mélange en parties égales ; 5 g par tasse en infusion chaude après les repas.

— *S'il y a douleurs :* Valériane (racine) + Mélisse (plante) + Saule (écorce) + Condurango (écorce) : mélange en parties égales ; 5 g par tasse en décoction légère ; 1 tasse selon les besoins.

Aromathérapie :
— *Usage interne :* essences d'Estragon + Menthe + Carvi : mélange en parties égales ; 2 gouttes sur un petit sucre ou dans un excipient approprié.

Recommandation : charbon végétal après les repas.

Affections fébriles

Phytothérapie :
— *Usage interne :* Gentiane (racine) + Marrube blanc (plante) + Petite Centaurée (plante) + Quinquina (écorce) + Chiendent ou queues de cerises : mélange en parties égales ; 5 g par tasse en décoction ; 2 à 5 tasses par jour entre les repas.

Affections cardio-vasculaires

Voir Cœur.

Agalactie

Description : insuffisance ou absence de lait maternel.

Phytothérapie :
— *Usage interne :* Anis vert (semences) + Fenouil (semences) + Cumin (semences) + Orties (feuilles) + Galega (plante) + Aneth (semences) : 5 g par tasse en décoction légère ; plusieurs tasses par jour entre les repas.

Compléments alimentaires : bière, aliments protéinés, bouillon d'orge, lentilles, topinambour, malt d'orge.

Age critique

Voir Ménopause.

Aigreurs d'estomac

Voir Acidité stomacale.

Aisselles (odeurs parfois désagréables)

Phytothérapie :
— *Usage interne :* Aunée (racine) + Sauge : mélange en parties égales ; 5 g en infusion ; 3 fois par jour ; moment indifférent.

Aromathérapie :
— *Usage externe :* essences de Sauge + Cyprès + aiguilles de Pin ; à utiliser dans l'eau pour lotion de bain ; 5 g du mélange en parties égales pour 100 g d'huile végétale hydrosoluble.

Compléments alimentaires : manger suffisamment de légumes crus et fruits crus, frais. Eviter les excès de protéines, mais aussi de sucre raffiné, ainsi que l'ail et l'oignon.

Albuminurie

Description : présence d'albumine dans les urines. Indique une affection rénale résultant souvent d'angines mal soignées.

Phytothérapie :
— *Usage interne :* Ache (plante) + Biguignan (plante) + Aigremoine (plante) + Haricots (cosses) + Garance (racine) + Vergerette du Canada + Pariétaire (plante) : 30 g du mélange par litre d'eau en décoction ; à boire comme boisson.

Ou bien : Chiendent (2 parties) + queues de Cerises (2 parties) + Reine-des-prés (3 parties) + Busserole (2 parties) + Pariétaire (2 parties) + Aubépine (1 partie) : 1 poignée pour 1 l d'eau ; infusion 10 minutes ; 4 tasses par jour.

Compléments alimentaires : banane, pomme de terre, groseille à maquereau, oignon cru.

Recommandations : le sel est contre-indiqué ; le Genièvre (baies) ainsi que son essence sont vivement déconseillés à la moindre lésion rénale.

Alcoolisme

Description : c'est une toxicomanie.
Carences éventuelles : faiblesse psychique, refus de société.

Phytothérapie :

— *Usage interne :* Ballote (plante) + Passiflore (plante) + Persil (semences) : mélange en parties égales ; 5 g pour une tasse en décoction légère le soir.

Compléments alimentaires : oignon et chou cru, betterave en salades (rouge) et en jus ; souvent de la verdure crue et cuite.

Recommandation : le traitement demande une prise de conscience du malade, et le désir de guérir.

Algie

Description : douleur plus ou moins localisée, non motivée par une lésion.
Carences éventuelles : manganèse.

Phytothérapie :

— *Usage interne :* Reine-des-prés (plante) + Saule blanc (écorce) : mélange en parties égales ; 5 g par tasse en infusion ; 2 à 3 tasses par jour pendant les périodes douloureuses.

— *Usage externe :* Marjolaine (feuilles) + Chardon béni (fleurs) + Lierre grimpant (feuilles) + Lilas (feuilles) : mélange en parties égales ; infusion de 5 g par tasse ; en compresse, localement.

Aromathérapie :
— *Usage externe :* essence de Wintergreen : quantité suffisante pour aromatiser de façon acceptable une huile végétale ; frictions locales.

Compléments alimentaires : cresson de fontaine, persil, cerfeuil, amande de pin (pignon).

Allaitement (pour arrêter le lait après sevrage)

Phytothérapie :
— *Usage interne :* Pervenche (plante) + Mercuriale (plante) + Persil (semences) : mélange en parties égales ; 5 g par tasse en décoction légère ; plusieurs tasses par jour. En limiter l'emploi à un effet acceptable.
— *Usage externe :* Cerfeuil (feuilles) + Menthe + Mercuriale : application en cataplasmes de plantes fraîches sur les seins.

Aromathérapie :
— *Usage interne :* essence de Menthe (2 gouttes 3 fois par jour, à avaler sur un petit morceau de sucre avec un peu d'eau).

Allergie

Description : on appelle allergies des réactions diverses de l'organisme à des intoxications ou des excitations dépassant le seuil biologiquement supportable ; elles sont sous la dépendance des systèmes nerveux et sympathique, du système glandulaire et du foie ; l'allergie n'est pas une maladie en soi mais le signe d'un état de saturation toxinique ; les toxines sont d'origines diverses soit endogènes (produites par l'organisme), soit exogènes (venant de l'extérieur) ; dans ce cas, elles y pénètrent par le tube digestif (aliments, additifs alimentaires, médicaments) ou par les voies respiratoires (gaz divers, odeurs, poussières, animacules, pollens), soit par la peau (teintures capillaires, rouges à lèvres, vernis à ongles, détergents, parfums chimiques...). On nomme parfois allergies les conjonctivites, rhinites, asthmes, urticaires, œdème de Quincke. La fréquence des allergies semble augmenter à mesure que le monde est soumis à des agressions croissantes

par l'eau, les aliments, les remèdes, l'air ; la détermination de la cause d'une crise relève du médecin, à l'aide de tests, pour une recherche, dans un premier temps, d'un anti-allergique parfois très urgent ; celui-ci ne fera toutefois que juguler la crise du moment mais sans s'attaquer à la véritable cause.
Carences éventuelles : manganèse.

Phytothérapie :
— *Usage interne :* Chiendent + Maïs (barbe) + Arenaria rubra (plante) + Prêle + Boldo + Globulaire : mélange en parties égales ; 30 g en décoction pour 1 litre d'eau ; boire comme boisson.

Compléments alimentaires : cresson, persil, cerfeuil, pignons de pin, jus ou pulpe de myrtilles, jus de carottes et navets, champignons de couche, crus, en salade.
Recommandation : faire des cures de désintoxication du sang et soulagement du foie.

Alopécie

Description : chute temporaire des cheveux ; mauvais état des cheveux.

Phytothérapie :
— *Usage externe :* tonique du cuir chevelu : Quinquina rouge (écorce, macération alcoolique à 70° en friction légère) ; 3 fois par semaine.
— *Ou bien :* Sauge (feuilles) + Cresson (plante) + Jaborandi (feuilles) + Bardane (racine) + Ortie (feuilles) + Capucine (semences) : mélange en parties égales ; 50 g en décoction aqueuse ; on peut ajouter à la préparation un peu de poudre d'Aloès ; s'emploie en lotion sur le cuir chevelu (1 fois par jour) ; un léger massage de celui-ci est recommandé (voir formule spéciale en fin du formulaire).

Compléments alimentaires : blé, orge, soja, algues, avoine ; à consommer fréquemment les germes frais de céréales ; absorber beaucoup de vitamines naturelles en mangeant fruits et légumes crus en quantité suffisante ; éviter les excès de sucres et de graisses.
Voir aussi l'état général car souvent la perte des cheveux est causée par un état de déficience et de troubles au niveau de l'estomac ou des nerfs.

Amaigrissement

Description : absence ou insuffisance de graisse dans les tissus.

Phytothérapie :
— *Usage interne :* Maté (feuilles) + Fenugrec (semences) + Gentiane (plante) + Germandrée (plante) + Centaurée (plante) : mélange en parties égales ; 5 g par tasse en décoction ; boire de préférence avant les repas.

Compléments alimentaires : germe de blé au repas de midi ; Fenugrec (semences) : 1 cuillère de grains par jour à faire tremper la veille et à manger avec les aliments + 3 ou 4 abricots secs.

Amaurose

Voir à Vue.

Aménorrhée

Description : absence, retard ou arrêt des règles par anémie, peur, choc.

Phytothérapie :
— *Usage interne :* Armoise (plante) + Houblon (cônes) + Séneçon (fleurs) + Millefeuille (plante) + Persil (semences) + Marrube blanc (plante) + Camomille (matricaire) + Safran (stigmates) : mélange en parties égales ; 5 g par tasse en décoction ; 3 tasses par jour pendant 1 semaine avant la date prévue des règles, ou si on ne peut fixer de date, à prendre la semaine du dernier quartier de la lune.

Aromathérapie :
— *Usage interne :* essences de Cyprès + Origan + Thym : 1 goutte de chaque à absorber 2 fois par jour sur un morceau de sucre ou dans un peu de miel, et un verre d'eau ou en solution alcoolique.

Recommandation : farine de moutarde en bains de pieds (à faire tièdes, loin des repas).

Ampoule

Phytothérapie :
— *Usage externe :* petit cataplasme de feuilles de chou.

Aromathérapie :
— *Usage externe :* essence de Lavande (à appliquer jusqu'au séchage de l'ampoule).

Recommandations : nettoyer à l'alcool, percer l'ampoule avec une aiguille flambée enfilée d'un fil de coton (passé à l'alcool à 90°) pour drainer le liquide. Couper le fil en laissant dépasser de chaque côté.

Amygdalite

Description : angine inflammatoire ; forme d'angine localisée surtout aux amygdales.

Phytothérapie :
— *Usage interne :* Erysimum (grand vélar) + Thym + Lierre terrestre : mélange en parties égales ; 5 g par tasse en infusion ; boire chaud entre les repas par petites gorgées.
— *Usage externe :* Ronce (feuilles) + Aigremoine (plante) : mélange en parties égales ; 5 g par tasse ; décoction prononcée ; filtrer ; à employer en gargarismes fréquents dans la journée.

Aromathérapie :
— *Usage interne :* essences d'Origan + Thym + Citron : mélange en parties égales ; avaler 1 goutte de mélange 3 fois par jour dans un excipient approprié.

Anémie

Voir aussi Atonie, Chlorose, Convalescence.
Description : mauvaise qualité ou appauvrissement du sang ; diminution des globules rouges.
Carences éventuelles : vitamines B_9, B_6, fer, cuivre, arsenic, cobalt, phosphore.

Phytothérapie :
— *Usage interne :* Patience (racine en poudre) + Ortie piquante (feuilles en poudre) : mélange en parties égales ; 2 g du mélange à avaler aux 2 repas.
— *Tisane :* Marrube blanc (plante) + Absinthe (plante) + Germandrée (plante) + Fenugrec (semences) + Pervenche (plante) + Quinquina (écorce) + Luzerne (feuilles) + Lichen d'Islande + Sauge (feuilles) + Consoude (racine) + Ortie piquante (feuilles) + Prêle : mélange en parties égales ; emploi sous forme de vin ; 60 g de mélange pour 1 litre de vin rouge à 14° ; macérer pendant 8 jours ; passer ; boire 50 cc par jour au début d'un repas (ou 5 g du mélange par tasse d'eau en décoction légère).

Aromathérapie :
— *Usage interne :* essences de Citron + Thym + Serpolet + Eucalyptus : mélange en parties égales ; 2 gouttes à avaler 3 fois par jour avec un excipient approprié.
— *Usage externe :* essences de Menthe + Cumin + Genièvre : en bains.

Compléments alimentaires : aliments riches en fer et en phosphore : épinard, carotte, persil, céréales, pois, pollen de fleurs (1 cuillère à café par jour) ; laitue, cresson, luzerne, lentille, datte, figue, millet, betterave rouge, levure de bière alimentaire, asperge, soupe d'avoine, algues laminaires, crustacés, foie de poule, farine de poisson, coquillages, chou, légumes crus variés : 1 fois par jour + ail (contient de l'arsenic), **jus cru de luzerne,** lierre terrestre (2 à 3 cuillères à soupe par jour).

Angine

Description : inflammation de la gorge avec gêne (manifestations diverses).

Phytothérapie :
— *Usage interne :* Thym (plante) + Eucalyptus (feuilles) : mélange en parties égales ; 5 g en infusion ; plusieurs fois par jour.
— *Séparément :* Bourrache (fleurs) + Chiendent (racine) + Aigremoine (plante) : mélange en parties égales ; 5 g en décoction 1 à 2 tasse(s) le soir.

— *Usage externe :* Ronce (feuilles) + Aigremoine (plante) + Airelle (feuilles) + Sauge (feuilles) + Géranium Robert (plante) : mélange en parties égales ; 5 g en décoction légère par tasse ; gargarismes répétés au cours de la journée.

Aromathérapie :
— *Usage interne :* essences de Citron + Sarriette + Géranium + Thym : mélange en parties égales ; 2 gouttes 3 fois par jour dans un excipient approprié (lait, miel, sucre, huile, alcool).

Compléments alimentaires : navet, framboise, avoine en soupe.

Recommandations : on peut aussi employer Ronce (feuilles et bourgeons) réduite en poudre fine, à inclure dans du sucre caramélisé ; à sucer en « bonbons » entre les repas ; les plantes utilisées assez tôt peuvent stopper rapidement cette affection.

Angine de poitrine

Voir Cœur.
Description : affection des artères coronaires avec crise douloureuse et angoisse.

Phytothérapie :
— *Usage interne :* Aubépine (fleurs) + Muguet (feuilles : peu) + Alchémille (plante) + Gui (feuilles) : mélange en parties égales ; 5 g par tasse en décoction ; 2 à 3 tasses par jour loin du repas.

Angine de poitrine (fausse)

Description : la fausse angine de poitrine cède souvent à l'emploi des plantes (faire vérifier l'état de la colonne vertébrale).

Phytothérapie :
— *Usage interne :* Anis vert + Aubépine (fleurs) + Basilic (feuilles) : mélange en parties égales ; boire aussi souvent que nécessaire ; 5 g par tasse en infusion.

Angiocholite (foie)

Description : inflammation des voies biliaires.

Phytothérapie :
— *Usage interne :* Saule blanc (écorce) + Romarin (feuilles) + Eucalyptus (feuilles) + Combretum (feuilles) + Millepertuis (plante) + Fumeterre (plante) : mélange en parties égales ; 5 g du mélange par tasse en décoction ; 2 à 3 tasses par jour loin des repas.

Angiocholite chronique

Phytothérapie :
— *Usage interne :* Artichaut (feuilles) + Curcuma (racine) + Erysimum (plante) + Garance (racine) + Pissenlit (racine) : mélange en parties égales ; 5 g par tasse en décoction ; 1 tasse à jeun le matin ; 1 tasse avant le repas du soir.

Angoisse

Description : relève de l'état mélancolique et de l'anxiété. Angoisse du cœur : voir Palpitations.

Phytothérapie :
— *Usage interne :* Houblon (cônes) + Lotier corniculé (plante) + Passiflore (plante) + Saule blanc (écorce) + Aubépine (fleurs) : mélange en parties égales ; 5 g par tasse en décoction légère ; boire 1 tasse en matinée et 1 tasse à la veillée.

Aromathérapie :
— *Usage interne :* essences de Basilic + Marjolaine + Sarriette : mélange en parties égales ; 1 goutte 3 fois par jour avec un excipient approprié.

Ankylose

Description : gêne du mouvement des articulations.

Phytothérapie :
— *Usage interne :* Frêne (feuilles) + Bouleau (feuilles) + Chicorée (racine) + Vigne rouge (feuilles) : mélange en parties égales ; 5 g par tasse en décoction ; 3 à 4 tasses par jour ; moment indifférent.
— *Usage externe :* huile d'Amande douce aromatisée à 10 % d'huile de Laurier et 5 % d'essence de Camphre. En massage.

Aromathérapie :
— *Usage externe :* essence de Camphre (voir ci-dessus).

Ankylostomes (vers)

Description : parasites se fixant sur la muqueuse de l'intestin grêle et provoquant de l'anémie grave par de nombreuses petites hémorragies et les poisons qu'ils sécrètent.

Phytothérapie :
— *Usage interne :* argile (1 cuillère à café à absorber, bien délayée dans de l'eau).
— *Ou bien :* Chénopode ambroisie (semences) : 3 à 4 g par tasse en infusion ; boire à jeun (l'une ou l'autre solution pendant 3 jours de suite).

Anorexie

Description : appétit insuffisant.

Phytothérapie :
— *Usage interne :* toutes les plantes indiquées ici peuvent être utilisées avec succès, selon les disponibilités (l'intérêt est d'en mélanger plusieurs), soit en décoction légère (5 g pour 1 tasse d'eau), soit en vin : Quassia amer (bois) + Marrube blanc (plante) + Houblon (cônes) + Gentiane (racine) + Colombo (racine) + Absinthe (plante) + Centaurée (plante) + Condurango (plante) + Germandrée (plante) + Ményanthe (plante) + Sauge (plante) + Noyer (feuilles) + Chardon béni (plante) + Pervenche (feuilles) + Carline acaule (racine).

Aromathérapie :
— *Usage interne :* essence de Céleri : 2 gouttes à avaler avec un excipient approprié ; 1/2 h avant les repas.
— *Usage externe :* essences de Céleri (3 parties) + Ail (1 partie) + Oignon (1 partie), quantité suffisante dans huile d'arachide pour obtenir une forte odeur ; en respirer les effluves quelques instants avant les repas.

Compléments alimentaires : cresson, raifort, capucine (fleurs fraîches), céleri, salades de crudités chaque jour.

Anthrax

Voir aussi Furonculose.
Description : tumeur inflammatoire des tissus sous-cutanés, causée par le staphylocoque.
Carences éventuelles : vitamines.

Phytothérapie :
— *Usage interne :* Fumeterre (plante) + Pensée sauvage (plante) + Bardane (racine) + Salsepareille (racine) : mélange en parties égales ; 5 g par tasse en décoction légère ; 3 tasses par jour (matin, matinée et après-midi).
— *Usage externe :* Fenugrec (semences en poudre) pour faire « mûrir » ; cataplasmes à maintenir longuement en place ; renouveler si nécessaire.

Aromathérapie :
— *Usage interne :* essences de Géranium + Sarriette + Origan : mélange en parties égales ; 3 gouttes 3 fois par jour à avaler avec un excipient approprié.
— *Usage externe :* essence de Lavande dans de l'alcool pour assainir.

Compléments alimentaires : levure de bière, germe de blé frais.
Recommandations : nécessité de soigner l'état général ; analyse d'urine ; rechercher si diabète ; laisser mûrir comme indiqué ; ne pas presser localement, attendre qu'il perce seul.

Anurie

Description : arrêt quasi total ou absence d'urine par arrêt ou obstruction de l'excrétion vésicale.

Phytothérapie :
— *Usage interne :* Buchu (Barosma crenulata, feuilles) + Carex des sables (plante) + Pensée sauvage (plante) + Chiendent (racine) : mélange en parties égales ; 5 g par tasse en décoction ; plusieurs tasses par jour.

Egalement : Alkékenge (baies) + Arrête-bœuf (racine) + Cassis (feuilles) + Sauge de Grèce (feuilles) + Chardon Roland (racine) + Petit Houx (racine) + Mélilot (plante) + Valériane (racine) + Persil (semences) : mélange en parties égales ; 5 g par tasse en décoction ; 4 à 5 tasses par jour comme boisson.

Compléments alimentaires : oignon, poireau, courge.

Anxiété

Voir Angoisse.

Aphonie

Description : extinction de voix, enrouement, impossibilité d'émettre un son.

Phytothérapie :
— *Usage interne :* Erysimum ou Grand Vélar (plante) + Aigremoine (plante) + Douce-amère (plante) + Orge (grains) + Figue (fruits) : mélange en parties égales ; 5 g par tasse ; décoction ; plusieurs tasses chaudes par jour entre les repas.

— *Usage externe :* Ronce (feuilles) + Erysimum (plante) : mélange en parties égales ; 5 g par tasse ; décoction forte ; en gargarismes plusieurs fois par jour.

Aromathérapie :
— *Usage interne :* essences de Thym + Citron : mélange en parties égales ; 2 gouttes à avaler 4 à 5 fois par jour avec un excipient approprié.

Recommandation : se protéger le cou avec un foulard léger (soie, laine ou coton), même la nuit.

Aphtes

Voir aussi Gingivite, Stomatite.
Description : petites cloques suivies d'ulcérations superficielles de la langue et des muqueuses.

Phytothérapie :
— *Usage interne :* Pensée sauvage (plante ; 3 parties) + Noyer (feuilles ; 3 parties) + Saponaire (racine ; 1 partie) : 5 g du mélange en décoction légère ; boire 3 tasses par jour entre les repas.
— *Usage externe :* Basilic (plante) + Guimauve (feuilles) + Chêne (écorce) : mélange en parties égales ; 5 g par tasse en décoction pour bains de bouche répétés.
— *Séparément* : Myrtille (feuilles) : bains de bouche avec décoction.

Aromathérapie :
— *Usage interne :* essence de Basilic (3 gouttes par jour dans un excipient approprié).
— *Usage externe :* propolis des abeilles (en conserver un petit morceau dans la bouche et le mastiquer longuement).

Apoplexie

Voir Congestion cérébrale, Coup de sang.

Appendicite chronique

Phytothérapie :
— *Usage interne :* Mûrier (feuilles) : 5 g par tasse en décoction ; plusieurs tasses entre les repas.

Recommandations : surveiller le fonctionnement du foie et de l'intestin, la température, les vomissements éventuels. Rester sous surveillance médicale.

LEXIQUE THÉRAPEUTIQUE

Appétit (pour retrouver l')

Phytothérapie :
— *Usage interne :* sauge officinale (plante) + Ményanthe trifolié (plante) + Germandrée (plante) + Petite Centaurée (plante) + Colombo (racine) : mélange en parties égales ; 5 g par tasse en décoction légère ; 1 tasse avant les 2 repas.

Aromatisme (intoxication aux essences)

Description : intoxication par les boissons contenant des essences végétales (ou huiles essentielles) ou encore par certaines essences absorbées seules. Les essences, tout comme les plantes, ne sont pas des jouets ; elles doivent être maniées prudemment, car elles peuvent causer des **accidents graves** : delirium tremens, surexcitation, crises épileptiques, coma, troubles cardiaques, troubles pulmonaires, troubles rénaux, etc.

Recommandations : les essences doivent toujours être absorbées à doses très faibles ; en usage interne, les doses d'essences absorbables peuvent être rapidement dangereuses ; les manifestations possibles sont des atteintes rénales ou bien nerveuses (coma, surexcitation...).

Artériosclérose

Description : lésions des petites artères avec épaississement scléreux et durcissement des tuniques internes et tendance à l'oblitération.

Phytothérapie :
— *Usage interne :* Petit Houx (racine) + Asperge (racine) + Bouleau (feuilles) + Fumeterre (plante) + Gui (feuilles) : mélange en parties égales ; 5 g par tasse en décoction ; plusieurs tasses par jour.
Ou bien : Aubépine (fleurs ; 15 parties) + Gui (feuilles ; 15 parties) + Prêle (plante ; 30 parties) + Saponaire (racine ; 5 parties) + Genêt (fleurs ; 2 parties) + Sauge (feuilles ; 30 parties) + Réglisse (racine ; 30 parties) : 2 cuillères à soupe du mélange par tasse en

décoction de 2 minutes ; infusion 15 minutes ; 2 à 3 tasses par jour entre les repas.
— *Séparément :* Tilleul (fleurs) : décoction concentrée ou extrait fluide (pharmacie).

Compléments alimentaires : oignon, ail, cresson, persil, cerfeuil, amande de pin (pignon), molusques, citron, agrumes.

Recommandation : il est indispensable de faire en même temps un traitement du foie.

Artérite

Description : lésions artérielles d'origine inflammatoire.

Phytothérapie :
— *Usage interne :* voir plantes de l'Artériosclérose.

Arthritisme

Description : inflammation des articulations, due à l'acide urique.

Phytothérapie :
— *Usage interne :* Vergerette du Canada (plante) + Bouleau (feuilles) + Frêne (feuilles) + Reine-des-prés (plante) + Douce-amère (plante) + Queues de Cerises + Cassis (feuilles) + Alkékenge (baies) + Poirier (feuilles) + Pomme (pelure) + Saule (écorce) : mélange en parties égales ; 50 g par litre en décoction ; boire comme boisson à volonté.

Ou bien : Bardane (racines) + Frêne (feuilles) + Cassis (feuilles) + Maïs (barbes) + Reine-des-prés (plante) + Saule blanc (écorce) + Bouleau (feuilles) : mélange en parties égales ; 40 g par litre en décoction ; boire à volonté (au moins 3 tasses par jour). Faire des cures de 3 semaines séparées par des arrêts, mais renouvelées souvent.

Compléments alimentaires : oignon, chou, pomme, fraise, groseille, framboise. Boire souvent des jus crus et frais de carotte, betterave rouge, céleri, courgette, concombre, cresson, pomme de terre. Eviter les aliments acidifiants et l'excès de sucre, sucreries, viandes, et alcool.

LEXIQUE THÉRAPEUTIQUE

Arthrose

Description : affection non inflammatoire des articulations avec lésions cartilagineuses.

Phytothérapie :
— *Usage interne :* Frêne (feuilles) + Harpagophytum (racine) + Luzerne (feuilles sèches) : mélange en parties égales, mais on peut y adjoindre les plantes actives pour l'arthritisme ; 50 g du mélange pour 1 litre de liquide en décoction ; boire plusieurs tasses par jour, de préférence entre les repas.

— *Usage externe :* huile de Camomille camphrée enrichie d'huile de Laurier et aromatisée d'essence de Marjolaine (onction locale et journalière).

Complément alimentaire : Luzerne (jus frais à boire ; 30 g par jour).

Articulations gonflées

Phytothérapie :
— *Usage interne :* Reine-des-prés (plante) + Frêne (feuilles) : mélange en parties égales ; 5 g par tasse en infusion ; 2 tasses par jour.

— *Usage externe :* Chou cru (découpé en lanières et maintenu en application locale le temps nécessaire ; renouveler si besoin).

Arythmie

Description : trouble dans rythme cardiaque.

Phytothérapie :
— *Usage interne :* Aubépine (sommités fleuries) + Gui (feuilles) + Marrube blanc (plante) + Lotier (plante) : mélange en parties égales ; 5 g en infusion par tasse ; 2 à 3 tasses par jour entre les repas.

Ascarides ou ascaris

Description : vers parasites de l'intestin, fréquents chez les enfants.

Phytothérapie :
— *Usage interne :* Absinthe (plante) + Tanaisie (fleurs) + Serpolet (plante) + Millepertuis (plante) + Bouleau blanc (écorce) + Kousso (feuilles) : mélange indifférent ; 5 g par tasse en infusion ; 1 tasse le matin à jeun chaque jour pendant le dernier quartier de la lune (7 jours).

Aromathérapie :
— *Usage interne :* essence d'Eucalyptus (2 à 3 gouttes à absorber avec un excipient approprié en même temps que la tisane).

Ascite (foie)

Description : accumulation de liquides dans le péritoine nécessitant une ponction.

Pour calmer (la douleur) :

Phytothérapie :
— *Usage interne : mélange A :* Mélisse (plante) + Pêcher (fleurs) + Laitue (feuilles) + Genêt à balais (fleurs) + Passiflore (fleurs) + Valériane (racine) + Mauve (feuilles) : en parties égales ; 5 g du mélange par tasse en infusion prolongée ; boire plusieurs tasses entre les repas suivant besoin.
Ou mélange B : Bourrache (fleurs) + Saule (écorce) + Busserole (feuilles) + Prêle (plante) + Chiendent (racine) + Maïs (stigmates) + Queues de cerises + Mercuriale (feuilles) : en parties égales ; 5 g du mélange par tasse en décoction ; plusieurs fois par jour pour activer la fonction rénale et légèrement intestinale.
Ou mélange C : Frêne (feuilles) + Mauve (feuilles) + Globulaire (feuilles) en parties égales ; 5 g du mélange par tasse en décoction ; 1 à 2 tasses par jour pour activer seulement la fonction intestinale.

Pour stimuler (la fonction hépatique) :

Phytothérapie :
— *Usage interne :* Combretum (feuilles) + Boldo (feuilles) + Romarin (feuilles) : en parties égales ; 5 g du mélange par tasse en décoction légère ; 1 tasse à jeun et 1 tasse avant le repas du soir.

Aromathérapie :
— *Usage externe :* bains de son de blé aromatisés aux essences de Pin et de Sapin ; décoction prolongée de 500 g de son de blé dans 2 litres d'eau à verser dans le bain ; durée 20 minutes.

Compléments alimentaires : boire du jus frais de légumes crus : pissenlit, chicorée, radis, cresson, chou, betterave rouge.

Assoupissement (en rapport avec la digestion)

Phytothérapie :
— *Usage interne :* Boldo (feuilles) + Sarriette (feuilles) + Menthe poivrée (feuilles) + Thym (plante) + Balsamite (plante) + Calament (plante) : mélange en parties égales ; 3 à 5 g par tasse ; infusion légère ; boire bien chaud après les repas (sucrée ou non).

Recommandations : éviter les fritures, les aliments lourds, les gros repas.

Asthénie

Description : faiblesse générale par insuffisance de forces.
Carences éventuelles : vitamine C, manganèse, cuivre, zinc, lithium, phosphore, magnésium.

Phytothérapie :
— *Usage interne :* Tormentille (racine) + Thym (plante) + Origan (plante) + Romarin (feuilles) + Ortie piquante (feuilles) : mélange en parties égales ; 5 g par tasse en décoction légère ; 2 à 3 tasses par jour entre les repas.
— *Séparément :* Ibiscus (fleurs) : infusion comme boisson.

— *Séparément :* Ginseng (racine) : uniquement en poudre pure ; 2 g par jour à absorber au repas de midi.

— *Séparément :* Algues laminaires (poudre) : 3 à 4 g par jour aux repas.

Aromathérapie :
— *Usage interne :* essences de Cannelle + Citron + Genièvre + Menthe + Romarin + Eucalyptus : mélange en parties égales ; 2 gouttes 3 fois par jour à absorber dans un excipient approprié.

Compléments alimentaires : coktail de jus crus (abricot, enrichi de germe de blé, fruits d'argousier, de prunellier, de cassis, d'églantier), millet (en grains, en soupes, en plats, en gâteaux), paprika, citron, chou, myrtille, pollen de fleurs, jus de carottes.

Asthénie intellectuelle

Voir Surmenage.

Asthénie génésique

Voir Impuissance.
Carences éventuelles : cuivre, cobalt, argent, or, lithium, nickel, phosphore, zinc, vitamine B_{12}.

Compléments alimentaires : crustacés, cresson, roquette, persil, germe de blé, fenugrec, mollusques, jaune d'œuf, foie, lentille, oignon, raisin sec, figue et « fugu » (poisson globe japonais).

Asthme

Description : essoufflement ou « dyspnée paroxystique », crises d'oppression respiratoire.
Carences éventuelles : manganèse.

Phytothérapie :
— *Usage interne :* Aunée (racine) + Marrube blanc (plante) +

Tussilage (plante) + Orme (écorce) + Lierre terrestre (plante) + Ansérine (feuilles) + Valériane (racine) + Globulaire (feuilles) + Fumeterre (plante) + Ballote (plante) + Genêt à balais (fleurs) + Hysope (plante) : mélange en parties égales ; 5 g par tasse en décoction ; 3 à 4 tasses par jour entre les repas.

Tisane pour asthme et catarrhe bronchique : Aspérule (plante ; 20 parties) + Muguet (fleurs ; 10 parties) + Oranger amer (feuilles ; 10 parties) + Aubépine (fleurs ; 20 parties) + Gui (feuilles ; 20 parties) + Caille-lait blanc (20 parties) : 1 cuillère à café du mélange pour 1 tasse d'eau bouillante ; laisser infuser 5 minutes ; boire à chaque quinte de toux et le soir au coucher.

Aromathérapie :
— *Usage interne :* essences de Menthe poivrée + Lavande vraie + Cajeput + Eucalyptus : mélange en parties égales ; 2 gouttes 2 à 3 fois par jour à absorber dans un excipient approprié.
— *Usage externe :* essences de Lavande (50/55 %) + Eucalyptus en inhalations.

Compléments alimentaires : cresson, persil, cerfeuil, pignon de pin.

Recommandations : considéré parfois comme allergie, il est souvent en rapport avec l'état hépatique ; il est aussi souvent causé par un eczéma que l'on a forcé à disparaître (à rentrer) par application externe de drogues ou pommades, au lieu de solliciter doucement l'organisme pour une élimination d'épuration interne (le loup a été enfermé dans la bergerie).

Asystolie

Description : asthénie cardio-vasculaire ou disystolie ; insuffisance cardio-vasculaire et troubles profonds qui en résultent.

Phytothérapie :
— *Usage interne :* (diverses plantes très toxiques employables seulement sous contrôle médical) ; parmi les plantes non dangereuses : Marrube blanc (plante) + Aubépine (fleurs) : mélange en parties égales ; 5 g par tasse en décoction légère ; 3 tasses par jour.

Atonie digestive

Description : faiblesse digestive.

Phytothérapie :
— *Usage interne :* Absinthe (plante) + Chardon béni (plante) + Noyer (feuilles) : mélange en parties égales : 5 g par tasse en décoction légère ; 1 tasse, 1/4 h avant les repas du midi et du soir.

Aromathérapie :
— *Usage interne :* essences de Cannelle de Ceylan + Origan + Sarriette : mélange en parties égales ; 2 à 3 gouttes du mélange à absorber dans un excipient approprié après les 2 repas, de préférence dans un liquide chaud.

Atonies diverses

Description : faiblesses engendrant un manque de vitalité.

Phytothérapie :
— *Usage interne :* Cannelle (écorce) + Kola (fruits) + Quinquina (écorce) + Angélique (plante, semences) : mélange en parties égales ; 50 g en macération dans un litre de vin rouge ; 50 cc à boire avant les repas.
— *Usage externe :* Chardon béni (décoction en friction).

Avitaminose

Voir aussi Scorbut.
Description : absence ou manque de vitamines diverses.

Phytothérapie :
— *Usage interne :* Grande Passerage (1 partie) + Ményanthe (plante ; 3 parties) : en poudre ; 2 g par jour dans les aliments.

Compléments alimentaires : levure alimentaire (1 à 2 fois par jour aux repas). Légumes et fruits **crus**. Germes de blé frais.

Axalurie

Description : urine trop acide.

Phytothérapie :
— *Usage interne :* Alkékenge (baies) ; 30 à 40 g en décoction par litre d'eau ; boire comme boisson.

Complément alimentaire : les baies d'Alkékenge moulues grossièrement et utilisées comme condiments sont très profitables dans ce cas.

Azoturie (azotémie)

Description : quantité anormale de substances azotées (urée) dans l'urine ; excès d'urée dans le sang (dose normale 0,25 g à 0,50 g par litre).

Phytothérapie :
— *Usage interne :* Artichaut (feuilles) + Aunée (racine) + Cassis (feuilles) + Garance (racine) + Piloselle (plante) + Salsepareille (racine) + Reine-des-prés (plante) + Pyrole (feuilles) + Fraisier (racine) + Bruyère (fleurs) + Frêne (feuilles) : mélange en parties égales selon les plantes disponibles (il n'est pas nécessaire de les employer toutes à la fois) ; 5 g de mélange pour 1 litre de liquide en décoction ; 3 à 5 tasses par jour comme boisson.

Aromathérapie :
— *Usage interne :* essences de Marjolaine + Pin + Romarin + Serpolet : mélange en parties égales ; 1 goutte 3 fois par jour à absorber dans un excipient approprié.

Complément alimentaire : oignon (usage alimentaire intensif).

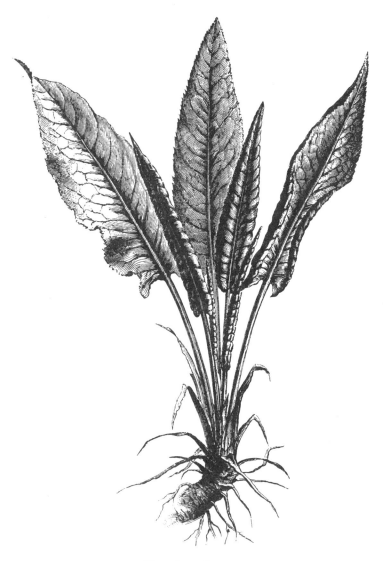

Grande patience

Bâillement

Description : tendance ou fréquence anormale. Cause parfois vertébrale.

Phytothérapie :
— *Usage interne :* Millepertuis (plante) + Patience (racine) : mélange en parties égales ; 50 g en macération pour 1 l de vin rouge ; 50 cc avant les repas.
Séparément : Anis vert (semences) + Fenouil (semences) + Angélique (semences) + Sarriette (plante) : 5 g du mélange par tasse en infusion ; boire chaud après les repas.

Aromathérapie :
— *Usage interne :* Sarriette + Menthe poivrée : mélange en parties égales ; 1 goutte sur un petit morceau de sucre à croquer après les repas (boire en même temps pour mieux l'absorber).

Recommandation : pour les cas tenaces, des exercices de décontraction sont indiqués.

Ballonnements (météorisme)

Voir Dyspepsie.

Phytothérapie :
— *Usage interne :* Centaurée (plante) + Chardon béni (plante) : mélange en parties égales ; 5 g par tasse en décoction ; 1 tasse avant les repas.
Séparément : Badiane (semences) + Anis vert (semences) + Carvi (semences) + Cumin (semences) : proportions indifférentes ; 5 g par tasse en infusion après les 2 repas.

Recommandation : éviter les viandes trop grasses et la nourriture indigeste (ail, pain, féculents, etc.).

Contre les gaz et ballonnements :
— *Usage interne :* Sauge officinale (plante ; 2 parties) + Fenouil (semences ; 2 parties) + Coriandre (semences ; 2 parties) + Anis vert (semences ; 2 parties) + Carvi (semences ; 2 parties) + Angélique (semences ; 2 parties) + Cumin (semences ; 10 parties) : 5 g du mélange par tasse en infusion ; 1 à 2 tasses après les repas.

Bile insuffisante

Description : insuffisance de sécrétion hépatique nécessaire à la digestion ; bile emmagasinée dans la vésicule biliaire.

Phytothérapie :
— *Usage interne :* Chicorée (racine) + Pissenlit (racine) + Romarin (plante) : mélange en parties égales ; 5 g par tasse en décoction ; 1 tasse avant chaque repas.

Bile (fluidité insuffisante)

Phytothérapie :
— *Usage interne :* Artichaut (feuilles) + Aunée (racine) + Bardane (racine) + Boldo (feuilles) + Garance (racine) + Quassia amara (bois) + Romarin (feuilles) + Curcuma (racine) + Chicorée (racine) : mélange en parties égales ; 5 g par tasse en décoction ; 1 tasse à jeun + 1 tasse avant le repas de midi.

Complément alimentaire : jus de citron en quantité supportable.

Bile (pour faciliter l'évacuation)

Phytothérapie :
— *Usage interne :* Combretum (feuilles) + Buis (feuilles) + Millefeuille (plante) + Eupatoire d'Avicenne (plante) + Berberis (racine) + Liseron (plante) + Menthe Pouliot : mélange en parties égales ; 5 g par tasse en décoction ; 1 tasse le soir au coucher.

Compléments alimentaires : carotte cuite et mangée sans substances grasses ; jus de carotte.

Blennorragie

Description : maladie génitale infectieuse due au gonocoque.

Phytothérapie :
— *Usage interne :* Uva ursi (feuilles) + Queues de Cerises + Chiendent (racine) + Sassafras (écorce) + Arenaria rubra (plante) : mélange en parties égales ; 30 g par litre en décoction ; boire comme boisson.

Aromathérapie :
— *Usage interne :* essences de Santal + Eucalyptus + Sarriette + Citron + Genièvre : mélange en parties égales ; 1 goutte du mélange 3 à 4 fois par jour à avaler dans un excipient (miel, sucre...).

Blépharite

Description : maladie des paupières causée par lymphatisme, scrofule.

Phytothérapie :
— *Usage interne :* Noyer (feuilles) + Pensée sauvage (plante) + Bardane (racine) : mélange en parties égales ; 5 g par tasse en décoction ; plusieurs tasses par jour entre les repas.
— *Usage externe :* Bleuet (fleurs) + Euphraise (plante) + Camomille romaine (fleurs) + Mélilot (plante) + Sureau (fleurs) + Mauve (fleurs) : mélange en parties égales ; 5 g en infusion par tasse ; passer et employer en lotion matin et soir.

Blessure ouverte

Description : lésion accidentelle de l'épiderme.

Phytothérapie :
— *Usage interne :* Ortie (feuilles) : 5 g par tasse en décoction ; 3 à 4 tasses par jour entre les repas.

— *Usage externe :* Aigremoine (plante) + Consoude (racine) + Millepertuis (plante) + Gentiane (racine) + Géranium Robert (plante) + Primevère (plante) + Alchémille (plante) : mélange en proportions indifférentes ; 5 g par tasse en décoction ; employer en lotion.

Aromathérapie :
— *Usage externe :* essence de Lavande vraie (pure ou en solution concentrée dans alcool ou eau-de-vie), en pansement.

Recommandations : éliminer éventuellement les corps étrangers ; laver la blessure, lotionner avec un antiseptique ; employer les plantes indiquées.

Borborygme (flatulence)

Description : gargouillement produit par le déplacement des vents contenus dans l'intestin.

Phytothérapie :
— *Usage interne :* Anis vert (semences) + Cumin (semences) + Carvi (semences) + Coriandre (semences) + Aneth (semences) : mélange en parties égales ; 5 g en infusion pour 1 tasse ; boire chaud après les repas.

Aromathérapie :
— *Usage interne :* essences de Carvi + Fenouil + Anis : mélange en parties égales ; 1 à 2 gouttes à absorber dans un excipient approprié.

Bouffées de chaleur

Voir aussi Ménopause.
Carences éventuelles : trouble causé par le système glandulaire avec répercussion circulatoire.

Phytothérapie :
— *Usage interne :* Vigne rouge (feuilles) + Gui (feuilles) + Lotier (plante) + Ballote (plante) + Valériane (racine) + Réglisse (bois) + Sauge (feuilles) + Verveine officinale (plante) : mélange en parties égales ; 5 g par tasse en décoction légère ; boire plusieurs fois par jour.

Boulimie

Description : faim anormale ; souvent cause psychique.

Phytothérapie :
— *Usage interne :* Absinthe (plante) + Valériane (racine) : mélange en parties égales ; 3 g par tasse en infusion ; 1 tasse avant les repas.
— *Séparément :* Angélique (semences) + Basilic (plante) + Romarin (feuilles) : mélange en parties égales : 3 à 4 g en infusion après les repas.

Compléments alimentaires : préférer une alimentation avec quantité suffisante de légumes cuits et crus ainsi que laitage.

Bourdonnements d'oreille

Description : bruits variables ; causes possibles : hypertension, artériosclérose, hépatisme, etc.

Phytothérapie :
— *Usage interne :* Ache des marais (racine) + Bouleau (feuilles) + Reine-des-prés (plante) + Aubépine (fleurs) + Artichaut (feuilles) : mélange en parties égales : 5 g par tasse en décoction légère ; boire entre les repas, 2 à 3 tasses par jour.
Séparément : Mélisse (feuilles) + Ballote (plante) + Myrte (feuilles) + Chardon béni (plante) : à alterner avec la tisane ci-dessus (même préparation).
— *En plus :* Valériane (racine) : 3 g par tasse en infusion à boire le soir + Epiaire des marais (même emploi).

Aromathérapie :
— *Usage interne :* essence de Mélisse (1 goutte 3 fois par jour, à absorber avec un excipient approprié).

Compléments alimentaires (recommandés fréquemment) : soupes avec éléments dominants : oignons, ail, thym.

Boutons de fièvre

Voir Herpès.

Bronchectasie

Voir Emphysème.
Description : dilatation des bronches avec toux.

Bronches

Description : oppression des bronches, oppression respiratoire.

Phytothérapie :
— *Usage interne :* Capillaire de Montpellier (plante) + Hysope (plante) + Pied-de-chat (fleur) + Lierre terrestre (plante) + Origan (fleur) : mélange en parties égales ; 5 g par tasse en décoction ; boire de préférence chaud, entre les repas et au coucher. On peut sucrer, avec du miel de préférence. User à volonté.

Aromathérapie :
— *Usage interne :* essences de Menthe + Eucalyptus : mélange en parties égales à respirer à diverses reprises dans la journée.

Bronchite

Description : inflammation des bronches avec toux.

Phytothérapie :
— *Usage interne :* Aunée (racine) + Hysope (plante) + Bourrache (fleurs) + Pied-de-chat (fleurs) + Coquelicot (pétales) + Pulmonaire (plante) + Primevère (plante) + Lierre terrestre (plante) +

Guimauve (fleurs) + Capillaire (plante) + Tussilage (plante) + Hélianthe annuel (plante) : mélange en parties égales ; 5 g par tasse en décoction ; boire chaud entre les repas ; 4 à 5 tasses par jour ; sucrer avec du miel.

Expectorants : Lichen d'Islande + Capillaire de Montpellier : proportions indifférentes ; en décoction ; boire plusieurs tasses par jour. Edulcorer au miel.

Aromathérapie :
— *Usage interne* : essences d'Origan + Thym + Eucalyptus + Citron + Myrte : mélange en parties égales ; 2 gouttes du mélange 3 à 4 fois par jour entre les repas ; absorber dans un excipient alimentaire (miel, sucre, yaourt, huile, alcool).
— *Usage externe* : essences de Lavande + Eucalyptus : mélange en parties égales ; en onctions sur la poitrine, 1 à 2 fois par jour (dont le soir au coucher).

Recommandations : soupe chaude avec oignon, ail, thym, orge.

Bronchite aiguë ou rhume catarrhal

Description : bronchite avec oppression.

Phytothérapie *(usage interne)* : mêmes plantes que pour la bronchite.

Compléments alimentaires : jus de radis, jus de raifort : sucré, à prendre par cuillères à soupe au cours de la journée.

Brûlures légères

Description : lésions plus ou moins profondes et plus ou moins étendues causées par la chaleur (les brûlures étendues ainsi que profondes des 2e et 3e degrés impliquent le recours urgent aux grands moyens de la médecine actuelle).

Phytothérapie :
— *Usage externe* : Lys blanc (pétales) macéré dans l'huile d'olive à appliquer directement, ou bien huile au Millepertuis (fleurs), macération obtenue à froid à la lumière solaire et enrichie finalement

des essences de Romarin et Lavande vraie ; en application. Employer aussi en application la pomme de terre crue râpée et la carotte également. Le tanin à l'alcool, en poudre, fourni par la pharmacie et appliqué en saupoudrage, est souvent indiqué et très efficace.

Aromathérapie :
— *Usage externe :* essences de Lavande vraie + Niaouli + Sauge + Romarin + Eucalyptus : mélange en parties égales ; 10 g du mélange dans 100 g d'huile d'Amandes douces. Applications en onctions très légères et protection passagère par une gaze.

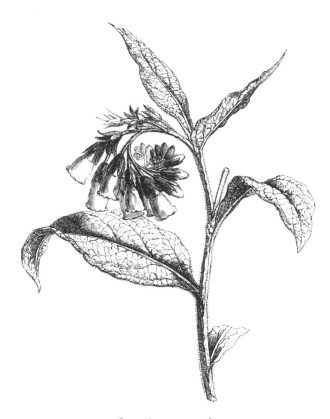

Grande consoude

Cachexie

Description : trouble profond de toutes les fonctions de l'organisme ; aboutissement de toutes les souffrances et résultat de toutes les maladies vécues.

Phytothérapie :
— *Usage interne :* Berle (plante) + Cochléaria (plante) + Quinquina (écorce) + Kola (noix) + Piloselle (plante) + Absinthe (plante) : mélange en parties égales ; 5 g par tasse en décoction, ou bien, en vin avec 50 g du mélange pour 1 litre de vin rouge ; boire avant les repas.

Compléments alimentaires : germe de blé, cresson, roquette.

Calculs biliaires ou hépatiques

Phytothérapie :
— *Usage interne :* Reine-des-prés (plante) + Ache (racine) + Coquelicot (pétales) + Centaurée (plante) + Laitue (feuilles) + Chardon Marie (semences) + Chardon Roland (plante) + Aubier de tilleul + Millefeuille (plante) : mélange en parties égales ; 5 g par tasse en infusion ; plusieurs tasses par jour entre les repas.

Calculs urinaires

Voir Lithiase rénale.

Cancer (prévention du)

Description : tumeur maligne.

Phytothérapie :
— *Usage interne :* Géranium Robert (plante) + Caille-lait (plante) + Cyprès (noix) + Consoude (racine) + Sauge (plante) + Absinthe (plante) : mélange en parties égales ; 5 g par tasse en décoction ; 3 tasses par jour entre les repas.

Aromathérapie :
— *Usage interne :* essences de Cyprès + Girofle + Géranium : mélange en parties égales ; 3 gouttes par jour dans un excipient approprié.

Compléments alimentaires : chou, ail, oignon, raifort, cochléaria, algues laminaires.

Recommandation : le cancer ne relève que du traitement médical, mais le cancéreux a tout intérêt à employer les plantes pour agir sur son état général.

Cardiopathie

Désigne toutes les affections du cœur. Voir Cœur.

Carences en général

Description : absence ou insuffisance dans les aliments d'une substance indispensable agissant parfois à très petite dose (sels minéraux, oligo-éléments, acides aminés, vitamines).

Phytothérapie :
— *Usage interne :* Ményanthe (plante) + Ortie piquante (plante) + Prêle (plante) + Sauge (plante) + Patience (racine) + Gentiane (racine) + Luzerne (feuilles) : mélange en parties égales ; 5 g par tasse en décoction ; 1 tasse avant le repas.

Ou bien, pris en poudre : 2 à 3 g au repas, en mélange avec un aliment.

Compléments alimentaires : germe de blé frais, pollen de fleurs, choix indispensable des aliments nécessaires pour combler les carences.

Caries dentaires

Voir Dentition.

Catarrhes

Catarrhe bronchique : voir Bronchite, Asthme.
Catarrhe urétral : voir Blennorragie.
Catarrhe utérin et vaginal : voir Leucorrhée.
Catarrhe vésical : voir Cystite.

Cellulalgie

Description : douleurs névralgiques localisées, causées par la cellulite.

Phytothérapie :
— *Usage externe :* bains complets avec décoction de Lierre grimpant (feuilles) + Marjolaine (feuilles) : 300 à 400 g pour un bain.

Aromathérapie :
— *Usage externe :* essences de Fenugrec (1 partie) + Lierre (3 parties) + Wintergreen (1 partie) + Cyprès de Provence (1 partie) + Origan (2 parties) + Marjolaine (2 parties) : 10 g du mélange dans un excipient gras pour onctions locales.

Cellulite

Description : inflammation des tissus cellulaires pouvant siéger à divers endroits du corps, caractérisée par l'aspect épidermique de « peau d'orange ».

Carences éventuelles : vitamine B_3, manganèse, cuivre.

Phytothérapie :
— *Usage interne :* Artichaut (feuilles) + Combretum (feuilles) + Pariétaire (plante) + Reine-des-prés (plante) + Chardon Roland (racine) + Bardane (racine) : mélange en parties égales ; 5 g de plantes en décoction ; 3 tasses par jour.
— *Séparément :* fleurs de Sureau + Bourrache : 1 tasse par jour en infusion.
— *Usage externe :* cataplasmes des poudres de Lierre grimpant + Fenugrec + Algue Fucus vesiculosus + massages avec crème aux extraits de ces plantes.

Compléments alimentaires : cresson, persil, cerfeuil, pignon de pin, crustacés, mollusques (sauf s'il y a excès de cholestérol).

Recommandations : les causes de cellulite sont diverses ; les indications données ici peuvent se combiner avec d'autres moyens traitant les nerfs, les reins, le psychisme, le sang...

Céphalalgie

Description : concerne les maux de tête, céphalées.
Carences éventuelles : manganèse, cuivre, magnésium.

Phytothérapie :
— *Usage interne* (selon les causes) :
FEBRILE : infusion de Centaurée (plante).
NERVEUSE : Tilleul (bractées) + Oranger (feuilles).
CIRCULATOIRE : Mélisse (feuilles) + Cyprès (noix) + Persicaire (plante).
MIGRAINE : Tilleul (bractées) + Mélisse (plante) + Menthe (feuilles) + Lavande (fleurs) + Primevère (plante).
GENERALE : Citron + Thé + Café + Maté.
GASTRIQUE : Angélique (semences) + Basilic (plante).
HEPATIQUE : Artichaut (feuilles) + Romarin (feuilles).

— *Usage externe :* application de compresses parfumées d'essence de Menthe « Po-Ho » sur le front + application de compresses d'eau sédative classique.

Chlorose

Voir aussi Anémie.
Description : état anémique fréquent chez les jeunes filles.

Phytothérapie :
— *Usage interne :* Noyer (feuilles) + Ortie (feuilles) + Fumeterre (plante) + Angélique (plante) + Patience (racine) : mélange en parties égales ; 5 g par tasse en décoction ; 2 tasses par jour avant les repas.

Aromathérapie :
— *Usage interne :* essences de Pin sylvestre + Thym + Romarin + Serpolet + Carotte : mélange en parties égales ; 2 gouttes 2 fois par jour à absorber dans un excipient approprié.

Chlorurémie

Description : excès de chlorure dans le sang (sel).

Phytothérapie :
— *Usage interne :* Ache (racine) + Asperge (racine) + Aunée (racine) + Fenouil (racine) + Petit Houx (racine) + Genêt à balais (fleurs) + Reine-des-prés (plante) + Bouleau (feuilles) + Persil (racine) + Piloselle (plante) : mélange en parties égales ; 5 g par tasse en décoction légère ; plusieurs tasses par jour (moment indifférent).

Complément alimentaire : oignon cru ou cuit.

Cholécystite

Description : inflammation de la vésicule biliaire causée en général par des calculs.

Phytothérapie :
— *Usage interne :* Chardon béni (plante) + Romarin (feuilles) + Boldo (feuilles) + Curcuma (racine) : mélange en parties égales ; 5 g par tasse en décoction légère ; 1 tasse à jeun le matin, 1 tasse avant le repas de midi.

Aromathérapie :
— *Usage interne :* essences de Pin sylvestre + Romarin : mélange en parties égales ; 1 goutte 3 fois par jour avec un excipient.

Choléra infantile

Voir Toxicose, Diarrhée verte.

Cholestérolémie (hyper)

Description : excès de cholestérol sanguin ; demande une surveillance médicale.

Phytothérapie :
— *Usage interne :* Artichaut (feuilles ; 3 parties) + Aunée (racines ; 3 parties) + Aubier de Tilleul (2 parties) + Curcuma (racine ; 2 parties) + Galega (plante ; 2 parties) + Eupatoire (plante ; 2 parties) + Pissenlit (racine ; 2 parties) ; 5 g par tasse du mélange en décoction ; 1 tasse à jeun et une autre avant les 2 repas.

Aromathérapie :
— *Usage interne :* essences de Romarin + Thym : mélange en parties égales ; 2 gouttes 3 fois par jour dans un excipient approprié.

Compléments alimentaires : consommer suffisamment d'oignon + thym + ail + ciboulette + Fucus crispus (en gelées diverses comme accompagnements alimentaires) ; algues laminaires et Germandrée petit chêne en poudre (3 à 5 g par jour).

Chorée (danse de Saint-Guy)

Description : mouvements involontaires des membres et du corps.

Phytothérapie :
— *Usage interne :* Ortie blanche (plante) + Origan (plante) + Ballote (plante) + Agripaume (plante) + Centaurée (plante) +

Armoise (plante) : mélange en parties égales ; 5 g par tasse en décoction légère ; 3 tasses par jour entre les repas.

— *Usage externe :* bains complets aux fleurs de Tilleul + bains de pieds avec Germandrée.

Cicatrisants

Voir Plaies.

Circulation (troubles circulatoires en général)

Concerne aussi les veines et les artères.
Carences éventuelles : iode, silicium, vitamine C.

Phytothérapie :
— *Usage interne :* Aubépine (fleurs) + Chardon Marie (semences) + Berberis (racine) + Noisetier (feuilles) + Vigne rouge (feuilles) + Cyprès (noix) + Prêle (plante) + Millefeuille (plante) : mélange en parties égales ; 5 g par tasse en décoction ; 3 à 4 tasses à boire dans la journée.

Compléments alimentaires : citron, blé noir, luzerne (quelques feuilles dans la salade) ; betterave rouge, persil, algues laminaires en poudre (3 à 4 g par jour en complément) ; jus frais crus de cresson, betterave rouge, épinard, céleri, carotte, oignon, poireau, concombre.

Tisane pour sang et circulation veineuse (sang « lourd », varices, ulcères...) : Gui (feuilles) + Vigne rouge (feuilles) + Prêle (plante) + Noisetier (feuilles) + Marronnier d'Inde (écorce) + Cyprès (noix) : mélange en parties égales ; 5 à 6 g par tasse en décoction ; 2 à 3 tasses par jour (moment indifférent).

Cirrhose

Description : affection hépatique (foie) à formes diverses ; prolifération du tissu conjonctif avec modification des cellules.

Phytothérapie :
— *Usage interne :* Boldo (feuilles) + Artichaut (feuilles) : mélange en parties égales ; 5 g par tasse en décoction ; 1 tasse à jeun + 1 avant les repas.

Ou bien : Mauve (feuilles) + Frêne (feuilles) + Pensée sauvage (plante) + Boldo (feuilles) : mélange en parties égales ; 5 g du mélange par tasse en décoction légère ; boire 1 tasse le matin à jeun + 1 tasse au coucher.

Aromathérapie :
— *Usage interne :* essence de Romarin : 2 gouttes 3 fois par jour dans un excipient approprié.

Compléments alimentaires : oignon, échalote, ciboule + jus frais de légumes crus (betterave rouge, endives, tomates, cresson).

Cœur

Toutes affections ; voir Palpitations, Arythmie, Asystolie, Aortite, Coronarite, Hyposystolie, Tachycardie.
Description : on ne naît pas cardiaque (sauf exception) ; on le devient par son comportement ; en conséquence, les affections qui touchent cet organe sont consécutives à d'autres affections ; les plantes, ici, ne sont qu'adjuvantes.
Carences éventuelles : vitamines B_1 et B_2.

Phytothérapie :
— *Usage interne :* Aubépine (fleurs) + Genêt à balais (fleurs) + Marrube blanc (plante) + Muguet (feuilles) + Asperge (racine) + Valériane (racines) + Basilic (feuilles) + Millefeuille (plante) : mélange en parties égales ; 5 g par tasse en décoction ; 2 à 3 fois par jour, en dehors des repas.

Compléments alimentaires : salades de légumes crus, jus crus de poire, raisin, fraise, jus frais et crus de groseille, argousier, cassis, betterave rouge, asperge, radis, carotte, tomate, ail, aubergine, salsifis, concombre, ortie piquante, céleri, poireau.
Recommandations : les diverses affections cardiaques sont souvent justiciables de plantes toxiques et de poisons sous la prescription

exclusive du médecin : Adonis, Digitale, Laurier-rose, Giroflée, Strophantus... Parmi les plantes non dangereuses, le nombre en est très limité ; le cœur peut être soulagé indirectement par l'emploi des plantes favorables au bon état du sang, du foie, des reins, des nerfs.

Colibacillose

Description : ensemble des affections causées par le colibacille ; bacille vivant normalement dans l'intestin ; non pathogène à l'état normal, mais peut devenir virulent et causer diarrhée, choléra, cystite...

Phytothérapie :
— *Usage interne :* Sauge (plante) + Solidago (plante) + Busserole (feuilles) + Bucchu (feuilles) + Myrtille (feuilles) + Eucalyptus (feuilles) + Cerise (queues) + Chiendent (racine) + Aunée (racine) + Mélitte (feuilles) : mélange en parties égales ; 5 g par tasse en décoction ; boire plusieurs tasses par jour entre les repas.

Aromathérapie :
— *Usage interne :* essences d'Eucalyptus + Santal : mélange en parties égales ; 1 goutte 3 fois par jour à avaler dans un excipient approprié.

Compléments alimentaires : ail, cerises mûres, pollen, fleurs fraîches de capucine (dans la salade).

Coliques hépatiques

Description : douleurs violentes dues au mouvement des calculs biliaires dans les canaux.

Phytothérapie :
— *Usage interne :* Boldo (feuilles) + Artichaut (feuilles) + Cassis (feuilles) + Chicorée (racine) : mélange en parties égales ; 5 g par tasse en décoction ; 1 tasse à jeun le matin et 1 tasse avant les 2 repas.

Coliques intestinales spasmodiques

Description : contractions douloureuses de l'intestin ; douleurs causées par un obstacle à la progression des matières dans l'intestin.

Phytothérapie :
— *Usage interne :* Absinthe (plante) + Cannelle (écorce) + Centaurée (plante) + Guimauve (racine) + Consoude (racine) + Anis vert (semences) : mélange en parties égales ; 5 g par tasse en décoction ; 1 tasse avant les 2 repas.
— *Séparément :* Anis vert (semences) + Menthe (plante) + Sauge (plante) : mélange en parties égales ; 5 g par tasse en infusion ; boire chaud après les repas.

Aromathérapie :
— *Usage interne :* essences de Bergamote + Menthe poivrée : mélange en parties égales ; 2 gouttes après les repas à avaler avec un excipient approprié ; boire chaud en même temps.

Coliques néphrétiques

Voir Lithiase urinaire.

Coliques venteuses (aérophagie, flatulence)

Description : douleurs dues aux gaz intestinaux.

Phytothérapie :
— *Usage interne :* Anis vert (semences) + Cumin (semences) + Carvi (semences) + Aneth (semences) + Coriandre (semences) : mélange en parties égales ; 5 g par tasse en infusion ; boire chaud après les repas.

Compléments alimentaires : au dessert, employer un peu de gingembre en poudre avec, au besoin (pour le goût), un peu de sucre en poudre ou de miel ; le gingembre confit (délicieux) est d'emploi courant en dessert dans les repas extrême-orientaux.

Colite

Description : inflammation du côlon.
Carences éventuelles : magnésium, vitamine PP.

Phytothérapie :
— *Usage interne :* Consoude (racine) + Millepertuis (plante) + Verge d'or (plante) + Mauve (fleurs) + Rose trémière (fleurs) + Saule blanc (écorce) + Guimauve (feuilles) : mélange en parties égales ; 5 g par tasse en décoction ; boire par petites quantités à la fois, réparties au cours de la journée.
— *Ou séparément :* prendre au coucher 1 petite cuillerée à café de Guimauve (racine) en poudre dans un peu d'eau ; on peut prendre également un peu de charbon végétal.

Compléments alimentaires : concombre, courge, pomme reinette mûre.

Recommandation : l'alimentation doit être exempte d'épices fortes et d'ail, selon la digestibilité personnelle.

Comédons (points noirs, tannes)

Description : accumulation de substances grasses dans les glandes sébacées ; se manifestent surtout sur les peaux grasses et sont le reflet d'un intestin encrassé ou atone.

Phytothérapie :
— *Usage interne :* voir les plantes dépuratives et celles concernant la décongestion du foie et de l'intestin.
— *Usage externe :* Plantain (feuilles) + Bardane (racine) : en lotion avec ces plantes en décoction.

Compléments alimentaires : manger beaucoup de légumes crus, en salades + germe de blé cru, levure alimentaire. Diminuer les sucres et sucreries, les viandes grasses, les fritures.

Recommandations : même traitement que pour les peaux grasses ; ne pas triturer la peau ; laver le visage sans le « décaper » ; éviter le savon ; employer un « lavant » acide dérivant d'une huile végétale.

Compère-loriot

Voir Orgelet.

Condylome

Voir Verrues.

Congestion active du foie

Phytothérapie :
— *Usage interne :* Buchu (feuilles) : 5 g par tasse en décoction ; boire à jeun le matin et avant les 2 repas.

Congestion cérébrale (apoplexie)

Description : congestion du cerveau avec suspension brusque plus ou moins complète de toutes les fonctions du cerveau ; perte de connaissance et de mouvement, mais persistance de la circulation et de la respiration.

Phytothérapie :
— *Usage interne :* Arbousier (racine) : 5 g par tasse en décoction 2 fois par jour.
— *Ou bien :* Millefeuille (plante) + Alchémille (plante) + Prêle (plante) + Impératoire (racine) + Aubépine (fleurs) : mélange en parties égales ; 5 g par tasse en décoction ; 3 à 4 tasses entre les repas.
— *Usage externe :* Foin (fleurs) : 1 grosse poignée ; décoction en bain de siège + Moutarde (farine) en bain de pieds dans eau tiède.

Congestion pulmonaire

Description : excès de sang dans les vaisseaux des poumons.

Phytothérapie :
— *Usage interne :* Bourrache (fleurs) + Impératoire (racine) + Eucalyptus (feuilles) + Millepertuis (plante) : mélange en parties égales ; 5 g par tasse en décoction légère ; boire entre les repas, plusieurs fois par jour.
— *Usage externe :* Eucalyptus (feuilles) en décoction légère ; lavements le soir.

Aromathérapie :
— *Usage externe :* essences de Lavande + Romarin : quelques gouttes en onction sur la poitrine.

Conjonctivite (ophtalmie)

Description : inflammation de la conjonctive (bord des paupières).

Phytothérapie :
— *Usage externe :* Sureau (fleurs) + Camomille (fleurs) + Romarin (fleurs) + Bleuet (fleurs) + Plantain (feuilles) + Thé + Euphraise (plante) : en infusion ; lotion ou compresses.

Recommandation : surveillance médicale souvent indispensable.

Consomption

Description : amaigrissement et perte de forces, causés par de graves maladies. Voir Asthénie.

Constipation (par insuffisance de sécrétions)

Description : selles insuffisantes, irrégulières ou absentes ; la constipation n'est pas une maladie mais un dérèglement ; sauf cas pathologique, un traitement bien conduit doit la faire disparaître.

Phytothérapie :
— *Usage interne :* Mauve (feuilles) + Guimauve (feuilles) + Globulaire (feuilles) + Eupatoire (feuilles) + Bourdaine (écorce) :

mélange en parties égales ; 5 g par tasse en décoction prolongée :
1 tasse au coucher.
Casse ou canéfier : déguster à la veillée 10 à 30 g de pulpe.
— *Usage externe :* Mauve (feuilles) + Guimauve (racine) + Psyllium (semences) : en décoction ; faire quelques lavements en début de traitement.

Aromathérapie : aucune activité des essences.

Compléments alimentaires : cresson, ortie dans la soupe, son de blé, pain bis ou complet, épinard, pissenlit, purée d'amandes, pruneau, datte, jujube, figue ; ou jus de cresson, d'ortie, d'épinard.

Recommandations : la constipation est un mauvais fonctionnement intestinal dû au comportement de l'individu dans une société absurde (inactivité, état nerveux, alimentation désordonnée, drogues et remèdes toxiques, tranquillisants, somnifères...). Sauf pour les cas très exceptionnels et peu nombreux, la constipation ne résiste pas à un traitement très doux et bien conduit avec, en particulier, les corrections alimentaires et des plantes douces mais actives largement suffisantes ; c'est pourquoi nous ne donnons, ici, aucune indication d'emploi des plantes purgatives (appelées drastiques) toujours irritantes, violentes, agressives comme l'aloès, l'huile de ricin, la rhubarbe, ou le séné (en latin *cassia* ou *cassiae*) ; cette dernière plante figure malheureusement trop souvent et à dose énorme, comme solution de facilité, dans de nombreuses préparations commerciales où le visa ne prévient pas des dangers. Bannir l'huile de paraffine ou ses spécialités, sauf cas exceptionnel (crises hémorroïdaires et momentanément) ; cette huile d'origine fossile, en tapissant les parois intestinales, facilite le glissement du « bol digestif » mais empêche l'intestin de prélever pour le sang, les éléments nécessaires ; elle empêche aussi l'assimilation de la vitamine K, d'où carence et déséquilibre concernant la bonne coagulation du sang.

Laxatif doux et sûr
— *Usage interne :* Bourdaine (écorce ; vieille de 2 à 3 ans ; 5 parties) + Mauve (feuilles) ou « fromageons » (1 partie) + Globulaire (feuilles ; 1 partie) + Guimauve (feuilles ; 1 partie) + Mercuriale (plante ; 1 partie) : 3 à 5 g du mélange par tasse en décoction ; 1 tasse au coucher (doser et user selon besoin). Il y a souvent intérêt à préparer cette décoction une demi-journée à l'avance.

Constipation (par insuffisance de mouvements péristaltiques)

Causes fréquentes : sédentarité, alimentation trop riche en hydrate de carbone et pauvre en cellulose ; abus des somnifères, calmants, tranquillisants...

Phytothérapie :
— *Usage interne :* Psyllium noir (semences) : 1 cuillerée à café de graines à absorber midi et soir mélangées juste au moment de la prise d'un aliment liquide (soupe, fromage blanc, yaourt) ou dans un peu de boisson.
— *Ou bien :* Ispaghul (semences) : mode d'emploi identique à celui indiqué ci-dessus.

Aromathérapie : aucune activité.
Compléments alimentaires : bette, épinard, courge, poireau, haricot vert, agar-agar en gelée ou entremets, pruneau, figue, jujube.
Recommandations : les graines de psyllium sont infiniment plus actives et préférables que la graine de lin ; bien respecter la façon indiquée de les absorber *dans un liquide*. L'emploi du Psyllium peut se jumeler avec celui de la tisane précédente.

Contusions

Description : lésion par choc avec ou sans déchirure des tissus et épanchement interne du sang.

Phytothérapie :
— *Usage interne :* Pervenche + Hysope : mélange en parties égales ; 5 g par tasse en décoction ; plusieurs tasses par jour.
— *Usage externe :* Primevère (plante) + Hysope (plante) + Aunée (racine) + Millepertuis (plante) + Sceau-de-salomon (racine) + Souci (fleurs) + Pâquerette (fleurs) : mélange en parties égales ; en décoction ; compresses locales.
— *Ou séparément :* Arnica (fleur) + Tamier (tamus ; racine) : s'il n'y a plus de plaie ouverte ; ou un emplâtre d'Encens en poudre ou d'argile.

Aromathérapie :
— *Usage externe :* essences de Cannelle + Sauge + Lavande +

Cyprès + Eucalyptus + Hysope : mélange en parties égales ; en mélange par moitié avec de l'huile d'Amandes douces ; en application locale.

Convalescence (anémie)

Description : état de faiblesse après maladie ou accident.

Phytothérapie :
— *Usage interne :* Sarriette (feuilles) et Balsamite (menthe coq ; fleurs) : l'une et l'autre séparément et alternées ; 3 à 4 g par tasse en infusion ; à boire chaud en dehors des repas.
— *Séparément :* Sauge (feuilles ; en vin) : 80 g de plante en macération dans un litre de vin, sucré ou non : à prendre en fin de repas.

Compléments alimentaires : *millet,* orge, avoine, sarrasin, carotte (surtout jus), Fenugrec, betterave rouge, abricot sec, raisin frais et sec, figue, datte, légumes crus divers, en salade et jus.

Convulsions des enfants

Description : état nerveux à surveiller ; causes fréquentes : les vers intestinaux (voir leur traitement).

Phytothérapie :
— *Usage interne :* Ballote noire (plante) + Chardon béni (plante) + Millefeuille (plante) + Pensée sauvage (plante) : mélange en parties égales ; 2 à 3 g par tasse en décoction ; 2 à 3 fois par jour ; on peut aromatiser avec un peu de réglisse.
— *Usage externe :* Mélisse (plante) + Tilleul (fleurs) + Oranger (feuilles) : décoction à employer en bains.

Coqueluche

Description : toux quinteuse ressemblant au chant du coq.

Phytothérapie :
— *Usage interne :* Gui (feuilles) + Lavande (fleurs) + Pêcher (fleurs) + Serpolet (plante) + Thym (plante) + Marrube (plante) + Cyprès (noix) : mélange en parties égales ; 5 g par tasse en décoction légère ; boire entre les repas plusieurs tasses par jour.

Aromathérapie :
— *Usage interne :* essences de Basilic + Cyprès + Lavande + Serpolet : mélange en parties égales ; 1 goutte à la fois ; 3 ou 4 fois par jour à absorber dans un excipient approprié.
— *Usage externe :* Cyprès (essence) à respirer.

Recommandations : les doses indiquées sont valables pour les adultes, mais doivent être diminuées en fonction de l'âge s'il s'agit d'un enfant (par exemple : 1 goutte 2 fois par jour dans du lait tiède) ; le médecin doit absolument consulter un enfant en bas âge.

Coronarite

Description : artérite ou lésion artérielle parfois inflammatoire des artères du cœur (ou coronaires) pouvant déboucher sur l'angine de poitrine.

Compléments alimentaires : algues laminaires (en poudre ; 3 à 5 g par jour) ; persil, oignon, ail (peu), chou, ciboulette, aubergine, salsifis (jus frais).
Recommandation : surtout bien veiller au bon fonctionnement du foie et de l'intestin.

Coryza (rhume de cerveau)

Description : inflammation de la muqueuse des fosses nasales.

Phytothérapie :
— *Usage interne :* Euphraise (plante) + Aigremoine (plante) + Fumeterre (plante) : mélange en parties égales ; 5 g par tasse en décoction ; 3 tasses par jour.

Aromathérapie :
— *Usage interne :* Niaouli + Basilic + Myrte : mélange en par-

ties égales ; 1 goutte 3 fois par jour à absorber dans un excipient approprié.

— *Usage externe :* essences de Lavande + Eucalyptus : à mélanger dans de l'eau très chaude et salée ; en bains de pieds, le soir (agiter en permanence).

— *Autre :* faire des inhalations de vapeurs très chaudes de tisane de racine d'*Aunée sucrée au miel*. Faire trois inhalations dans les 24 heures. On peut employer avantageusement le très bon ancien appareil Lucas-Championnière. Plus simplement, mais en moins efficace, le cône de papier placé sur un bol. Durée par inhalation : une demi-heure. Rester au chaud.

Couperose et rosacée

Description : congestion vasculaire et dilatation des petits vaisseaux de la face, et lésions quelquefois acnéiques.
Carences éventuelles : manganèse, cobalt.

Phytothérapie :

— *Usage interne :* Vigne rouge (feuilles) + Prêle (plante) + Cyprès (noix) + Bardane (racine) : mélange en parties égales ; 5 g par tasse en décoction ; plusieurs tasses par jour.

— *Usage externe :* Plantain + Prêle + Hysope + Marronnier d'Inde (écorce) : mélange en parties égales en décoction ; lotions.

Compléments alimentaires : corriger les excès de sucre, sel, graisses, charcuterie ; manger persil, cresson, cerfeuil, pignon de pin, mollusques.

Coup de sang

Voir Apoplexie.

Coup de soleil

Description : ici, dans le sens de « brûlures » par insolation.

Phytothérapie :
— *Usage externe :* Millepertuis (huile) + Consoude (huile) + Camomille (huile) + Lys (huile) : proportions indifférentes ; pour onctions : diluer si l'on veut ces huiles dans de l'huile d'amandes douces.

Aromathérapie :
— *Usage externe :* essences de Lavande + Niaouli + Sauge + Romarin : mélange en parties égales ; en mélange à 5 % dans l'huile de Millepertuis et de Consoude.

Coupures

Voir Blessures.

Courbatures fébriles

Voir Grippe.

Courbatures musculaires

Description : fatigue de certains muscles.

Phytothérapie :
— *Usage interne :* Genièvre (baies) + Bourrache (fleurs) + Chiendent (racines) : mélange en parties égales ; 5 g par tasse en décoction ; plusieurs tasses par jour.
— *Usage externe :* huiles de Laurier (1 partie) + Millepertuis (2 parties) + Camomille (2 parties) + Bourgeons de Peuplier (2 parties) enrichies d'essences (Wintergreen, Pin, Lavande, Mélisse) : en massages.

Aromathérapie :
— *Usage externe :* essences de Cannelle (2 parties) + Poivre (1 partie) + Serpolet (2 parties) + Romarin (2 parties) : 5 g du mélange pour 100 g du mélange d'huiles ci-dessus citées.

Crachements de sang (hémoptysie, hématémèse)

Description : causes diverses ; certaines ulcérations, certains cancers ; blessures, tuberculose, pneumonie, phtysie.

Phytothérapie :
— *Usage interne :* Aigremoine (plante) + Prêle (plante) : mélange en parties égales ; 5 g par tasse en décoction ; plusieurs tasses par jour. On peut ajouter : Chardon-Marie, Cyprès, Pervenche.

Crampes des membres en général

Description : contractions musculaires ou « spasmes », troubles de la circulation.
Carences éventuelles : manganèse, cobalt, calcium, magnésium.

Phytothérapie :
— *Usage interne :* Mélilot (plante) + Millefeuille (plante) + Sauge (plante) + Gui (plante) + Ansérine (plante) + Valériane (racine) : mélange en parties égales ; 5 g par tasse en infusion ; plusieurs tasses entre les repas.
— *Usage externe :* huiles de Valériane + Camomille + Laurier + Marjolaine : alternativement ou en mélange ; massages.

Aromathérapie :
— *Usage externe :* essences de Marjolaine + Camphre : 5 g pour 100 g dans le mélange d'huiles ci-dessus citées.

Compléments alimentaires : quelques feuilles de luzerne ajoutées aux salades ; algues alimentaires, cresson, persil, cerfeuil, pignon de pin, mollusques, crustacés.

Crampes d'estomac (gastralgie)

Phytothérapie :
— *Usage interne :* Camomille (fleurs) + Millefleurs (plante) + Condurango (racine) + Valériane (racine) + Angélique (semences) + Ansérine (plante) + Sauge (plante) : mélange en parties égales ; en

infusion prolongée ; 1 tasse avant les repas ; 1 à 2 fois dans la journée, au besoin.

Complément alimentaire : Millepertuis (huile) : quelques gouttes avec les aliments.

Crevasses, gerçures

Carences éventuelles : vitamines en général.

Phytothérapie :
— *Usage interne :* Ményanthe (plante) + Cresson (plante) + Luzerne (plante) : mélange en parties égales ; 50 g en macération dans un vin rouge à 14° ; 1/2 verre avant les 2 repas. Peut se prendre en poudre : 3 g par repas.
— *Usage externe :* pomme de terre (râpée crue) + Olive (huile) : en cataplasmes.

Aromathérapie :
— *Usage externe :* essence de Lavande (qualité 50/55 % d'éther) à 10 % dans huile végétale.

Compléments alimentaires : oignon cru et cuit, persil, luzerne, chou.

Croissance (pour faciliter)

Phytothérapie :
— *Usage interne :* Germandrée (plante) + Ményanthe (plante) + Prêle (plante) + Gentiane (racine) + Consoude (racine) + Quinquina (écorce) + Noyer (feuilles) + Houblon (cônes) + Ortie (feuilles) : mélange en parties égales ; 5 g par tasse en décoction ; 2 à 3 tasses par jour.
— *Ou bien :* 3 g du mélange en poudre aux 2 repas, avec aliment liquide.

Compléments alimentaires : huile de foie de morue ; algues diverses dont les laminaires (3 à 5 g par jour en complément) ; algues chinoises, japonaises, bretonnes, mais éviter soigneusement le *Fucus vesiculosus*.

Croûte de lait (gourme, impétigo)

Description : dermatose eczémateuse du visage surtout chez les enfants. Prendre conseil médical pour les très jeunes enfants.

Phytothérapie :
— *Usage interne :* Bardane (racine) + Orme (écorce) + Romarin (feuilles) + Pensée sauvage (plante) + Fumeterre (plante) : mélange en parties égales ; 5 g par tasse en décoction ; 2 à 3 tasses par jour par cure de 3 semaines, à renouveler.
— *Usage externe :* décoction de Noyer (feuilles) : lotions.

Cystite

Description : inflammation de la vessie ; émission cuisante, douloureuse. Cause fréquente : abus de remèdes chimiques et souvent consécutive à la colibacillose : colibacille et au proteus (bactéries).
Carences éventuelles : cuivre, argent, or, lithium, phosphore.

Phytothérapie :
— *Usage interne :* Persil (racine) + Bruyère (fleurs) + Pyrole (feuilles) + Busserole (feuilles) + Maïs (barbe) + Chiendent (racine) + Cerises (queues) + Myrtilles (feuilles) : dans ce mélange, la Busserole et la Bruyère doivent largement prédominer ; pour les autres plantes, parties égales ; 50 g par litre d'eau en décoction ; boire à volonté.

Aromathérapie :
— *Usage interne :* essences d'Eucalyptus + Cajeput + Lavande + Santal + Géranium + Niaouli + Cyprès + Myrte : mélange en parties égales ; 1 goutte 3 fois par jour à absorber dans un excipient approprié.

Compléments alimentaires : persil, cerfeuil, pignon de pin, mollusques, blé entier, figue, luzerne (feuilles), lentille, pomme, datte ; jus de citron et raisin.

Danse de Saint-Guy

Voir Chorée.

Dartres

Description : forme d'eczéma du visage ; affection cutanée caractérisée par une fine desquamation non inflammatoire.

Phytothérapie :
— *Usage interne :* Aunée (racine) + Bardane (racine) + Cardère (racine) + Orme (écorce) + Bouleau (écorce) + Patience (racine) + Centaurée (plante) + Noyer (feuilles) : mélange en parties égales ; 5 g par tasse en décoction ; 1 tasse avant les 2 repas.
— *Usage externe :* Sédum (jus dilué) en lotions.
— *Séparément :* Scrofulaire nodosa + Scrofulaire aquatique + Carline acaule : en extrait aqueux pharmaceutique ou en décoction aqueuse ; applications après la toilette. Oseille fraîche (décoction en compresses sur les dartres enflammées).

Aromathérapie :
— *Usage interne :* essences de Citron + Géranium : mélange en parties égales ; 2 gouttes 3 fois par jour à absorber dans un excipient approprié.

Compléments alimentaires : aubergine, pomme de terre (jamais en friture), jus frais de carotte (1/2 verre par jour).

Débilité

Voir Atonie.

Décalcification, déminéralisation

Carences éventuelles : insuffisance de minéraux parmi les plus importants : lithium, or, argent, cuivre, *phosphore, calcium,* silicium, *magnésium ;* insuffisance de vitamines A et D.

Phytothérapie :
— *Usage interne :* Prêle (plante) + Luzerne (feuilles) : mélange en parties égales ; absorber en poudre de préférence (3 g par repas).
— *Séparément :* courge (graines décortiquées) : 5 à 10 graines par jour à mastiquer soigneusement.
— *Séparément :* algues laminaires en poudre ; 3 à 4 g par jour à absorber avec les aliments.

Compléments alimentaires : abondance de légumes variés dont une bonne partie sous forme crue ; persil, cerfeuil, cresson, pollen, luzerne, morue en farine, gruyère ; **germe de blé** : au repas de midi en même temps que les graines de courge. Les carences doivent être comblées par des apports alimentaires appropriés : légumes crus de préférence et céréales diverses ; coquille d'huître en poudre (2 g par jour). Les apports minéraux et chimiques passent dans l'organisme, mais restent sans action. Ils ne peuvent être fixés, leur origine n'étant pas biologique.

Démangeaisons

Description : besoin de se gratter la peau. Causes diverses : sang, intoxication, eczéma, pityriasis, prurit, psoriasis.

Phytothérapie :
— *Usage interne :* Bardane (racine) + Pensée sauvage (plante) + Saponaire (feuilles) + Pissenlit (racine) + Douce-amère (tige) + Patience (racine) : mélange en parties égales ; 5 g par tasse en décoction ; 3 fois par jour.

— *Usage externe :* Aunée (racine) + Bardane (racine) + Consoude (racine) : mélange en parties égales ; compresses avec décoction à 30 g par litre.

Recommandation : il est utile de se reporter à chacune des maladies qui les provoquent pour étudier les véritables causes et agir ainsi efficacement.

Dents de bébé

Description : pour adoucir les gencives et favoriser la venue des dents.

Phytothérapie :
— *Usage externe :* masser les gencives avec de la gelée de Carragahen (1) (algue) ; donner à sucer une racine de Guimauve ; il faut l'ébouillanter au début (quelques secondes) ; d'autre part, il est nécessaire de l'attacher avec une petite ficelle, pour ne pas la laisser traîner par terre quand l'enfant la laisse échapper de sa bouche.

Dentition (troubles de la)

Voir aussi Déminéralisation.
Carences éventuelles : calcium, fluor (biologique et non chimique).

Phytothérapie :
— *Usage interne :* Prêle (les sources alimentaires du fluor sont cresson, lait, fromage de chèvre, betterave, épinard, choucroute crue, choux rouge et blanc, jaune d'œuf, avoine, ail, radis, thé).

— *Usage externe :* poudres de Sauge, Menthe, Ronce, Saponaire, Prêle, Carragahen (algue) : à employer de préférence comme dentifrice pour assainir les gencives et nettoyer les dents.

Compléments alimentaires : germe de blé, huile de germe de blé,

---

1. Carragahen, ou Carragheen, ou Carrageen, ou Carragaeen : *Fucus crispus* ou Mousse d'Irlande.

graines de courge (10/15 graines par jour), lait, laitages, aliments riches en silice, calcium, fluor.

Recommandations : l'organisme ne peut assimiler et utiliser avec profit que des minéraux apportés par les végétaux ; c'est dans ces derniers que l'on doit rechercher, en particulier, le calcium et le fluor.

Mise en garde : tout le fluor présenté en remèdes chimiques ou introduit dans les eaux de boisson, quel que soit son dosage, est un danger pour la santé, car il « ronge » les os, et anéantit leur solidité (se reporter aux informations scientifiques sur les ravages subis par les élevages en Maurienne).

Dépérissement

Carences éventuelles : à rechercher selon les cas.

Phytothérapie :
— *Usage interne :* Noyer (feuilles) + Houblon (cône) : mélange en parties égales ; absorber 2 à 3 g (en poudre de préférence) pendant les repas de midi et soir.

Complément alimentaire (indispensable) : traitement diététique bien équilibré mais ni sectaire, ni fantaisiste.

Dépression nerveuse

Voir parfois Spasmophilie.

Description : fléchissement de la volonté pour l'effort, physique et psychique.

Carences éventuelles : cuivre, argent, or, lithium, phosphore, magnésium.

Phytothérapie :
— *Usage interne :* Ballote (plante) + Agripaume (plante) + Lotier (plante) + Valériane (racine) + Basilic (plante) : mélange en parties égales ; 5 g par tasse en infusion ; 2 tasses par jour dont 1 au coucher.

LEXIQUE THÉRAPEUTIQUE

— *Séparément :* Centaurée (plante) + Quinquina (écorce) + Kola (noix) + Germandrée (plante) + Impératoire (racine) + Sauge (feuilles) : mélange en parties égales ; 50 g en macération dans 1 litre de vin rouge ; 1/2 verre avant les repas.

— *Usage externe :* Chêne (écorce) + Romarin (feuilles) + Ményanthe (plante) : mélange en parties égales ; décoction concentrée en compresses au niveau de la thyroïde.

Aromathérapie :
— *Usage interne :* essences de Lavande (50/55 % d'esters) + Thym + Serpolet + Sarriette + Menthe coq : mélange en parties égales ; 1 goutte 3 fois par jour dans un excipient approprié.

Compléments alimentaires : cresson, persil, cerfeuil, germes de céréales frais, mollusques, crustacés, blé entier, millet, luzerne (feuilles), datte, raisin sec, lentille, fenugrec, noisette, amande, abricot, algues laminaires.

Dermatose chronique

Voir aussi Peau.
Description : manifestation éruptive, non infectieuse, pouvant signaler un organisme plus ou moins surchargé de toxines diverses.

Phytothérapie :
— *Usage interne :* Saponaire (feuilles) + Noyer (feuilles) + Fumeterre (plante) + Orme (écorce) + Sassafras (écorce) + Salsepareille (racines) : mélange en parties égales ; 5 g par tasse en décoction ; 2 à 3 tasses par jour.
— *Usage externe :* Orme (écorce) en décoction pour lotions et compresses après la toilette.

Aromathérapie :
— *Usage interne :* essences de Cajeput + Serpolet + Géranium : mélange en parties égales ; 1 goutte 3 fois par jour avec un excipient approprié.

Déséquilibre glandulaire

Phytothérapie :
— *Usage interne :* Lichen d'Islande (plante) + Cyprès (noix) + Sauge (plante) : mélange en parties égales ; 5 g par tasse en décoction ; 1 tasse avant les 2 repas.
— *Séparément :* Laminaria flexicaulis (algue) : prendre en poudre 2 à 3 g aux 2 repas.
Compléments alimentaires : oignon, ail.

Désinfection

Description : pour assainir en période d'épidémie un local, une chambre de malade.

Phytothérapie :
— *Usage externe :* chauffer fortement, ou faire bouillir et évaporer les plantes : Eucalyptus (feuilles) + Genièvre (baies) + Laurier d'Apollon (feuilles).

Aromathérapie :
— *Usage externe :* vinaigre de 4 voleurs (en pharmacie).
— *Ou bien :* essences de Pin + Thym + Menthe + Lavande + Cannelle + Girofle + Romarin : mélange en parties égales ; mélange remarquable pour purifier l'atmosphère des germes microbiens ; faire évaporer ou pulvériser dans les locaux.

Diabète

Il existe diverses formes de diabète : diagnostic médical indispensable. En général, Polyurie.
Description : augmentation de la faim et de la soif, exagération de la quantité d'urine ; présence de sucre dans l'urine et dans le sang.
Carences éventuelles : vient d'une déficience pancréatique par suite d'auto-intoxication permanente ; résulte souvent de mauvais régimes alimentaires (excès de viande, charcuterie, sucre ou sucreries) ; carences en nickel, manganèse, cuivre, vitamine B_{12}. Parfois héréditaire.

Phytothérapie :
— *Usage interne :* Eucalyptus (feuilles) + Noyer (feuilles) + Airelle (feuilles) + Pervenche (feuilles) + Fenugrec (semences) + Géranium Robert (plante) + Renouée (plante) + Galega (plante) + germe d'Orge + Bardane (racine) + Ortie piquante (feuilles) : mélange en parties égales ; 30 à 40 g de plantes par litre d'eau ; en décoction ; boire dans la journée à volonté.
— *Séparément :* Renouée des oiseaux (décoction) calme la soif.

Tisane pour le diabète : Galega (plante) + Frêne (feuilles) + Prêle (plante) + Pariétaire (plante) + Valériane (racine) + Géranium Robert (plante) : mélange en parties égales ; 2 cuillères à soupe pour 1 l d'eau ; boire à volonté, chaud ou froid.

Compléments alimentaires : boire des jus de légumes crus, frais, de chicorée, endive, fenouil, radis, épinard, chou, cresson, topinambour, concombre (minimum 1 verre en plusieurs fois dans la journée).

Légumes particulièrement intéressants : oignon, aubergine, chou, céleri-rave, concombre, pomme de terre, salsifis, cresson, persil, maïs (grains), chicorée, radis. On peut ajouter fréquemment des mollusques et dans les soupes, des flocons d'avoine.

Recommandations : une partie des plantes et légumes cités contiennent des principes actifs dont l'action s'est révélé comparable à celle de l'insuline ; les plantes bien employées permettent d'éviter, de retarder ou de diminuer l'emploi de l'insuline (décision qui dépend uniquement du médecin). Les huiles essentielles sont sans action.

Le Géranium Robert ne donne pas d'essence. L'essence commercialisée vient du Pélargonium, ou Géranium rosat, sans action sur le diabète.

Diarrhée ou dysenterie

Description : selles liquides et fréquentes.
Carence éventuelle : potassium.

Phytothérapie :
— *Usage interne :* Airelles (baies sèches) à manger au dessert (1 cuillère à café).

Séparément : Airelles (feuilles) + Renouée (plante) + Consoude (racine) + Salicaire (plante) + Fraisier (racine) + Bistorte (racine) + Tormentille (racine) : mélange en parties égales ; 5 g par tasse en décoction ; boire à volonté par petites quantités à la fois réparties le long de la journée, entre les repas.

Ou bien : Airelle (baies sèches ; 25 g) + Coing (pépins ; 10 g) + Menthe (sommités ; 5 g) + Mélisse (feuilles ; 5 g) + Primevère (10 g) : 1 poignée dans 1 l d'eau à faire bouillir 1/4 d'heure ; 4 tasses par jour.

Aromathérapie :
— *Usage interne :* essences de Thym + Cajeput + Serpolet + Citron : mélange en parties égales ; 1 goutte 3 fois par jour à absorber dans un excipient approprié.

Compléments alimentaires : nèfle, corme, coing, riz, eau de riz, pomme crue râpée, purée de carottes râpées (cuites) : plusieurs fois dans la journée.

Séparément : sel marin (2 g) + sucre (10 g) dans un verre d'eau, à boire après chaque selle pour compenser les déshydratations sur le moment.

Recommandation : les jus de fruits frais (airelle ou autres) ne sont pas très indiqués.

Diarrhée infectieuse

Penser à Choléra et Toxicose.
Carences éventuelles : vitamine A.

Phytothérapie : *(usage interne)* les mêmes que pour la diarrhée.

Aromathérapie :
— *Usage interne :* essences de Citron + Eucalyptus + Menthe + Romarin + Sarriette : mélange en parties égales ; 1 goutte 3 à 4 fois par jour dans un excipient approprié.

Complément alimentaire : pulpe de carotte cuite (en abondance).

Recommandation : surveillance médicale **indispensable**.

Diarrhée des tuberculeux

Phytothérapie :
— *Usage interne :* les mêmes que pour la diarrhée *complétées par :* Sauge (plante) + Orties (feuilles) + Prêle (plante) : mélange en parties égales.

Aromathérapie :
— *Usage interne :* essence d'Origan : 1 goutte 3 fois par jour avec un excipient approprié.

Diarrhée verte des bébés

Voir Toxicose.

Digestion (troubles de la)

Digestion lente : voir Dyspepsie.
Digestion douloureuse : voir Gastralgie.
Tisane pour bien digérer :
— *Usage interne :* Sauge officinale (feuilles) + Thym (plante) + Romarin (feuilles) + Hysope (plante) + Menthe poivrée (feuilles) + Basilic (plante) : mélange en parties égales ; 5 g pour 1 tasse d'eau en infusion ; boire chaud après les repas.

Douleurs

Description : pour désigner les souffrances localisées causées par : rhumatismes, goutte, névralgies, spasmes, coliques ; se reporter aux diverses affections : estomac, intestin, lombes, muscles.

Phytothérapie :
— *Usage externe* (douleurs musculaires) : Chêne (écorce) + Bouleau (écorce) + Chardon béni (fleurs) + Genièvre (baies) + Reine-des-prés (plante) : décoction ; compresses chaudes.

— *Ou bien :* argile (cataplasmes).
— *Ou bien :* onctions d'huile au Millepertuis, Lilas, Camomille.

Dos (mal de)

Description : il peut siéger à divers niveaux (épaules, milieu du dos, hanches) et met en cause les divers groupes de vertèbres (cervicales, dorsales, lombaires, sacrées) ; les raisons en sont souvent la fatigue imposée à ces vertèbres : traumatismes, chute, affaissement, décalcification (voir ce mot).
Carences éventuelles : manque de calcium.

Phytothérapie :
— *Usage interne :* Frêne (feuilles) + Bouleau (feuilles) + Reine-des-prés (plante) + Saule (écorce) : mélange en parties égales ; 30 g par litre d'eau en décoction légère ; boire comme boisson chaque jour (moment indifférent).
— *Usage externe :* Chardon béni : 200 g en décoction à mettre dans un bain chaud.

Aromathérapie :
— *Usage externe :* essences de Wintergreen (1/2) + Camphre (1/2) : 5 g à ajouter dans 100 g d'huile de Camomille ; onctions, massages locaux aux endroits douloureux.

Recommandations : massages et gymnastique sont souvent nécessaires ; les mouvements à faire doivent être recommandés par des ostéopathes qualifiés ; certains de ces maux sont justiciables, avec grand succès, du traitement « Mézière » appliqué par des kinésithérapeutes spécialisés, et parfois de l'osthéopathie ou de la chiropractie.

Dysenterie

Voir Diarrhée.

Dysidrose (ou dyshidrose)

Description : vésicules brûlantes entre les doigts des mains et des pieds.

Phytothérapie :
— *Usage interne :* Romarin (plante) + Combretum (plante) + Bourrache (fleurs) + Chiendent (racine) : mélange en parties égales ; 5 g par tasse, en décoction ; 3 fois par jour avant les repas.

Aromathérapie :
— *Usage externe :* essences de Cyprès + Sauge + Lavande + Pin solling : mélange en parties égales ; 10 g du mélange pour 100 g d'huile hydrosoluble de glandes de canards ; en massage.

Dysménorrhée

Description : règles difficiles, douloureuses, irrégulières.

Phytothérapie :
— *Usage interne :* Séneçon (plante) + Armoise (plante) + Sauge (plante) + Marrube blanc (plante) + Souci (fleurs) + Matricaire (fleurs) : mélange en parties égales ; 5 g par tasse en décoction ; 2 à 3 tasses par jour pendant la semaine qui précède la date des règles.
— *Usage externe :* Armoise (feuilles et fleurs) en décoction ; cataplasmes sur le bas du ventre.

Aromathérapie :
— *Usage interne :* essences de Cyprès + Estragon + Menthe + Cerfeuil : mélange en parties égales ; 1 goutte 3 fois par jour avec un excipient approprié, pendant le même temps que la tisane.

Recommandation : éviter les refroidissements en début et fin de règles.

Dyspepsie

Voir aussi Ballonnements.

Description : digestion difficile, lente, causes diverses : acidité, fermentations, flatulences.

Phytothérapie :
— *Usage interne :* Pissenlit (racine) + Chicorée (racine) + Aunée (racine) + Ményanthe (plante) + Lilas (feuilles) : mélange en parties égales ; 5 g par tasse en décoction ; 1 tasse à jeun, 1 tasse avant le repas de midi.
— *Ou bien :* Sauge (plante) + Menthe (feuilles) + Mélisse (feuilles) + Camomille (fleurs) + Verveine officinale (plante) + Verveine odorante (feuilles) : mélange en parties égales ; 5 g par tasse ; infusion chaude après les repas.
— *Parfois :* prendre avant les repas une infusion de Calament.

Aromathérapie :
— *Usage interne :* essences de Carvi + Cannelle + Menthe + Thym + Romarin : mélange en parties égales ; 2 gouttes midi et soir avec un excipient approprié, après les repas, en même temps que la tisane.
— *Usage externe :* essence de Lavande (50/55) en massages sur l'estomac.

Dyspepsie hyposténique

Description : digestion difficile, trop lente.

Phytothérapie :
— *Usage interne :* Véronique (plante) + Absinthe (plante) + Millefeuille (plante) + Colombo (racine) + Germandrée (plante) + Centaurée (plante) + Gentiane (racine) : mélange en parties égales ; 5 g par tasse en décoction ; 1 tasse avant les 2 repas.
— *Séparément :* Calament (plante) + Origan (plante) + Menthe Pouliot (plante) + Romarin (feuilles) : mélange en parties égales ; 5 g par tasse en infusion ; 1 tasse après les repas.

Aromathérapie :
— *Usage interne :* essences de Carvi + Bergamote + Menthe + Romarin + Céleri : mélange en parties égales ; 1 à 2 gouttes à avaler dans un excipient approprié, après les repas ou bien au cours de la journée.

Compléments alimentaires : céleri, chou, chicorée, pissenlit, betterave rouge, pomme, fraise, cerise, ananas : *jus crus* et frais (par petite quantité à la fois).

Parfois, sur avis médical : élixir de Papaïne.

Recommandations : utiliser pain grillé et bien mastiquer.

Dyspepsie douloureuse

Phytothérapie :
— *Usage interne :* Condurango (racine) + Centaurée (plante) + Millepertuis (plante) : mélange en parties égales ; 5 g par tasse en décoction prolongée ; 1 tasse avant les 2 repas.

— *Séparément :* Menthe poivrée (feuilles) + Calament (plante) + Basilic (plante) : mélange en parties égales ; 5 g par tasse en infusion ; après les repas.

Aromathérapie :
— *Usage externe :* essence de Lavande (50/55) : massages sur l'estomac.

Complément alimentaire : pomme de terre (jus crus) : 1 cuillère à soupe 3 à 4 fois dans la journée.

Dyspnée

Description : suffocation.

Phytothérapie :
— *Usage interne :* Hysope (plante) + Ballote (plante) + Marrube blanc (plante) + Menthe (feuilles) + Mélisse (feuilles) + Basilic (plante) : mélange en parties égales ; 5 g par tasse en décoction prolongée ; plusieurs tasses entre les repas.

Aromathérapie :
— *Usage externe :* essences d'Eucalyptus + Camphre + Menthe : mélange en parties égales ; respirer légèrement.

Dystonie neurovégétative

Description : dysfonctionnement glandulaire.

Phytothérapie :
— *Usage interne :* Ballote (plante) + Agripaume (plante) + Lotier (plante) + Valériane (racine) + Pivoine (racine) + Gattilier (feuilles) + Chardon Marie (semences) + Aubépine (fleurs) : mélange en parties égales ; 5 g par tasse en infusion prolongée ; 3 tasses par jour loin des repas.

Aromathérapie :
— *Usage interne :* essences d'Estragon + Origan + Romarin + Lavande + Verveine des Indes : mélange en parties égales ; 1 goutte 3 fois par jour à avaler avec un excipient approprié.

Recommandations : culture physique « teintée » de yoga ; exercices de respiration consciente type irano-égyptien.

Dysurie (ischurie, strangurie)

Description : rétention d'urine et difficulté de la miction.

Phytothérapie :
— *Usage interne :* Pariétaire (plante) + Piloselle (plante) + Bruyère (fleurs) + Buchu (feuilles) : mélange en parties égales ; 5 g par tasse en décoction ; 3 à 4 tasses par jour, de préférence entre les repas. Bouillon de poireau et oignon.

Ecchymose

Voir Contusions.

Ecorchure

Voir Plaies.

Eczéma

Description : éruptions de la peau, rougeurs, démangeaisons, avec ou sans suppuration causées par des éliminations de toxines.
Carences éventuelles : manganèse, soufre.

Phytothérapie :
— *Usage interne :* Centaurée (plante) + Salsepareille (racine) + Douce-amère (tiges) + Pensée sauvage (plante) + Fumeterre (plante) + Cardère (racine) + Patience (racine) + Noyer (feuilles) + Orme (écorce) : mélange en parties égales ; 5 g par tasse en décoction prolongée ; 1 tasse à jeun, 1 tasse avant les 2 repas (diminuer si réaction).

— *Usage externe :* Guimauve (racine) + Géranium Robert (plante) : mélange en parties égales ; décoction pour compresses ou lotions ; juste pour calmer et adoucir.

Aromathérapie :
— *Usage interne :* essences de Genièvre (1 partie) + Géranium (2 parties) : 1 goutte 3 fois par jour à avaler avec un excipient approprié.

Compléments alimentaires : tous aliments dépuratifs en vue de nettoyer le sang et l'organisme : champignon de couche (cru en salades), chou, pissenlit, chicorée, navet, courge, courgette, persil, cerfeuil, cresson. Boire un verre de jus crus de légumes variés.

Recommandations : la cause toxinique de certains des eczémas est due en particulier à une surcharge de l'organisme de certaines substances alimentaires ou non, passant par les voies digestives, respiratoires ou de contact par la peau (teintures chimiques des cheveux, par exemple) ; éviter les charcuteries, graisses, fritures, les excès de sucre et sucreries. Objectif essentiel : purifier le sang.

Embarras gastrique

Description : langue pâteuse, mauvaise haleine, nausée, état fébrile.

Phytothérapie :
— *Usage interne :* Chicorée (racine) + Pissenlit (racine) + Centaurée (plante) + Mercuriale (plante) : mélange en parties égales ; 5 g par tasse en décoction ; 1 tasse à jeun et 1 au coucher.

Aromathérapie :
— *Usage interne :* essences de Menthe + Romarin : mélange en parties égales ; 2 gouttes plusieurs fois par jour à avaler sur un excipient approprié.

Recommandations : il est important de laisser se reposer l'estomac ; faire une petite diète ; éviter les aliments lourds, difficiles à digérer, diminuer la consommation de corps gras et de farineux ; veiller au bon fonctionnement de l'intestin.

Faire quelques lavements de 1 à 2 litres de décoction de racine de Guimauve.

Embolie

Description : oblitération brusque d'un vaisseau sanguin ou lymphatique par un obstacle (caillot de sang).

Phytothérapie :
— *Usage interne :* Mélilot (plante) : 5 à 10 g par tasse en infusion ; 3 à 4 fois par jour. Dans le cas de récolte personnelle, il faut être certain que le Mélilot n'a pas fermenté au séchage ; en cas d'incertitude, il vaut mieux s'approvisionner en herboristerie.

Recommandation : rester sous surveillance médicale.

Embonpoint général

Description : surcharge des tissus sans maladie caractérisée : vient parfois d'un excès de nourriture trop riche, mais souvent de l'inquiétude, d'une insatisfaction de soi, de causes psychiques.

Phytothérapie :
— *Usage interne :* Fumeterre (plante) + Douce-amère (tiges) + Noyer (feuilles) + Chiendent (racines) + Eupatoire d'Avicenne (feuilles) : mélange en parties égales ; 5 g par tasse en décoction ; 2 à 3 tasses par jour dont 1 à jeun ; par cure de 3 semaines avec intervalle d'une semaine et recommencer ; cure importante surtout pendant la période du carême.

Compléments alimentaires : réduire les aliments trop riches ; manger riche en vitamines et pauvre en calories ; attention aux corps gras, sucre et sucreries ; diminuer le sel ; boire des jus de légumes frais et crus : betterave rouge, chou blanc et rouge, épinard, pissenlit, ortie, concombre.

Recommandations : faire beaucoup de marche, des exercices respiratoires, du yoga. Voir le monde alentour plutôt que de se concentrer sur soi. Foie, intestin (constipation), reins souvent en cause : voir ces chapitres et combiner le traitement.

Emphysème pulmonaire

Description : dilatation lésionnelle exagérée et permanente des bronches.

Phytothérapie :
— *Usage interne :* Hysope (plante) + Verveine (plante) + Lierre terrestre (plante) + Lavande (fleurs) + Eucalyptus (feuilles) + Tussilage (feuilles) : mélange en parties égales ; 5 g par tasse en décoction ; 4 à 5 tasses par jour entre les repas.

Aromathérapie :
— *Usage interne :* essences de Cyprès + Thym : mélange en parties égales ; 1 goutte plusieurs fois par jour à avaler dans un excipient approprié.

Compléments alimentaires : ail, oignon.

Endocardite (cœur)

Description : inflammation de l'endocarde.

Phytothérapie :
— *Usage interne :* Maté (feuilles) + Serpolet (plante) : mélange en parties égales ; 5 g par tasse en infusion ; plusieurs tasses entre les repas.

Enflure des chevilles

Cause possible : insuffisance rénale et cardiaque.

Phytothérapie :
— *Usage interne :* Alchémille (plante) + Asperge (racine) + Sureau (fleurs) + Petit Houx (racine) + Eupatoire d'Avicenne (feuilles) : mélange en parties égales ; 5 g par tasse en décoction ; plusieurs tasses par jour entre les repas.

Recommandations : diminuer au maximum le sel ; surveiller que l'élimination rénale se fasse très bien.

Engelures

Description : siègent en général aux mains et membres inférieurs.

Carences éventuelles : vitamines A et F.

Phytothérapie :
— *Usage interne :* Prêle (plante) + Ményanthe (plante) + Ortie piquante (feuilles) + Cyprès (noix) + Luzerne (feuilles) : mélange en parties égales ; 5 g par tasse en décoction ; 1 tasse à jeun, 1 avant repas de midi. Ou bien, les plantes en poudre : 2 à 3 g à chaque repas.
— *Usage externe :* Gentiane (racine) + Aunée (racine) + Chêne (écorce) + Noyer (feuilles) + Millepertuis (plante) + Alchémille (plante) : mélange en parties égales ; en décoction pour compresses et bains locaux.

Aromathérapie :
— *Usage externe :* essences de Lavande + Citron + Oranger néroli : à mélanger avec huile de foie de morue ; en onctions.

Compléments alimentaires : oignon, huile de foie de morue, carotte.

Recommandations : bains de pieds ou de mains à 30° avec décoction de Bouillon-blanc + Céleri + Navet + Chardon béni + Aigremoine + Prêle ; application de compresses de jus de céleri et persil, ou d'oignon cru ou de persil.

Engorgement des seins

Voir Seins.

Enrouement

Voir Aphonie.

Entérite

Description : inflammation des muqueuses intestinales (intestin grêle), avec diarrhée ou constipation (suivant le cas, voir ces chapitres).

Phytothérapie :
— *Usage interne :* Fraisier (racine) + Millepertuis (plante) + Salicaire (plante) + Guimauve (racine) : mélange en parties égales ; 5 g par tasse en décoction ; 2 à 3 tasses par jour entre les repas.

Recommandation : suivre régime approprié. Riz, coings.

Entérocolite

Description : inflammation du côlon (gros intestin) ; coliques et douleurs par côté du ventre ; causes diverses.

Phytothérapie :
— *Usage interne :* Chardon béni (plante) + Millefeuille (plante) + Millepertuis (plante) + Consoude (racine) : mélange en parties égales ; 5 g par tasse en décoction ; 2 tasses par jour loin des repas.

— *Séparément :* Anis vert (poudre de semences) + Guimauve (poudre de racine) : 1 cuillère à café à absorber en la mélangeant avec un aliment liquide ou boisson ; 2 fois par jour entre les repas.

Aromathérapie :
— *Usage interne :* essences de Romarin + Lavande + Néroli + Marjolaine + Cannelle + Carvi + Thym : mélange en parties égales ; 1 goutte 2 fois par jour avec un excipient approprié.

Compléments alimentaires : persil, cerfeuil, cresson ; on peut absorber aussi un peu de charbon végétal.

Entorse ou foulure

Description : lésion traumatique d'une articulation.

Phytothérapie :
— *Usage externe :* Sceau-de-salomon (poudre de racine) + Consoude (racine) + argile : ces plantes en poudre pour emplâtre à maintenir en place.

Aromathérapie :
— *Usage externe :* essences de Romarin + Camphre + Marjo-

laine + huile de Laurier (d'expression) : mélange en parties égales dans de l'argile, eau, glycérine pour former emplâtre ; employer en couche légère ; maintenir par bande élastique.

Enurésie

Voir Pipi au lit.

Ephélides

Voir Taches de rousseur.

Epidémie (préservation)

Phytothérapie :
— *Usage interne :* Eucalyptus (feuilles) + Thym (plante) + Genièvre (baies) : mélange en parties égales ; 5 g par tasse en infusion ; boire dans la journée à volonté.
— *Usage externe :* lotion hygiénique avec vinaigre des 4 voleurs (en pharmacie), ou vinaigre aromatique (formule en fin de volume).
— *Usage externe :* Eucalyptus (feuilles) + Genièvre (baies) : à faire bouillir ; pour assainissement de l'atmosphère ou fumigations.

Aromathérapie :
— *Usage interne :* essences de Thym + Sarriette + Origan + Citron : mélange en parties égales ; 1 goutte plusieurs fois par jour, entre les repas, à avaler avec un excipient approprié.

Epilepsie

Description : crise brutale de forme convulsive souvent avec salivation écumante.

Phytothérapie :
— *Usage interne :* Gaillet (plante) + Basilic (feuilles) + Roma-

rin (feuilles) + Centaurée (plante) + Ambroisie (plante) + Absinthe (plante) + Tanaisie (plante) + Cyprès (noix) : mélange en parties égales ; 5 g en infusion par tasse avant les 3 repas.

— *Séparément :* Valériane (racine ; 1 partie) + Oranger (feuilles ; 4 parties) + Ballote (plante ; 4 parties) + Buis (feuilles ; 1 partie) : 5 g par tasse en infusion ; à boire au coucher.

Compléments alimentaires : algues laminaires : absorber chaque jour à un repas 4 à 5 g d'algues (poudre en gélules ou comprimés).

Recommandations : tout sujet à tendance épileptique a intérêt à ne pas employer d'essences végétales, à absorber et n'en utiliser que très peu en applications externes ; toutes les essences végétales deviennent vite épileptisantes.

Eréthisme cardiaque (ou cardio-vasculaire)

Description : excitation cardiaque.

Phytothérapie :
— *Usage interne :* Anis vert (semences) + Aubépine (fleurs) + Carvi (semences) + Cumin (semences) + Menthe Pouliot (plante) + Lotier (plante) : mélange en parties égales ; 5 g par tasse en infusion ; loin des repas.

Aromathérapie :
— *Usage interne :* essences de Carvi + Cumin + Angélique + Estragon : mélange en parties égales ; 1 goutte plusieurs fois par jour dans un excipient approprié.

Recommandation : faire des repas légers.

Eréthisme génital (érotomanie)

Description : excitation sexuelle.

Phytothérapie :
— *Usage interne :* Saule (écorce) : 5 g par tasse en décoction ; 2 tasses par jour dont 1 au coucher.

— *Usage externe :* Tilleul (fleurs) + Oranger (feuilles) : 1 poignée en infusion pour un bain de pieds, le soir au coucher.

Aromathérapie :
— *Usage interne :* essences de Marjolaine + Oranger (feuilles) : mélange en parties égales ; 2 à 3 gouttes par jour dont 1 au coucher, à absorber avec un excipient approprié.

Recommandations : cet état nécessite souvent un traitement accessoire recommandé : Noyer (feuilles) + Absinthe (plante) + Bistorte (racine) : mélange en parties égales ; 40 g par litre de vin rouge ; macérer à froid 3 à 4 jours ; boire 1/2 verre avant le repas de midi.

Le soir, au coucher, après le bain de pieds, faire un **massage de la plante des pieds** avec : essences de Marjolaine + Oranger petit grain : parties égales ; 5 g du mélange pour 100 g d'huile d'amande douce.

Eructation

Rots en rapport avec la Dyspepsie. Voir ce mot.

Erysipèle

Description : plaques rouges, luisantes, infectieuses, contagieuses par le staphylocoque.

Phytothérapie :
— *Usage interne :* Bardane (racine) + Aunée (racine) + Framboisier (feuilles) + Pensée sauvage (plante) : mélange en parties égales ; 5 g par tasse en décoction ; 3 à 4 tasses par jour.
— *Usage externe :* Sureau (fleurs) : en infusion pour lotions ; Laitue (feuilles fraîches) : en cataplasmes ; Hélianthe (grand soleil) (semences) : bien écrasées et employées en applications locales.

Aromathérapie :
— *Usage interne :* essences de Citron + Origan + Sarriette : mélange en parties égales ; 2 gouttes 3 fois par jour à avaler avec un excipient approprié.
— *Usage externe :* essences de Camphre + Menthe : à 5 % dans huile végétale hydrosoluble.

Erythème

Description : rougeurs de la peau, locales ou généralisées ; troubles circulatoires pouvant être veineux ou artériels ; l'érythème noueux est une affection rattachée à la tuberculose.

Phytothérapie :
— *Usage interne :* Chicorée (racine) + Céleri (racine) + Asperge (racine) + Petit Houx (racine) + Fumeterre (plante) + Millefeuille (plante) + Aigremoine (plante) + Bouleau (feuilles) : mélange en parties égales ; 5 g par tasse en décoction ; 3 à 4 tasses par jour entre les repas.

Erythème solaire : voir Coup de soleil.

Erythème fessier (des bébés)

Description : irritation locale de la peau chez les bébés.

Phytothérapie :
— *Usage externe :* Consoude (racine) + Guimauve (racine) + Millepertuis (fleurs) : mélange en parties égales ; 5 g par tasse, en décoction prolongée, en lotion et compresses après la toilette.

Escarres

Description : meurtrissures graves de la peau par suite d'un séjour prolongé au lit ou autres causes.

Phytothérapie :
— *Usage externe :* Chêne (écorce) + Quinquina (écorce) + Tormentille (racine) + Consoude (racine) : en poudre, pour saupoudrer la partie atteinte.
— *Séparément :* huile au Millepertuis enrichie de 3 % d'essence de Lavande déterpénée, en application locale.

Estomac dilaté

Phytothérapie :
— *Usage interne :* Noyer (feuilles) + Gentiane (racine) + Centaurée (plante) + Absinthe (plante) : mélange en parties égales ; 5 g par tasse en décoction ; 1 tasse avant les repas.

Compléments alimentaires : gingembre en poudre comme assaisonnement ; épices douces (cumin, angélique, romarin, muscade, fenouil) ; jus frais crus (cresson, chou, concombre).

Estomac : faiblesse

Voir Dyspepsie.

Estomacs et intestins fatigués, atones
— *Usage interne :* Aunée (racine ; 40 g) + Acore (racine ; 10 g) + Gentiane (racine ; 10 g) : l'ensemble à laisser macérer 3 à 4 jours dans 1 l de bon vin blanc ; boire 1/3 de verre (30 cc) au début du repas de midi.

Ethylisme

Voir Alcoolisme.

Etouffement d'origine nerveuse

Phytothérapie :
— *Usage interne :* Marrube (plante) + Sauge (plante) + Prêle (plante) + Aunée (racine) + Verveine officinale (plante) + Véronique (plante) : mélange en parties égales ; 5 g par tasse en décoction légère ; 2 tasses entre les repas.

Aromathérapie :
— *Usage externe :* Menthe poivrée + Eucalyptus : mélange en parties égales ; à respirer à diverses reprises pour soulager. Lavande en massage au creux de l'estomac.

Etourdissement

Voir Vertige.

Evanouissement

Voir Syncope.

Extinction de voix

Voir Aphonie.

Excitation

Voir Nervosité, Nervosisme.

Extrémités froides

Voir aussi Circulation.

Phytothérapie :
— *Usage interne :* Artichaut (feuilles) + Ortie (feuilles) + Prêle (plante) + Cyprès (noix) : mélange en parties égales ; 5 g par tasse en décoction ; 2 à 3 tasses par jour.

Faiblesse

Faiblesse générale : voir Asthénie.
Faiblesse musculaire : voir Adynamie.

Faim excessive

Voir aussi Boulimie.
Description : faim anormale hors de proportion avec les besoins.

Phytothérapie :
— *Usage interne :* Saule blanc (écorce) + Ballote (plante) + Sauge (plante) + Matricaire (fleurs) + Tilleul (fleurs) : mélange en parties égales ; 4 à 5 g par tasse en infusion ; 3 à 4 tasses par jour ; sucrer légèrement avec du miel ; boire de préférence entre les repas et avant.

Compléments alimentaires : légumes verts, laitue en abondance, crudités et salades au début des repas ; les fruits comme apéritifs.

Fatigue, fatigabilité

Phytothérapie :
— *Usage interne :* Ortie piquante (feuilles) + Romarin (feuilles) + Maté (feuilles) + Primevère (plante) + Kola (noix) : mélange en parties égales ; 5 g par tasse en infusion prolongée ; 2 à 3 tasses entre les repas.

— *Séparément* : Ginseng (poudre de racine) ; 2 g par jour au repas de midi ; absorber avec une bouchée d'aliment.

— *Usage externe* : Aunée (racine) : 200 g en décoction ; bain prolongé ; indiqué surtout dans le cas de membres fatigués.

Aromathérapie :
— *Usage interne* : essences d'Eucalyptus (1 partie) + Menthe (1 partie) : 2 gouttes ; 2 à 3 fois par jour ; à absorber dans un excipient approprié.

— *Usage externe* : essences de Poivre (1 partie) + Cannelle (2 parties) : 5 g pour 100 g d'huile végétale douce ; en frictions, onctions sur épaules, omoplates, et bas du dos.

Compléments alimentaires : levure alimentaire, noix de kola (en poudre) ; à consommer comme complément ; quantité variable selon les personnes et selon les tempéraments ; ne remplaçant pas les aliments, on doit en user de façon raisonnable et non pas d'une façon systématique et permanente ; prendre un peu de pollen.

Fébrilité

Description : froid inexplicable avec lassitude. Etat fiévreux avec vive agitation.

Carences éventuelles : vitamines du groupe B (B_2 et B_3).

Phytothérapie :
— *Usage interne* : Eucalyptus (feuilles) : 3 g en infusion le matin à jeun ; additionné de 1 g du mélange des plantes suivantes en poudre : Eucalyptus (feuilles) + Angélique (semences) + Cannelle (écorce) + Réglisse (bois) : mélange en parties égales ; boire dans la journée des diurétiques (voir Reins).

Fermentations intestinales putrides

Phytothérapie :
Usage interne : Fenouil (semences) + Anis vert (semences) + Cumin (semences) + Carvi (semences) + Livêche (racine) + Acore

LEXIQUE THÉRAPEUTIQUE 207

(racine) + Menthe (feuilles) + Basilic (plante) : mélange en parties égales ; 5 g par tasse en infusion ; après les repas.

Aromathérapie :
— *Usage interne :* essences de Carvi + Estragon + Giroflée + Cannelle : mélange en parties égales ; 1 à 2 gouttes après les repas dans un excipient approprié.

Compléments alimentaires : emploi alimentaire des épices douces (clou de girofle, marjolaine, muscade noix, gingembre, basilic).
Recommandations : éviter l'ail, l'oignon, les farineux ; absorber, si besoin est, un peu de charbon végétal.

Fibrome

Description : tumeur bénigne formée de tissus fibreux.

Phytothérapie :
— *Usage interne :* Prêle (plante) + Poivre d'eau (plante) + Absinthe (plante) + Ortie blanche (plante) + Alchémille (plante) + Bourse-à-pasteur (plante) + Berberis (racine) + Petit Houx (racine) : mélange en parties égales ; 5 g par tasse en décoction ; 3 à 4 tasses par jour ; entre les repas.
— *Alterner avec :* Cyprès (noix) + Sauge (feuilles) + Fumeterre (plante) + Millefeuille (plante) + Noyer (feuilles) + Cassis (feuilles) + Consoude (racine) + Pervenche (plante) + Pensée sauvage (plante) : mélange en parties égales : 5 g par tasse en décoction ; 3 à 4 tasses par jour.

— *Usage externe :* Noyer (feuilles) + Alchémille (plante) + Sauge (plante) + Chêne (écorce) : mélange en parties égales ; 30 g pour 1 litre en décoction ; injections ; inutile de préciser que ce traitement est en complément de celui du médecin.

Aromathérapie :
— *Usage interne :* essences d'Origan + Cyprès : mélange en parties égales ; 1 à 2 gouttes à absorber matin et soir dans un excipient approprié.

Fièvre en général, état fiévreux

Voir aussi Fébrilité.

Phytothérapie :
— *Usage interne :* Lilas (feuilles) + Buchu (feuilles) + Centaurée (plante) + Germandrée (plante) + Piloselle (plante) + Quinquina (écorce) + Saule (écorce) + Chardon béni (fleurs) + Bardane (racine) + Gentiane (racine) + Houx (feuilles) : mélange en parties égales ; 5 g par tasse en décoction ; 3 à 4 tasses dans la journée.
— *Séparément :* Grand soleil (Hélianthe) (plante) : infusion ; plusieurs fois par jour. Carline acaule (racine poudre) : 2 à 3 g à absorber entre les repas.

Aromathérapie :
— *Usage interne :* essences d'Eucalyptus + Lavande + Genièvre + Citron + Origan : mélange en parties égales ; 2 gouttes 3 fois par jour dans un excipient approprié.
— *Usage externe :* Lavande + Pin (essences pures) : mélange en parties égales ; en friction sous la plante des pieds, le soir au coucher.

Compléments alimentaires : boire des jus de chou, épinard, persil ; en abondance jus de fruits (groseille, cassis, cerise, pamplemousse, citron).

Fièvre éruptive (en général)

Phytothérapie :
— *Usage interne :* Bardane (racine) + Bourrache (fleurs) + Scabieuse (plante) + Pensée sauvage (plante) : mélange en parties égales ; 5 g du mélange par tasse en décoction légère ; 2 à 3 tasses par jour entre les repas.

Aromathérapie :
— *Usage interne :* essence d'Eucalyptus : 2 gouttes 2 fois par jour à absorber dans un excipient approprié.

Fièvre de Malt ou ondulante (mélitococcie)

Description : affection contagieuse venant de certains animaux.

Phytothérapie :
— *Usage interne* : Piloselle (plante) + Buchu (feuilles) + Quinquina (écorce) + Lilas (écorce) : mélange en parties égales ; 5 g par tasse en décoction légère ; 2 tasses par jour (moment indifférent).

Aromathérapie :
— *Usage interne* : essences de Citron + Sarriette + Genièvre : mélange en parties égales ; 1 goutte 3 à 4 fois par jour à absorber dans un excipient approprié.

Fièvre typhoïde

Phytothérapie :
— *Usage interne* : Primevère (plante) + Centaurée (plante) + Berberis (racine) + Gentiane (racine) : mélange en parties égales ; 5 g du mélange par tasse en infusion prolongée ; 2 à 3 tasses entre les repas.

Aromathérapie :
— *Usage interne* : essences de Citron + Thym + Origan + Sarriette + Genièvre : 1 goutte à la fois, 5 à 6 fois dans la journée, à absorber dans un excipient approprié.

Compléments alimentaires : ail, échalote, oignon.

Recommandation : affection grave demandant la surveillance constante du médecin.

Flatulences

Voir Météorismes, Ballonnements, Fermentations intestinales.

Fluxion dentaire

Phytothérapie :
— *Usage interne :* Guimauve (feuilles) + Eucalyptus (feuilles) + Thym (feuilles) + Fenouil (semences) + Coriandre (semences) : mélange en parties égales ; 5 g du mélange par tasse en infusion prolongée ; 3 à 4 tasses par jour loin des repas ; boire chaud.

— *Usage externe :* Camomille (fleurs) + Eucalyptus (feuilles) + Sauge (feuilles) + Guimauve (racine) + Mauve (fleurs) + Coquelicot (pétales) : mélange en parties égales ; 1 grosse cuillerée à soupe pour un bol d'eau ; en décoction prolongée ; faire des bains de bouche tièdes plusieurs fois par jour. On peut également mélanger un peu de cette décoction très concentrée à de l'argile pour obtenir une pâte que l'on maintient en application dans la bouche.

Flegme (ou phlegme)

Description : sang décomposé par influence négative, violence, colère, froid, se présentant en sérosités, glaires qui stagnent en divers endroits du corps : poumons, reins, articulations.

Phytothérapie :
— *Usage interne :* Artichaut (feuilles) + Orties (feuilles) + Globulaire (feuilles) + Pissenlit (racine) + Bourdaine (écorce) + Mercuriale (feuilles) : mélange en parties égales ; 5 g du mélange par tasse en décoction ; boire une tasse au coucher.

Foie

Voir aussi Jaunisse, Insuffisance hépatique, Cirrhose, Hépatite virale.
Description : anasarque ou hydropisie, soit accumulation de liquides.

Phytothérapie :
— *Usage interne :* Bouleau (feuilles) + Frêne (feuilles) + Epervière (feuilles) + Liseron (feuilles) + Globulaire (feuilles) + Arti-

LEXIQUE THÉRAPEUTIQUE

chaut (feuilles) + Prêle (plante) + Genêt à balais (fleurs) : mélange en parties égales ; 5 g par tasse en décoction ; boire 1 tasse le matin à jeun et 1 tasse avant le repas du soir si besoin.

Bonne tisane pour le foie : Artichaut (feuilles ; 3 parties) + Asperge (racine ; 2 parties) + Pissenlit (racine ; 2 parties) + Hysope (plante ; 1 partie) + Menthe (feuilles ; 1 partie) + Réglisse (racine ; 1 partie) + Aubépine (fleurs ; 1 partie) + Fumeterre (plante ; 6 parties) : 1 poignée pour 1/2 litre d'eau ; infusion 20 minutes ; 1 tasse le matin à jeun + 1 avant les repas.

Foie et vésicule biliaire

Phytothérapie :
— *Usage interne :* Romarin (feuilles ; 3 parties) + Boldo (feuilles ; 3 parties) + Kinkélibah (feuilles ; 3 parties) + Cascara (écorce ; 3 parties) + Pissenlit (racines ; 3 parties) + Artichaut (feuilles ; 3 parties) + Curcuma (racine ; 1 partie) : 5 g du mélange par tasse en décoction ; 1 tasse à jeun le matin (on peut aussi boire 1 tasse avant le repas de midi).

Foie : congestion passive

Phytothérapie :
— *Usage interne :* Centaurée (plante) + Marrube blanc (plante) + Artichaut (feuilles) + Chicorée (racine) + Pissenlit (racine) + Fumeterre (plante) : mélange en parties égales ; 5 g du mélange par tasse en décoction ; 1 tasse le matin à jeun et 1 tasse avant les 2 repas.

Aromathérapie :
— *Usage interne :* essences de Citron + Romarin + Thym : mélange en parties égales ; 1 goutte du mélange 3 fois par jour à absorber avec un excipient approprié.

Foie gros

Phytothérapie :
— *Usage interne :* Eucalyptus (feuilles) + Quinquina (écorce) + Saule blanc (écorce) + Germandrée (plante) : mélange en parties égales ; 5 g du mélange par tasse en décoction ; 2 ou 3 tasses par jour, selon besoin, avant les repas.

Compléments alimentaires : jus de légumes et fruits crus et frais (cresson, chou, carotte, betterave rouge, pissenlit, endive, raisin, pamplemousse).

Foulure

Voir Entorse.

Fragilité capillaire

Description : rupture facile de petits vaisseaux.

Phytothérapie :
— *Usage interne :* Prêle (plante) + Ortie (feuilles) + Luzerne (feuilles) : mélange en parties égales : 5 g du mélange par tasse en décoction ; moment indifférent, 3 tasses par jour. Ou bien en poudre, 2 à 3 g par jour à mélanger à des aliments solides ou liquides.

Aromathérapie :
— *Usage interne :* essences de Citron + Verveine des Indes : mélange en parties égales ; 1 goutte du mélange 3 fois par jour à absorber dans un excipient approprié.

Frissons, frilosité

Phytothérapie :
— *Usage interne :* Piloselle (plante) + Sauge (plante) + Ményanthe (plante) + Véronique (plante) + Millefeuille (plante) +

LEXIQUE THÉRAPEUTIQUE

Ortie piquante (feuilles) + Gui (feuilles) + Romarin (feuilles) : mélange en parties égales ; 5 g du mélange par tasse en décoction ; plusieurs fois par jour.

Ou dans du vin, faire macérer 40 g du mélange dans 1 litre de vin rouge 14° pendant 2 à 3 jours ; on peut ajouter quelques parcelles de Noix muscade ; boire 1/3 de verre avant les repas. Ou boire un peu de vin chaud aromatisé avec une pincée de Cannelle + Serpolet.

Furoncle, furonculose

Phytothérapie :
— *Usage interne :* Bardane (racine) + Patience (racine) + Aunée (racine) + Ortie piquante (feuilles) + Fumeterre (plante) + Centaurée (plante) : mélange en parties égales : 5 g du mélange par tasse en décoction ; 2 à 3 tasses par jour entre les repas.

— *Usage externe :* Fenugrec en poudre (semences) : délayer avec eau chaude pour faire un cataplasme à maintenir localement jusqu'à maturité de l'abcès.

Aromathérapie :
— *Usage interne :* essences de Thym + Citron + Origan : mélange en parties égales ; 2 gouttes 3 fois par jour à absorber avec un excipient approprié.

— *Usage externe :* dès l'apparition d'un bouton de pus, maintenir une compresse d'essence de Lavande (50/55 %).

Compléments alimentaires : levure de bière (vitamine B), bouillon d'orge, malt sous toutes ses formes ; manger des crudités : choux rouge ou vert, navet, carotte, pissenlit, chicorée suivant saison, et jus de légumes crus.

Recommandations : bien faire mûrir avec le cataplasme et attendre la percée naturelle pour extraire le bourbillon et vider le « cratère » ; assainir avec essence de Lavande et alcool.

Le furoncle indique souvent une déficience générale (diabète possible).

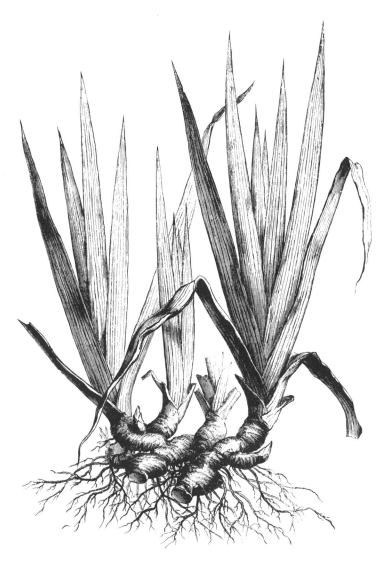
Iris Germanica

Gale

Description : parasite se déplaçant sous la peau et provoquant des démangeaisons. Contagieux.

Phytothérapie :
— *Usage externe :* jus de Citron en lotions. Patience (racine) en poudre + gras.

Aromathérapie :
— *Usage externe :* essences de Citron + Cannelle + Girofle + Myrrhe + Patchouli : mélange en parties égales ; 10 % du mélange dans une huile végétale hydrosoluble ; en onctions locales. On peut ajouter au mélange 2 à 3 % de benzoate de benzyle.

Complément alimentaire : jus de citron ; il y a lieu de fortifier l'état général en premier.

Ganglions

Description : engorgement ganglionnaire. Voir Adénite.

Phytothérapie :
— *Usage interne :* mousse de Corse : 5 g par tasse en décoction ; 2 tasses par jour ; en dehors des repas.
— *Usage externe :* Aloès (suc séché) en poudre à délayer avec de l'eau ; appliquer en compresses.

Compléments alimentaires : algues laminaires en poudre à prendre aux 2 repas dans un aliment liquide + jus frais de carotte (suivant l'âge, 1 petite tasse à 3/4 de verre avant le repas de midi ou le matin).

Gargouillements

Description : bruits résultant du déplacement des gaz dans le tube digestif.

Phytothérapie :
— *Usage interne :* Fenouil (semences) + Carvi (semences) + Cumin (semences) + Angélique (semences) + Anis vert (semences) : mélange en parties égales ; 5 g par tasse en infusion ; 1 tasse après les repas.

Recommandations : bien mastiquer ; prendre un peu de charbon végétal ; surveiller que l'intestin soit bien libéré.

Gastralgie

Description : douleur vive au creux de l'estomac.

Phytothérapie :
— *Usage interne :* Condurango (racine) + Basilic (feuilles) + Aneth (semences) + Ballote (plante) + Saule blanc (écorce) + Marrube blanc (plante) : mélange en parties égales ; 5 g par tasse en décoction ; 2 tasses par jour entre les repas.

Aromathérapie :
— *Usage interne :* essences de Fenouil + Menthe + Estragon + Romarin + Aneth : mélange en parties égales ; 2 gouttes du mélange après chaque repas à absorber dans un excipient approprié.
— *Usage externe :* essence de Lavande : quelques gouttes en massages sur l'estomac.

Compléments alimentaires : jus frais et crus de pomme de terre, chou, cresson, concombre, ortie, laitue, pomme, fraise, framboise, pêche : par petites quantités, plusieurs fois dans la journée.

Gastro-entérite

Description : inflammation des muqueuses de l'estomac et intestin.

Phytothérapie :
— *Usage interne :* Aunée (racine) + Acore (racine) + Bardane (racine) + Colombo (racine) + Angélique (plante) + Millefeuille (plante) + Busserole (feuilles) + Chardon béni (fleurs) + Guimauve (racine) : mélange en parties égales ; 5 g par tasse en décoction ; 1 tasse avant les 2 repas.

Compléments alimentaires : fraise, framboise, mûre ; jus de citron (à petite dose) ; jus de pomme de terre crue, concombre, courgette, laitue.

Gencives

Pour raffermir et assainir (Pyorrhée).
Voir Gingivite.

Phytothérapie :
— *Usage externe :* poudres de Rathania (écorce) + Sauge (plante) + Ronce (feuilles) + Aigremoine (plante) + Noyer (feuilles) : mélange en parties égales ; prélever une petite quantité du mélange sur le doigt humide ; faire un massage léger des gencives.

Aromathérapie :
— *Usage interne :* essence de Citron : 1 goutte 4 à 5 fois par jour entre les repas à absorber dans un excipient approprié.
— *Usage externe :* essence d'Origan : 10 % dans alcool ; 2 gouttes sur le doigt ; masser légèrement les gencives.

Complément alimentaire : régime riche en vitamine C.

Gerçures

Voir Crevasses, Seins.

Gingivite

Voir aussi Stomatite.
Description : inflammation des gencives.

Phytothérapie :
— *Usage externe :* Consoude (racine) + Guimauve (racine) + Ronce (feuilles) + Noyer (feuilles) + Aigremoine (plante) + Bistorte (racine) : mélange en parties égales ; 5 g du mélange par tasse en décoction ; faire des bains de bouche plusieurs fois par jour.

Aromathérapie :
— *Usage interne :* essence de Citron : 1 goutte 4 à 5 fois par jour à absorber dans un excipient approprié.

Glandes

Voir Déséquilibre glandulaire, Seins.

Glossite

Voir Stomatite.
Description : lésions inflammatoires de la langue.

Glycosurie

Voir aussi Diabète.
Description : présence de principe sucré (glucose) dans l'urine.

Phytothérapie :
— *Usage interne :* Galega (plante) + Aigremoine (plante) + Airelle (feuilles) + Eucalyptus (feuilles) + Avocat (feuilles) : mélange en parties égales ; 5 g du mélange par tasse en décoction ; 4 à 5 tasses par jour entre les repas.

Compléments alimentaires : jus d'épinard et de chou crus ; boire 1/2 verre par jour (ou moins suivant convenances personnelles) avant 1 repas.

Goitre

Description : hypertrophie thyroïdienne.

Phytothérapie :
— *Usage interne :* Salsepareille (racine) + Pensée sauvage (plante) + Bourrache (fleurs) + Lierre terrestre (plante) + Millefeuille (plante) + Piloselle (plante) : mélange en parties égales ; 5 g du mélange par tasse en décoction ; 2 tasses par jour entre les repas.
— *Usage externe :* Chêne (écorce) + Romarin (feuilles) + Lavande (fleurs) : mélange en parties égales ; décoction légère suivie d'infusion prolongée ; appliquer en compresses sur le goitre.

Gourme

Voir Impétigo, Croûte de lait.

Goutte

Description : affection arthritique due à l'acide urique, appelée aussi Podagre se manifestant, le plus souvent, par des crises douloureuses au niveau du gros orteil.

Phytothérapie :
— *Usage interne :* Bardane (racine) + Aunée (racine) + Saponaire (feuilles) + Fraisier (racine) + Paliure (fleurs) + Centaurée (plante) + Verge d'or (plante) + Fumeterre (plante) + Reine-des-prés (plante) + Genièvre (baies) + Alkékenge (baies) + Douce-amère (tiges) + Cassis (feuilles) + Frêne (feuilles) + Ballote (plante) : mélange en parties égales ; 40 g du mélange par litre en décoction ; boire à volonté dans la journée.
Pelures de pommes (non traitées) 50 g par litre en décoction ; boire à volonté... agréable... efficace.
— *Usage externe :* gros enveloppements humides de la partie douloureuse avec des Fleurs de foin.

Aromathérapie :
— *Usage interne :* essences de Basilic + Cajeput + Genièvre :

mélange en parties égales ; 1 goutte 3 fois par jour à absorber dans un excipient approprié.

Compléments alimentaires : manger souvent courge, poireau, céleri côtes et boire le bouillon. S'abstenir de manger de la charcuterie, des abats ; diminuer la viande.

Gravelle

Description : sable dans l'urine. Voir Calculs urinaires.

Grippe

Description : affection épidémique à virus de formes diverses : thoracique ou gastro-intestinale.
Causes éventuelles : carences en vitamine C, iode, cuivre.

Phytothérapie :
— *Usage interne :* Kola (noix) + Primevère (plante) + Hysope (plante) + Marrube blanc (plante) + Sauge (plante) + Thym (plante) + Aunée (racine) + Bourrache (fleurs) + Quinquina (racine) + Cannelle (écorce) + Romarin (feuilles) + Buis (feuilles) + Scabieuse (plante) + Lilas (feuilles) + Carline acaule (racine) : mélange en parties égales ; 5 g du mélange par tasse en décoction ; boire plusieurs fois par jour entre les repas.

Aromathérapie :
— *Usage interne :* essences d'Eucalyptus + Thym + Origan + Niaouli + Serpolet + Citron + Lavande : mélange en parties égales ; 2 gouttes du mélange 3 à 4 fois par jour dans un excipient approprié.
— *Usage externe :* inhalations avec essences de Genièvre + Eucalyptus + Pin + Menthe : mélange en parties égales (s'il est impossible d'avoir les essences, faire des inhalations avec les mêmes plantes) ; masser la poitrine avec Lavande.

Compléments alimentaires : algues laminaires, huître, coquillages, avoine.

LEXIQUE THÉRAPEUTIQUE 221

Grossesse (durant la)

Recommandations : éviter soigneusement l'emploi des plantes à action emménagogue : Millefeuille, Armoise, Bourse-à-pasteur, Camomille, Persil (semences), Absinthe, Safran, Sauge, Saule blanc, Séneçon, Souci.

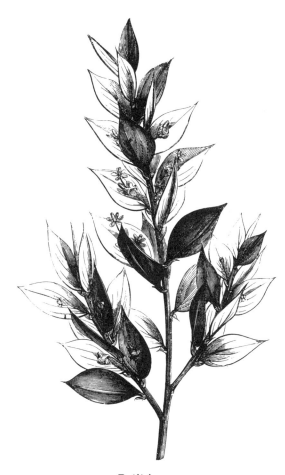

Petit houx

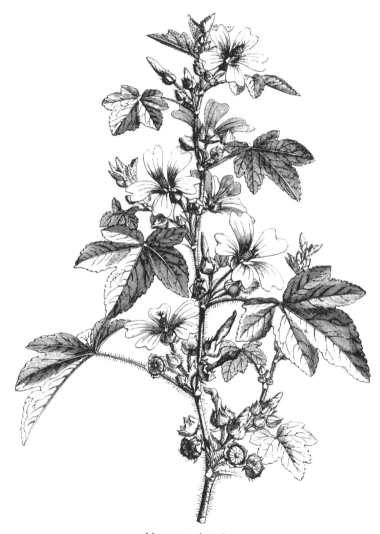

Mauve sylvestre

Haleine fétide

Description : origines diverses : dentition, amygdales, digestion.

Phytothérapie :
— *Usage interne :* Romarin (feuilles) + Menthe (feuilles) + Basilic (feuilles) + Mélisse (feuilles) + Sauge (feuilles) + Anis vert (semences) : mélange en parties égales ; 5 g du mélange par tasse en infusion ; boire 1 tasse après chaque repas.

Aromathérapie :
— *Usage interne :* essences de Menthe + Mélisse : mélange en parties égales ; 1 à 2 gouttes à absorber, à plusieurs reprises entre les repas, dans un excipient approprié.

Recommandation : après les repas, mastiquer assez longtemps des semences de Cardamone, surtout après avoir mangé de l'ail ou de l'oignon.

Hématémèse

Voir aussi Hémoptysie, Hémorragie de l'estomac.
Description : crachements et vomissements de sang.

Phytothérapie :
— *Usage interne :* Prêle (plante) + Plantain (feuilles) + Ortie piquante (feuilles) : mélange en parties égales ; 30 g par litre d'eau en décoction ; boire par petites doses fréquemment au cours de la journée.

Recommandation : voir de suite le médecin qui en établira la cause.

Hématome

Voir Contusion.

Hématurie

Description : sang dans l'urine.

Phytothérapie :
— *Usage interne :* Prêle (plante) + Millefeuille (plante) + Pimprenelle (plante) + Ortie piquante (feuilles) + Plantain (feuilles) + Fraisier (racine) : mélange en parties égales ; 5 g du mélange par tasse en décoction ; plusieurs fois par jour entre les repas.

Recommandation : éviter soigneusement les excitants ou épices fortes ayant leur répercussion fâcheuse sur le rein (poivre, paprika, piment jamaïque, etc.).

Hémiplégie

Phytothérapie :
— *Usage interne :* Arbousier (racine) + Valériane (racine) + Pervenche (plante) + Mélilot (plante) : mélange en parties égales ; 5 g de ce mélange par tasse en décoction ; 3 tasses par jour entre les repas.

Aromathérapie :
— *Usage interne :* essence de Cyprès (1 goutte à absorber 2 fois par jour dans un excipient approprié).

Hémophilie

Description : prédisposition héréditaire aux hémorragies.

Phytothérapie :
— *Usage interne :* Prêle (plante) + Bourse-à-pasteur (plante) + Millefeuille (plante) + Ortie (feuilles) + Luzerne (feuilles) : mélange en parties égales ; 5 g du mélange par tasse en décoction ; boire 2 tasses par jour entre les repas.

Recommandation : attention aux produits contenant du salicylate.

Hémoptysie

Description : crachements de sang venant des voies respiratoires.

Phytothérapie :
— *Usage interne :* Prêle (plante) + Ortie piquante (feuilles) + Luzerne (feuilles) + Aigremoine (plante) + Consoude (racine) + Gentiane (racine) + Persicaire (plante) + Renouée (plante) : mélange en parties égales ; 5 g du mélange par tasse en décoction entre les repas ; boire froid.

Aromathérapie :
— *Usage interne :* essences de Citron + Cyprès + Géranium en parties égales : 1 goutte du mélange, 3 fois par jour, à absorber dans un excipient approprié.

Compléments alimentaires : Luzerne + Prêle (en poudre) à absorber avec un aliment ou du liquide (3 g par jour).

Hémorragie de l'estomac

Phytothérapie :
— *Usage interne :* Acore (racine) + Consoude (racine) + Prêle (plante) + Pimprenelle (plante) : mélange en parties égales ; 5 g du mélange par tasse en décoction ; plusieurs tasses par jour entre les repas.

Compléments alimentaires : absorber 3 g du mélange Luzerne + Prêle en poudre dans un aliment ou un liquide (par jour).

Hémorragie nasale

Voir Saignement de nez.

Hémorragie pulmonaire

Voir Hémoptysie.

Hémorragie utérine

Phytothérapie :
— *Usage interne :* Tormentille (racine) + Prêle (plante) + Bistorte (racine) + Bourse-à-pasteur (plante) : mélange en parties égales ; 5 g du mélange par tasse en décoction ; 3 tasses par jour entre les repas.
— *Usage externe :* écorce de Chêne + Noyer (feuilles) + Salicaire (plante) : mélange en parties égales ; 20 g du mélange en décoction dans un litre d'eau ; faire injection lente, plutôt fraîche.

Aromathérapie :
— *Usage interne :* essences de Cyprès + Citron : mélange en parties égales ; 1 goutte 3 fois par jour à absorber dans un excipient approprié.

Hémorroïdes

Description : veines dilatées intérieurement ou extérieurement, saignantes ou non, siégeant à l'anus.
Carences éventuelles : manganèse. Le foie est souvent en cause.

Phytothérapie :
— *Usage interne :* Cyprès (noix) + Millefeuille (plante) + Ficaire (racine) + Ortie (feuilles) + Noisetier (feuilles) + Marronnier d'Inde (écorce de l'arbre) + Bistorte (racine) + Chardon Marie (semences) : mélange en parties égales ; 30 g du mélange par litre en décoction ; boire 3 à 4 verres dans la journée.

— *Usage externe :* Chêne (écorce) + Orme (écorce) : 1 poignée du mélange en décoction pour faire bains de siège.
Cataplasmes froids de Sceau-de-salomon (racine) en poudre.
Applications en compresses de Persil, Cerfeuil crus, hachés, pilés ou Linaire commune (plante) en décoction.

Aromathérapie :
— *Usage interne :* essence de Cyprès, 2 gouttes 3 fois par jour à absorber dans un excipient approprié.

Compléments alimentaires : boire des jus frais de légumes et fruits crus (cresson, endive, ortie, pissenlit, groseille, cassis, argousier).

Recommandations : éliminer pendant un temps au moins, les surcharges alimentaires, la charcuterie, les abats, les excès de viande, diminuer le sel. S'abstenir d'alcool. Une crise résiste rarement à 3 jours de jeûne ou diète hydrique. Eviter la constipation.

Hépatite virale

Description : affection du foie due à un virus A ou B.

Phytothérapie :
— *Usage interne :* Curcuma (racine) + Boldo (feuilles) + Artichaut (feuilles) + Buis (feuilles) + Marrube blanc (plante) + Millepertuis (plante) : mélange en parties égales ; 5 g du mélange par tasse en décoction ; 1 tasse avant les 3 repas.

Aromathérapie :
— *Usage interne :* essences de Sarriette + Cannelle + Thym : mélange en parties égales ; 1 goutte 3 fois par jour à absorber dans un excipient approprié.

Hernie

Phytothérapie :
— *Usage interne :* Millefeuille (plante) + Cyprès (noix) + Noyer (feuilles) + Chêne (feuilles) + Alchémille (plante) + Her-

niaire (plante) : mélange en parties égales ; 30 g du mélange en décoction, pour 1 litre d'eau ; boire 2 à 3 tasses par jour.
— *Usage externe :* Alchémille (plante) + Noyer (feuilles) + Renouée (plante) + Herniaire (plante) : en parties égales ; quantité suffisante en décoction pour faire un emplâtre à appliquer localement, sous le bandage, à répéter souvent.

Herpès

Description : affection virale formant vésicules au visage et aux parties génitales. Concerne aussi le « Bouton de fièvre ».

Phytothérapie :
— *Usage interne :* Houblon (cônes) + Pensée sauvage (plante) + Sauge (plante) + Noyer (feuilles) + Salsepareille (racine) : mélange en parties égales ; 5 g du mélange par tasse en décoction ; 1 tasse le matin à jeun, 1 tasse au coucher.
— *Usage externe :* Hysope (plante) + Sarriette (plante) + Genièvre (baies) : mélange en parties égales ; 30 g du mélange par litre en décoction ; à employer en lotions sur les parties atteintes.

Aromathérapie :
— *Usage interne :* essences de Citron, Sarriette, Géranium : mélange en parties égales ; 2 gouttes 3 fois par jour à absorber dans un excipient approprié.
— *Usage externe :* essence de Lavande (50/55 d'esters) à 5 p. 100 dans huile hydrosoluble ; 20 cc de cette solution à ajouter à 1 litre de lotion de plantes indiquées ci-dessus.

Hoquet

Description : spasmes du diaphragme.

Phytothérapie :
— *Usage interne :* Nepeta cataire (plante) + Aneth (semences) + Valériane (racine) : mélange en parties égales ; 5 g du mélange par

tasse en infusion ; boire plusieurs fois dans la journée par petites quantités et lentement.

Aromathérapie :
— *Usage interne :* essence d'Estragon : 1 goutte sur 1/2 sucre ; croquer en buvant aussitôt. L'effet est encore plus rapide et sûr si l'on ajoute sur le sucre quelques gouttes de vrai vinaigre de vin.

Hydarthrose

Description : sérosités dans les articulations.

Phytothérapie
— *Usage interne :* Fumeterre (plante) + Salsepareille (racine) : mélange en parties égales ; 5 g du mélange par tasse en décoction ; 3 à 4 tasses par jour entre les repas.
— *Usage externe :* feuille de chou cru découpée, écrasée, mélangée avec de l'argile en quantité suffisante pour faire une pâte malléable, appliquée et maintenue sur les articulations touchées ; renouveler.

Hydrocèle

Phytothérapie :
— *Usage externe :* Sureau yèble (plante) et Eupatoire d'Avicenne : plantes fraîches écrasées et maintenues en applications locales.

Hydropisie

Description : rétention de liquide dans les tissus conjonctifs.

Phytothérapie :
— *Usage interne :* Berberis (écorce) + Bouleau (feuilles) + Artichaut (feuilles) + Globulaire (feuilles) + Chardon Roland (racine) + Aspérule (plante) + Prêle (plante) + Frêne (feuilles) +

Erigéron (plante) : mélange en parties égales ; 5 g du mélange par tasse en décoction ; 3 tasses par jour de préférence entre les repas.

Compléments alimentaires : oignon, poireau.

Hyposystolie

Voir Cœur (faiblesse).

Hyperchlorhydrie

Voir aussi Acidité, Aigreurs, Pyrosis.
Description : renvois acides fréquents.

Phytothérapie :
— *Usage interne :* Serpolet (plante) + Millepertuis (plante) + Fumeterre (plante) + Centaurée (plante) + Sauge (plante) + Acore (racine) + Gentiane (racine) : mélange en parties égales ; 5 g du mélange par tasse en décoction légère ; boire de préférence avant les repas.
Recommandations : diminuer la consommation de sel et de viande.

Hyperhydrose générale

Description : transpiration exagérée.

Phytothérapie :
— *Usage interne :* Sauge (plante) + Ballote (plante) + Noyer (feuilles) + Cyprès (noix) + Petit Houx (racine) : mélange en parties égales ; 5 g du mélange en décoction légère ; 3 tasses par jour entre les repas.

Aromathérapie :
— *Usage externe :* essences de Pin solling + Cyprès : mélange en parties égales ; quelques gouttes du mélange dans l'eau d'un bain de pieds le soir.

Hyperhydrose plantaire

Voir aussi Transpiration.
Description : transpiration excessive des pieds.

Phytothérapie :
— *Usage interne :* Sauge (plante) + Chiendent (racine) + Uva ursi (feuilles) + Bruyère (fleurs) : mélange en parties égales ; 5 g du mélange par tasse en décoction ; 3 tasses par jour entre les repas.

Aromathérapie :
— *Usage interne :* essences de Cyprès + Géranium : mélange en parties égales ; 1 goutte à absorber 3 fois par jour dans un excipient approprié.
— *Usage externe :* essences de Cyprès + Sauge sclarée + Pin solling : mélange en parties égales ; quelques gouttes du mélange pour bien parfumer l'eau du bain de pieds à faire le soir ; bien agiter.

Hypertension

Description : excès de pression du sang dans les artères. La moyenne, chez un adulte, est de 12,5 à 14 pour la pression maximum. Au-dessus, il y a hypertension, mais on doit laisser au médecin le soin d'apprécier, car la question est bien plus complexe que notre simple définition et il est seul à pouvoir juger de la conduite à tenir en fonction des causes (artérielles, rénales, nerveuses, etc.).

Phytothérapie :
— *Usage interne :* Olivier (feuilles) + Pervenche (plante) + Gui (feuilles) + Noisetier (feuilles) + Ballote (plante) + Maïs (stigmates) + Aubépine (fleurs) + Fumeterre (plante) + Bouleau (feuilles) : mélange en parties égales ; 5 g par tasse en décoction (ou 30 g par litre) ; boire comme boisson (au moins 2 tasses par jour).
Ou bien : Arbousier (feuilles ; 35 g) + Réglisse (2 g) + Tilleul aubier (deuxième écorce ; 2 g) + Gui (2 g) + Bourdaine (9 g) + Olivier (feuilles ; 20 g) : verser 50 g du mélange dans 400 g d'eau ; faire bouillir jusqu'à réduction de moitié ; filtrer et boire en 2 fois, 2 matins de suite à jeun. A renouveler 8 jours après, plusieurs fois.

Recommandation : si l'hypertension est d'origine nerveuse, la plante importante est le Rauwolfia, plante connue depuis des siècles en Asie et en Inde. Il vaut mieux, pour son emploi, recourir aux diverses formes pharmaceutiques d'extrait total.

Aromathérapie :
— *Usage interne* : essences de Citron + Marjolaine + Basilic : mélange en parties égales ; 2 gouttes du mélange à absorber 2 à 3 fois par jour, entre les repas, dans un excipient approprié.
— *Usage externe* : essences de Lavande (3 parties) + d'Ylang-Ylang (1 partie) : onction légère au creux de l'estomac, une fois par jour.

Compléments alimentaires : algues alimentaires en poudre (2 à 3 g par jour), oignon, ail (selon digestibilité), levure alimentaire.
Agir sérieusement sur une nourriture qui a été en général trop riche. S'orienter vers les aliments riches en vitamines et pauvres en calories, diminuer les corps gras, le sucre raffiné, les pâtisseries diverses, les sucreries...

Hypertrophie de la prostate

Voir Prostate.

Hyperviscosité sanguine

Carences éventuelles : vitamine K.

Phytothérapie :
— *Usage interne* : Fumeterre (plante) + Tilleul (fleur) + Mélilot (plante) : mélange en parties égales ; 5 g du mélange par tasse en décoction ; plusieurs tasses par jour.

Aromathérapie :
— *Usage interne* : essence de Citron (2 gouttes 3 à 4 fois par jour entre les repas, dans un excipient approprié).

Complément alimentaire : luzerne (crue ou cuite).

Hypochlorhydrie ou hypo-acidité

Description : insuffisance d'acidité stomacale, ballonnements, somnolence, pesanteur, gaz.

Phytothérapie :
— *Usage interne :* Gentiane (racine) + Ményanthe (plante) + Centaurée (plante) + Colombo (racine) : mélange en parties égales ; 5 g du mélange par tasse en décoction légère ; boire 1 tasse avant les repas.

Hypocondrie

Description : neurasthénie dont les causes sont dues au système digestif (foie, estomac).

Phytothérapie :
— *Usage interne :* Absinthe (plante) + Mélisse (plante) + Centaurée (plante) + Sauge (feuilles) + Ballote (plante) : mélange en parties égales ; 5 g du mélange par tasse en décoction légère ; 2 tasses par jour entre les repas + Teucrium marum en TM.

Hypotension

Description : c'est l'insuffisance de pression du sang dans les artères. La moyenne, chez un adulte, est de 12,5 à 14 pour la pression maximum ; au-dessous de 12, il y a hypotension (cela est toutefois relatif suivant l'individu).
Causes éventuelles : anémie, fatigue (physique ou nerveuse), insuffisance nutritionnelle, etc. (voir aussi à Asthénie et Insuffisance des surrénales).

Phytothérapie :
— *Usage interne :* Kola (noix) + Quinquina (écorce) + Germandrée petit chêne (plante) + Chardon Marie (semences) + Petite Centaurée (plante) + Sauge de Grèce (feuilles) + Séneçon (plante) + Impératoire (racine) : mélange en parties égales ; 3 à 4 g en décoction par tasse ; boire froid au début des 2 repas.

Ou bien : Chardon Marie (semences) + Genêt à balais (fleur) + Thé de Chine (feuilles) + Aubépine (fleur) : mélange en parties égales ; 5 g par tasse en infusion chaude à la fin du repas de midi.

Aromathérapie :
— *Usage interne :* essences de Romarin + Thym + Cannelle : mélange en parties égales ; 2 gouttes du mélange à absorber dans un excipient approprié, 3 fois par jour.

Compléments alimentaires : algues laminaires en poudre (3 à 4 g par jour aux repas), germes de céréales crus (en salade), Cannelle (écorce) en poudre comme épice, Gingembre (en poudre) comme épice ou confit (dessert), Fenugrec (semence en poudre fine) : 3 à 4 g par jour à consommer avec un aliment.

Hystérie (pithiatisme)

Description : état pathologique avec crise nerveuse liée aussi à la suggestion.

Phytothérapie :
— *Usage interne :* Armoise (plante) + Chénopode ambroisie (plante) + Passiflore (plante) + Valériane (racine) : mélange en parties égales ; 5 g par tasse ; 3 à 4 tasses par jour entre les repas.

Aromathérapie :
— *Usage interne :* essences de Lavande + Romarin + Marjolaine + Valériane : mélange en parties égales ; 1 goutte 2 à 3 fois par jour entre les repas, à absorber dans un excipient approprié.

Impétigo (gourme)

Description : existe surtout chez les enfants à faiblesse ganglionnaire.

Phytothérapie :
— *Usage interne :* Fumeterre (plante) + Pensée sauvage (plante) + Noyer (feuilles) : mélange en parties égales ; 5 g du mélange par tasse ; 2 à 3 tasses par jour entre les repas.
— *Usage externe :* Sureau (fleurs) + Noyer (feuilles) + Orme (racine) : mélange en parties égales ; 5 g par tasse en décoction pour lotions locales.

Impuissance (ou asthénie génésique)

Description : insuffisance sexuelle chez l'homme. Voir Asthénie, Atonie.
Carences éventuelles : cuivre, cobalt, argent, lithium, nickel, phosphates, zinc.
Causes éventuelles : résulte bien plus souvent de questions psychiques : colère, haine, neurasthénie, affectivité troublée, etc., que de troubles physiologiques proprement dits.

Phytothérapie :
— *Usage interne :* Gingembre (racine) + Damiana (plante) + Romarin (feuilles) + Kola (noix) + Impératoire (racine) + Sauge (feuilles) + Menthe poivrée (feuilles) : mélange en parties égales en poudre ; 3 g de plantes en poudre à avaler dans du liquide aux 2 repas.

Ginseng (racine) en poudre pure : 2 g par jour à avaler dans du liquide ou une bouchée d'aliment au repas de midi.

Compléments alimentaires : pistache, raisin sec, noisette, abricot sec, fenugrec (poudre 1 petite cuillerée à café par jour), riz complet, poisson, œuf, algue alimentaire, oignon, germe de blé frais ou lyophilisé, pain complet, germe de soja frais.

Recommandations : c'est sous la forme de poudre que le Ginseng *pur* donne son maximum d'effet. Faire des cures de 3 semaines séparées par une cure des autres plantes indiquées. Il n'y a pas d'accoutumance.

Les excitants sont surtout des irritants violents des conduits urinaires dont l'emploi est à proscrire. Exemple connu : la Cantharide.

Incontinence d'urine

Voir Pipi au lit.

Phytothérapie :
— *Usage interne :* Pensée sauvage (plante ; 2 parties) + Myrtille (feuilles ; 2 parties) + Valériane (racine ; 1 partie) : 5 g du mélange par tasse en décoction ; 2 à 3 tasses dans la journée.

Inappétence ou anoxerie

Description : perte d'appétit.

Phytothérapie :
— *Usage interne :* Céleri (semences) + Gentiane (racine) + Ményanthe (plante) + Centaurée (plante) + Sauge (feuilles) + Chicorée (racine) + Chardon béni (fleurs) + Marrube blanc (plante) + Colombo (racine) + Kola (noix) : mélange en parties égales ; 5 g du mélange par tasse en décoction légère ; boire froid 1 tasse avant les 2 repas.

Aromathérapie :
— *Usage interne :* essences de Céleri + Estragon : mélange en parties égales ; 2 gouttes avant les 2 repas dans un excipient approprié, non sucré. On peut ajouter au mélange une *infime partie* d'essence d'Oignon + Ail.

Indigestion

Description : trouble passager par excès de nourriture ou aliment avarié, mais aussi par cause nerveuse (contrariété).

Phytothérapie :
— *Usage interne :* Menthe poivrée (feuilles) + Menthe Mitcham (feuilles) + Sauge de Grèce (plante) + Cumin (semences) + Camomille romaine (fleurs) : mélange en parties égales ; 5 g du mélange par tasse ; en infusion chaude ou tiède, plusieurs tasses par jour.

Aromathérapie :
— *Usage interne :* essences de Carvi + Menthe + Thym : mélange en parties égales ; 2 gouttes 2 à 3 fois par jour à absorber avec un excipient approprié.

Complément alimentaire : jus d'ananas frais par petites quantités répétées.

Recommandations : momentanément, faire un jeûne léger ou diète, pour reposer le système digestif et attendre le retour de l'appétit.

Infections

Description : état infectieux par microbes ou virus.
Causes éventuelles : carences : cuivre, argent, or.

Phytothérapie :
— *Usage interne :* Bardane (racine) + Aunée (racine) + Romarin (feuilles) : mélange en parties égales ; 5 g par tasse en décoction légère ; 4 tasses entre les repas ; environ 3 semaines.

Aromathérapie :
— *Usage interne :* essences de Thym + Origan + Sarriette : mélange en parties égales ; 1 goutte 4 à 5 fois par jour, dont une au coucher, à absorber dans un excipient approprié.
— *Usage externe :* essences de Lavande + Menthe + Eucalyptus + Géranium : en parties égales ; 5 g du mélange dans 100 g d'huile végétale hydrosoluble ; à employer après la toilette.

Compléments alimentaires : oignon, persil, cerfeuil, cresson, pignon de pin, blé entier, son de blé, jus de raisin, pamplemousse.

Inflammation intestinale

Voir aussi Entérite.

Phytothérapie :

— *Usage interne :* Fenugrec (semences ; 1 partie) + Mauve (feuilles ; 3 parties) + Consoude (racine ; 2 parties) : 5 g de ce mélange par tasse en décoction entre les repas, à boire par petites doses à la fois.

En plus, prendre 1 petite cuillerée à café de poudre de racine ou de feuilles de Guimauve, dans un peu d'eau 3 fois par jour (avant les 3 repas).

Inflammation de l'estomac

Voir Estomac.

Phytothérapie :

— *Usage interne :* Avoine (grains avec paille) + Orge (grains avec paille) + Guimauve (racine) : mélange en parties égales, en décoction (temps indifférent) ; à boire comme boisson ; on peut aromatiser avec anis, réglisse.

— *Ou bien :* Consoude (racine) + Guimauve (racine) + Orge (grains) + Pariétaire (plante) + Acore (racine) + Absinthe (plante) + Aunée (racine) : mélange en parties égales sous forme de **poudre** ; absorber 2 g à la fois dans un peu d'eau au moment des douleurs.

Inflammation de la peau

Description : sensation de brûlure, sans suppuration ni couperose ; ne pas confondre avec Allergie.

Phytothérapie :

— *Usage interne :* Noyer (feuilles) + Artichaut (feuilles) + Fumeterre (plante) + Orme (écorce) : mélange en parties égales ; 5 g du mélange par tasse en décoction ; 1 tasse le matin à jeun et 1 avant le repas de midi ou du soir.

— *Usage externe :* Guimauve (racine) + Consoude (racine) + Millepertuis (plante) + Tussilage (feuilles) : mélange en parties égales ; 20 g pour 1/2 litre d'eau en décoction ; pour lotions après la toilette.

Complément alimentaire : boire le matin ou avant le repas de midi 1 verre de jus de fruits et légumes crus (surtout jus de carotte).

Recommandations : diminuer la consommation de sucre, de sucreries, de sel, de viande et de charcuterie.

Pour la toilette, supprimer radicalement le savon ; utiliser un produit de toilette tensio-actif d'origine végétale à pH acide.

Insectes

Voir Piqûres.

Insolation

Voir Coup de soleil.

Insomnie

Phytothérapie :
— *Usage interne :* Passiflore (plante) + Aubépine (sommités fleuries) + Coquelicot (pétales) + Tilleul (fleurs) + Saule (écorce) + Oranger (fleurs ou feuilles) + Ballote (plante) + Pivoine (racine) + Laitue (feuilles) + Cynoglosse (feuilles) : mélange en parties égales ; 5 g du mélange par tasse en infusion ; 1 tasse au coucher ou encore 2 tasses à 1/2 heure d'intervalle avant le coucher.

— *Usage externe :* prendre des bains avec décoctions de Tilleul + Oranger + Saule.

Aromathérapie :
— *Usage interne :* essences d'Oranger + Basilic + Marjolaine : mélange en parties égales : 1 à 2 gouttes sur 1/4 de sucre le soir au coucher.

— *Usage externe* : massages de la voûte plantaire et du creux de l'estomac ; pendant quelques minutes le soir au coucher avec les essences : Lavande (50/55 %) + Oranger + Géranium : mélange en parties égales ; à mettre dans une huile d'amande douce.

Recommandations : faire quelques mouvements de respiration avant le coucher. Le recours aux drogues, de façon suivie, représente un grand danger. Elles ne doivent être employées qu'*exceptionnellement*. Les plantes, ici, sont sans inconvénients et donnent de très bons résultats. Uriner avant le coucher.

Compléments alimentaires : soupe de flocons d'avoine, boisson un peu sucrée au miel le soir mais faire un repas léger.

Instabilité psychique

Phytothérapie :
— *Usage interne :* Absinthe (plante) + Ballote (plante) + Sauge (plante) + Valériane (racine) : mélange en parties égales ; 5 g du mélange en infusion 2 à 3 tasses entre les repas.

Aromathérapie :
— *Usage interne :* Marjolaine + Thym + Oranger en parties égales ; 1 goutte 2 à 3 fois par jour entre les repas ; à absorber dans un excipient approprié.
— *Usage externe :* essences de Lavande (50/55) + Oranger + Ylang-Ylang en parties égales ; 5 g pour 100 cc d'huile végétale hydrosoluble ; en onctions le soir sur le plexus solaire (creux de l'estomac).

Insuffisance hépatique

Phytothérapie :
— *Usage interne :* Fumeterre (plante) + Artichaut (feuilles) + Boldo (feuilles) + Combretum (feuilles) + Aunée (racine) + Curcuma (racine) + Pissenlit (racine) : mélange en parties égales ; 5 g du mélange par tasse en décoction ; 1 tasse le matin à jeun et 1 tasse avant le repas de midi ou du soir.

Aromathérapie :
— *Usage interne :* essences de Citron + Menthe + Romarin + Thym : mélange en parties égales ; 2 gouttes du mélange 3 fois par jour avant les repas à absorber dans un excipient approprié.

Insuffisance surrénalienne

Description : manque de tonus et manifestation hypotensive.

Phytothérapie :
— *Usage interne :* Kola (noix) + Sauge (plante) + Cannelle (écorce) + Séneçon (plante) : en poudre, mélange en parties égales ; 2 g à absorber dans une bouchée d'aliment ou du liquide.
Thé : infusion classique, 2 à 3 tasses par jour.

Aromathérapie :
— *Usage externe :* essences de Pin + Sarriette + Sauge sclarée + Cannelle de Ceylan : mélange en parties égales ; 5 g dans 100 g d'huile végétale pour frictions, massages, 1 fois par jour sur le point n° 1 de Knapp (dans le dos, au niveau des glandes surrénales).

Complément alimentaire : Fenugrec en poudre.

Intoxication digestive

Phytothérapie :
— *Usage interne :* Renouée (racine) + Tormontille (racine) + Absinthe (plante) + Verveine officinale (plante) + Chardon béni (fleurs) + Genièvre (baies) + Matricaire (fleurs) : mélange en parties égales ; 5 g du mélange par tasse en décoction légère ; 2 à 3 tasses par jour.
Thé : infusion classique : 2 à 3 tasses par jour.

Aromathérapie :
— *Usage interne :* essences de Menthe + Verveine + Thym : 1 à 2 gouttes, 2 ou 3 fois par jour, à absorber avec un excipient approprié.

Irritabilité

Voir aussi Nervosité.

Phytothérapie :
— *Usage interne :* Camomille (fleurs) + Lavande (fleurs) + Marjolaine (feuilles) + Aubépine (fleurs) : mélange en parties égales ; 5 g par tasse en infusion ; boire entre les repas selon besoin.

Aromathérapie :
— *Usage interne :* essence de Cyprès (2 à 3 gouttes par jour, entre les repas, à absorber avec un excipient approprié).

Ischurie (arrêt des urines)

Voir Anurie et Dysurie.

Ivresse (pour atténuer ou éviter les effets)

Phytothérapie :
— *Usage interne :* Absinthe (plante) + Menthe poivrée (feuilles) : 2 à 3 g à jeun en infusion + 3 à 4 g en infusion, 2 à 3 tasses entre les repas.
Complément alimentaire : oignon (soupe à l'oignon, bouillon d'oignon).

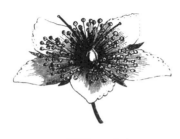

Millepertuis

Jambes enflées

Carences éventuelles : manganèse, cobalt, mauvais fonctionnement des reins ou du cœur.

Phytothérapie :
— *Usage interne :* Sureau (fleurs) + Sauge (plante) + Géranium Robert (plante) + Eupatoire d'Avicenne (plante) : mélange en parties égales ; 5 g par tasse en décoction ; plusieurs tasses par jour entre les repas.
Compléments alimentaires : cresson, cerfeuil, persil.

Jaunisse (ictère)

Description : pigments biliaires répandus dans le sang et les tissus, provoquant une coloration jaune de l'épiderme. Revêt de nombreuses formes.

Phytothérapie :
— *Usage interne :* Artichaut (feuilles) + Berberis (racine) + Géranium Robert (plante) + Boldo (feuilles) + Romarin (feuilles) + Fumeterre (plante) + Herniaire (plante) : mélange en parties égales ; 5 g par tasse en décoction ; 3 fois par jour.
Ou bien : Centaurée (plante) + Eucalyptus (feuilles) + Quinquina (écorce) + Kola (noix) + Patience (racine) : mélange en parties égales ; 5 g par tasse en décoction ; 2 à 3 tasses par jour avant les repas.

— *En cas de douleur :* Ballote (plante) + Oranger (feuilles) + Tilleul (fleurs) + Lavande (fleurs) + Valériane (racine) : mélange en parties égales ; 5 g par tasse en infusion ; boire selon besoins.

Aromathérapie :
— *Usage interne :* essences de Citron + Romarin + Thym : mélange en parties égales ; 2 gouttes 3 fois par jour dans un excipient approprié.

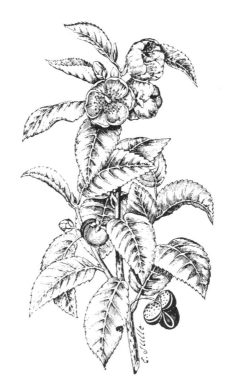

Branche de thé

Laryngite

Description : inflammation localisée au fond de la gorge (larynx).

Phytothérapie :
— *Usage interne :* Eucalyptus (feuilles) + Hysope (plante) + Erysimum (plante) + Aigremoine (plante) + Ronce (feuilles) + Bourgeon de Sapin : mélange en parties égales ; 5 g par tasse en décoction ; 3 à 4 tasses par jour entre les repas.
— *Usage externe :* Ronce (feuilles en décoction) + Guimauve (racine) + Mauve (fleurs) : mélange en parties égales ; gargarismes répétés.
Autres plantes : Aigremoine (plante) + Plantain (feuilles) ; même emploi.

Aromathérapie :
— *Usage interne :* essences d'Origan + Cajeput : mélange en parties égales ; 1 goutte 3 fois par jour dans un excipient approprié.
— *Usage externe :* essences de Myrrhe + Cyprès + Pin + Serpolet + Sapin + Eucalyptus : en inhalations.

Lassitude générale

Voir Asthénie.

Leucorrhée

Voir Pertes blanches.
Autres appellations : Flueurs blanches, Catarrhe utéro-vaginal.

Lichen plan

Description : dermatose à marche chronique ; papules rouge-jaunâtre, aplaties et brillantes, isolées ou groupées en plaques avec prurit et légères desquamations, sur différentes parties du corps. Existe parfois sur les muqueuses.
Causes éventuelles : carence en magnésium et silicium.

Phytothérapie : les plantes n'ont pas d'action spécifique dans cette affection mais elles peuvent être employées avec efficacité malgré tout (voir Dermatose chronique). On peut absorber chaque jour un peu de Prêle en poudre + Algues laminaires.

Recommandations : pour la toilette, il vaut mieux éviter le savon et les tensio-actifs alcalins, et préférer les huiles végétales traitées en tensio-actifs acides.

Lithiase (ou calculs) biliaire

Voir Calculs biliaires et Coliques hépatiques.

Phytothérapie :
— *Usage interne :* Aunée (racine) + Bourdaine (écorce) + Centaurée (plante) + Curcuma (racine) + Fumeterre (plante) : mélange en parties égales ; 5 g par tasse en décoction ; 1 tasse le matin à jeun et 1 tasse au coucher.

Lithiase urinaire ou rénale

Description : concrétions se formant dans les canaux urinaires, avec douleurs violentes dues au déplacement des calculs dans les uretères.
Causes éventuelles : carence en manganèse ou cobalt.

Phytothérapie :
— *Usage interne :* Arrête-bœuf (racine) + Chiendent (racine) + Pariétaire (plante) + Arenaria rubra (plante) + Piloselle (plante) + Bruyère (fleurs) + Uva ursi (feuilles) + Aubier de Tilleul :

mélange en parties égales ; 40 g par litre en décoction ; boire comme boisson à volonté.

Herniaire (plante en poudre) : 3 à 4 g à absorber avec vin blanc, 2 fois par jour.

Persil (plante) + Cerfeuil frais : mélange en parties égales, en décoction (agissent parfois comme calmant). Boire selon besoin.

Aromathérapie :
— *Usage interne :* essences de Géranium + Citron + Persil : mélange en parties égales ; 1 goutte 3 fois par jour, dans un excipient approprié.

Recommandations : évacuation parfois possible en mangeant des Pissenlits (frais) cuits à l'eau, hachés (feuilles et racines) + jus d'Oignon (en prises répétées par cuillère à soupe).

A éviter : les aliments à forte teneur en acide oxalique, et surtout l'Oseille.

Lombalgie (douleurs lombaires)

Voir Lumbago.

Longévité (vivre longtemps)

Phytothérapie :
— *Usage interne :* Sauge (feuilles) + Frêne (feuilles) + Fenugrec (semences) + Basilic (plante) + Absinthe (plante) + Avoine (grains) : faire un usage constant de ces plantes séparément et sous une forme quelconque (infusion prolongée, ou vin, ou en poudre : 2 à 3 g à absorber dans du liquide).

Compléments alimentaires : salades de germe de blé (frais) + soja + luzerne + algue + oignon + basilic frais cru + quelques feuilles de luzerne fraîche ou sèche (en poudre) ; figue et abricot secs. Jus : betterave rouge, citron, grenade, carotte, myrtille. Absorber 1 cuillère à café par jour de *pollen de fleurs.*

Recommandation : faire un usage régulier des bonnes soupes de légumes avec addition fréquente d'orge et d'avoine.

Lumbago

Description : douleur brusque dans le bas du dos, vers la région lombo-sacrée. Voir aussi Douleurs, Sciatique, Névralgie.

Phytothérapie :
— *Usage interne :* Reine-des-prés (plante) + Pariétaire (plante) + Chiendent (racine) + Maïs (barbe) + Cassis (feuilles) + Frêne (feuilles) + Bouleau (feuilles) + Saule (écorce) : mélange en parties égales ; 30 g par litre en décoction ; boire comme boisson.

Aromathérapie :
— *Usage externe :* essences de Camphre (3 parties) + Wintergreen (1 partie) + Niaouli (1 partie) : 5 g du mélange + 15 g d'huile de Laurier (huile grasse) dans quantité suffisante d'huile de Camomille pour 100 g de mélange ; en onctions, massages, pétrissages où se localise la douleur.

Compléments alimentaires : oignon, poireau.

Lupus

Description : affection épidermique plus ou moins rongeante. Se faire bien suivre par un médecin.

Phytothérapie :
— *Usage interne :* Marrube blanc (plante) + Salsepareille (racine) + Prêle (plante) : mélange en parties égales ; 5 g par tasse en décoction ; 3 tasses par jour.

Aromathérapie :
— *Usage interne :* essences de Sarriette + Thym + Romarin + Girofle : mélange en parties égales ; 1 goutte 4 fois par jour, à absorber avec un excipient approprié.
— *Usage externe :* essences de Myrrhe + Oliban + Encens : mélange en parties égales ; 5 g de mélange pour 100 g d'huile végétale hydrosoluble ; en applications locales répétées.

Lymphangite

Description : inflammation des vaisseaux lymphatiques.

Phytothérapie :
— *Usage interne :* Bardane (racine) + Consoude (racine) + Sauge (plante) + Prêle (plante) + Absinthe (plante) + Armoise (plante) + Ményanthe (plante) : mélange en parties égales ; 5 g par tasse en décoction ; 3 tasses par jour.

Compléments alimentaires : oignon, pissenlit, cresson, raifort, huile de foie de morue.

Lymphatisme

Description : développement anormal des ganglions ; caractérise certains tempéraments aux chairs molles et réactions faibles.

Phytothérapie :
— *Usage interne :* Gentiane (racine) + Ményanthe (plante) + Centaurée (plante) + Noyer (feuilles) + Quinquina (feuilles) : mélange en parties égales ; 5 g par tasse en décoction ; 3 tasses par jour.
Brou de Noix : faire macérer 8 jours dans un litre de vin rouge 50 à 60 g de brou de Noix fraîches, écrasé. Boire 30 cc chaque jour à un repas.

Complément alimentaire : confiture de brou de Noix.

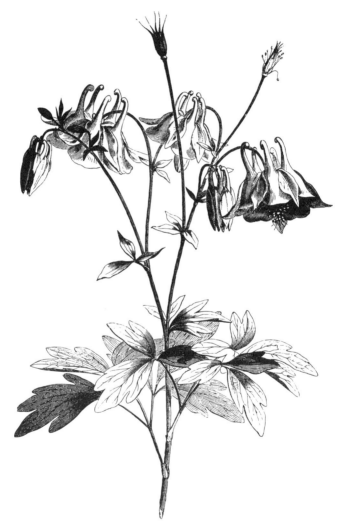

Ancolie

Maigreur

Description : insuffisance de poids et difficulté à grossir, parfois, affaissement musculaire et descente (ptôse) d'organes.
Causes éventuelles : carence en vitamines B_2 et B_3.

Phytothérapie :
— *Usage interne :* Romarin (feuilles) + Germandrée (plante) + Sauge (feuilles) + Fucus crispus (algues) + Condurango (écorce) : mélange en parties égales ; 5 g par tasse en décoction légère, 3 à 4 tasses par jour.

Ballote (plante) + Agripaume (plante) : mélange en parties égales, 5 g du mélange par tasse, en décoction légère, une tasse à la veillée.

Compléments alimentaires : Fenugrec (semence ou poudre fine) : absorber 2 g par repas avec une bouchée d'aliment et 1 ou 2 abricots secs (15 jours à 3 semaines, s'arrêter 15 jours et recommencer).

Gingembre en poudre (à utiliser comme épice) + levure de bière, germes de céréales, lentille, jaune d'œuf, foie gras, chou, carotte, épinard, oignon, pois frais, haricot vert, betterave, raisin.

Recommandations : nécessité de régler harmonieusement la dépense de ses forces nerveuses et physiques. Savoir rire parfois et cultiver l'optimisme et la « détente ».

Malaria

Voir Paludisme.

Mal de mer

Description : nausées dues au ballottement viscéral à cause du moyen de transport.

Phytothérapie :
— *Usage interne :* Sauge (plante) + Menthe poivrée (feuilles) + Oranger (feuilles) : mélange en parties égales ; 5 g par tasse ou infusion selon besoin.

Aromathérapie :
— *Usage interne :* Menthe poivrée (feuilles) + Oranger (feuilles) : mélange en parties égales ; 1 goutte plusieurs fois dans la journée selon besoin, absorber avec un excipient approprié.

Maux de tête

Voir Céphalalgie.

Mélancolie

Description : psychose par accès, avec état morbide de tristesse et dépression. Parfois, diminution des facultés intellectuelles.

Phytothérapie :
— *Usage interne :* Basilic (plante) + Aspérule (feuilles) + Mélisse (feuilles) + Menthe (feuilles) + Absinthe (plante) : mélange en parties égales ; 5 g par tasse en infusion, plusieurs fois entre les repas.

Recommandation : on traite avantageusement en même temps le foie, à dose légère : une tasse le matin à jeun (voir Foie).

Mémoire (tendance à perte de)

Phytothérapie :
— *Usage interne :* Sarriette (feuilles) + Absinthe (plante) +

Pervenche (plante) + Basilic (plante) + Primevère (plante) + Sauge (plante) + Coriandre (semences) : mélange en parties égales ; 5 g par tasse en infusion, 2 à 3 tasses par jour, le matin et dans la matinée.
Fenugrec (poudre fine) : 2 g au repas de midi avec une bouchée de nourriture.
Pollen de fleurs en nature : à absorber à un repas, une cuillerée à soupe.

Compléments alimentaires : germe de blé lyophilisé, oignon, persil frais, noisettes ou amandes (5 à 6 par jour), une cuillère à café de raisins secs, laitance de poisson et poisson.

Méningite

Contrôle et surveillance médicale permanente indispensables.

Phytothérapie :
— *Usage interne :* Absinthe (plante) + Sauge (plante) + Génépi (plante) + Bétoine (feuilles) : mélange en parties égales ; 5 g par tasse en infusion ; 2 à 3 tasses par jour avant les repas.

Aromathérapie :
— *Usage interne :* essences de Thym + Citron + Cannelle : mélange en parties égales, 1 goutte 3 fois par jour, à absorber dans un excipient approprié.

Ménopause (ou retour d'âge)

Description : période de disparition des règles par arrêt de l'ovulation.
Causes éventuelles : carence en vitamine E.

Phytothérapie :
— *Usage interne :* Vigne rouge (feuilles) + Sauge (feuilles) + Verveine officinale (plante) + Alchémille (plante) + Millefeuille (plante) + Valériane (racine) : mélange en parties égales ; 5 g du mélange par tasse, en décoction, 2 à 3 tasses par jour entre les repas.

Ballote (plante) + Agripaume (plante) + Aubépine (fleurs) : mélange en parties égales ; 1 tasse à la veillée ; 5 g par tasse, décoction légère.

Ménorragie

Description : perte de sang trop importante pendant les règles.

Phytothérapie :
— *Usage interne :* Ortie (feuilles) + Prêle (plante) + Bourse-à-pasteur (plante) + Millefeuille (plante) + Alchémille (plante) + Salicaire (plante) + Ansérine (plante) : mélange en parties égales ; 5 g par tasse en décoction ; boire par petites quantités à la fois 2 à 4 tasses par jour.

Recommandation : éviter les refroidissements au moment des règles.

Menstruation

Voir Règles, Aménorrhée, Dysménorrhée, Ménorragie, Métrorragie.

Métrite

Description : inflammation de la matrice. Voir à Utérus.

Phytothérapie :
— *Usage interne :* Millefeuille (plante) + Alchémille (plante) + Tormentille (racine) + Saule (écorce) + Noyer (feuilles) + Souci (fleurs) + Fenouil (semences) : mélange en parties égales ; 5 g par tasse en décoction ; 2 à 3 tasses par jour entre les repas.
— *Usage externe :* Eucalyptus (feuilles) + Chêne (écorce) + Consoude (racine) + Bardane (racine) + Sanicle (plante) : 2 cuillerées à soupe pour 1 litre, bouillir 5 minutes ; faire injection tiède et très lentement.

Aromathérapie :

— *Usage interne :* essences d'Origan + Citron + Sarriette + Eucalyptus : mélange en parties égales ; 2 gouttes 3 fois par jour à absorber dans un excipient approprié.

Métrorragie

Description : hémorragie utérine en dehors des règles. **Diagnostic médical reste très important.**

Phytothérapie :

— *Usage interne :* Alchémille (plante) + Bourse-à-pasteur (plante) + Prêle (plante) + Géranium Robert (plante) + Pervenche (plante) + Gentiane (racine) + Chardon Marie (semences) + Cyprès (noix) + Ortie (feuilles) + Millefeuille (plante) : mélange en parties égales ; 30 g pour 1 litre en décoction ; boire comme boisson, à volonté.

Météorisme

Voir Ballonnements.

Migraine

Description : névralgie par moitié du crâne.
Causes éventuelles : carence en Manganèse.

Phytothérapie :

— *Usage interne :* Saule blanc (écorce) + Cannelle (écorce) + Véronique (plante) + Marrube blanc (plante) + Sauge (plante) + Centaurée (plante) + Romarin (feuilles) + Alchémille (feuilles) + Valériane (racine) + Matricaire (fleurs) : mélange en parties égales ; 5 g par tasse en décoction ; boire froid par petite quantité à la fois en dehors des repas.

On peut faire seulement en *infusion* les plantes mélangées : Sauge + Matricaire + Valériane + Romarin.

Aromathérapie :
— *Usage interne :* essences de Lavande + Marjolaine + Romarin + Mélisse : mélange en parties égales ; 1 goutte à la fois, 3 à 4 fois par jour à absorber avec un excipient approprié.
— *Usage externe :* huile d'Amande douce aromatisée avec essences de Menthe + Marjolaine + Camphre, en onctions sur le front et les tempes.
Inhalations avec essence de Menthe.

Muguet

Description : affection parasitaire de la bouche due au développement d'un micro-organisme : Candida albicans (champignons dentéromycètes).

Phytothérapie :
— *Usage interne :* Guimauve (racine) + Mauve (fleurs) + Sauge (plante) + Chiendent (racine) : mélange en parties égales ; 5 g par tasse en décoction ; plusieurs tasses par jour en dehors des repas.
— *Usage externe :* lavages de bouche avec Patience (racine) + Bistorte (racine) + Fraisier (racine) : mélange en parties égales, fortement enrichi de jus de citron, plusieurs fois par jour.

Muscles fatigués

Phytothérapie :
— *Usage interne :* Romarin (feuilles) + Noyer (feuilles) + Alchémille (plante) + Centaurée (plante) + Fenugrec (semences) : mélange en parties égales ; 50 g en macération dans 1 l de vin rouge à 14° ; boire 50 cc avant le repas du midi.
— *Usage externe :* Chardon béni + huile de Laurier (en extrait huileux) + essences ci-dessous : en massage des muscles.

Aromathérapie :
— *Usage externe :* essences de Romarin (3 parties) + Poivre (1 partie) : pour aromatiser fortement la préparation huileuse ci-dessus.

Mycose (désignation générale).

Description : ce sont toutes les affections parasitaires par des champignons ; intérieurement (alvéoles pulmonaires, valvules cardiaques, etc.) ou extérieurement (pityriasis versicolor par exemple).
Cause fréquente : dégradation de la flore intestinale.

Phytothérapie : surveiller le foie (cures en doses légères) et le fonctionnement intestinal (voir à ces deux rubriques).

Recommandations : la médecine officielle donne souvent comme cause l'usage abusif des antibiotiques (Institut Pasteur, 1976). Absorber du vrai yaourt et de l'ultralevure.

Mycose des pieds

Aromathérapie :
— *Usage interne :* essences d'Origan + Sarriette : mélange en parties égales ; 2 gouttes 2 fois par jour à absorber dans un excipient approprié.
— *Usage externe :* essences de Lavande + Thym + Carotte + Myrrhe : mélange en parties égales à 10 % dans huile végétale hydrosoluble ; onctions à volonté.

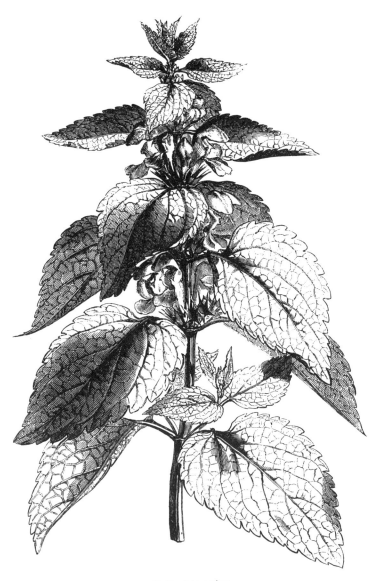

Ortie blanche

Nausées

Voir aussi Vomissements.

Phytothérapie :
— *Usage interne :* Menthe poivrée (feuilles) + Marjolaine (feuilles) + Absinthe (plante) + Angélique (semences) + Chardon béni (fleurs) : mélange en parties égales ; 5 g par tasse en infusion ; prendre selon besoin.
Il serait important de prendre le matin à jeun une tasse « mélange foie » et de surveiller la constipation.

Aromathérapie :
— *Usage externe :* essence de Romarin pure (quelques gouttes en onctions légères sur l'emplacement du foie et au creux de l'estomac).

Recommandations : nécessité urgente d'un allégement de la nourriture demandant parfois un jeûne hydrique de 1 à 2 jours.

Néphrite

Description : toutes inflammations, aiguës ou chroniques, des reins.

Phytothérapie :
— *Usage interne :* Prêle (plante) + Pariétaire (plante) + Arénaria (plante) + Reine-des-prés (plante) + Verge d'or (plante) + Uva

ursi (feuilles) : mélange en parties égales ; 5 g par tasse en décoction ; boire plusieurs tasses (froide) entre les repas.

Recommandation : régime végétarien de préférence.

Compléments alimentaires : oignon, courge, laitue, poireau.

Nervosité

Voir aussi Hystérie.

Description : état de susceptibilité nerveuse pour causes diverses.

Causes éventuelles : carences en vitamines B_1 et B_6, manganèse, cobalt.

Phytothérapie :
— *Usage interne :* Valériane (racine) + Pivoine (racine) + Ballote (plante) + Agripaume (plante) + Lotier (plante) + Verveine officinale (plante) + Angélique (semences) + Saule (écorce) + Aubépine (fleurs) : mélange en parties égales ; 5 g par tasse, décoction légère ; boire à volonté selon besoin et par cure de 3 semaines séparées d'un temps d'arrêt.

Prêle (poudre) : 2 à 3 g à absorber au repas avec une bouchée d'aliments.

— *Usage externe :* bains avec décoction de Mélisse + Pivoine + Valériane.

Aromathérapie :
— *Usage externe :* essences de Ylang-ylang + Cyprès + Lavande + Marjolaine + Oranger + Géranium : mélange en parties égales ; 10 g pour 100 cc d'huile d'Amande douce en onctions ; massage le soir sous la plante des pieds et au plexus solaire.

Compléments alimentaires : salade de laitue, soupe à la laitue, radis (le soir), millet en grains (plats, soupe), levure de bière, cerfeuil, cresson, mollusques, crustacés, persil. Boire des jus de légumes crus (pissenlit, poireau, laitue, épinard, concombre, radis, pomme et raisin).

Tisane tranquillisante (cas d'états nerveux ou dépressifs) : Aubépine (bouquets) + Aspérule (feuilles) + Lotier (plante) + Agripaume (plante) + Valériane (racine) + Basilic (bouquets) + Passiflore (plante) : mélange en parties égales ; 5 g par tasse en infusion un peu prolongée ; au moins 2 tasses par jour entre les repas (on peut en user de façon prolongée). Cette préparation permet souvent au médecin traitant de diminuer ou supprimer les drogues pharmaceutiques, toutes, hélas ! dangereuses, et de se sortir de leur dépendance. Elle n'a pas de répercussion sur le fonctionnement intestinal.

Neurasthénie

Description : faiblesse nerveuse, tristesse, découragement.
Causes éventuelles : carences en vitamine A.

Phytothérapie :
— *Usage interne :* Sauge (plante) + Absinthe (plante) + Génépi (plante) + Acore (racine) + Kola (noix) + Lilas (écorce et feuilles) : mélange en parties égales ; 5 g par tasse, décoction légère ; une tasse avant le repas matin et midi.
Ou en vin : 50 g du mélange en macération à froid (2 à 3 jours) ; boire 30 à 40 cc deux fois par jour.
Prêle (poudre) : 2 à 3 g au repas + Teucrium marum en TM.

Aromathérapie :
— *Usage interne :* essences de Lavande + Marjolaine + Sarriette : mélange en parties égales ; une goutte à absorber 3 à 4 fois par jour avec un excipient approprié.

Compléments alimentaires : algues, germe de blé, pollen, raisins secs, amandes.

Recommandations : il est utile de se confier au psychothérapeute. Action souvent favorable de la musicothérapie et des massages aux huiles aromatiques (Sauge sclarée, Menthe pouillot).

Névralgie faciale

Description : douleur sur le trajet d'un nerf.

Phytothérapie :
— *Usage interne :* Valériane (racine) + Origan (plante) + Véronique (plante) + Chénopode ambroisie (plante) + Marjolaine

(feuilles) + Saule blanc (racine) : mélange en parties égales ; 5 g par tasse en décoction légère ; 3 tasses par jour entre les repas.

Aromathérapie :
— *Usage interne :* essences de Marjolaine + Géranium + Estragon : mélange en parties égales ; 1 goutte à la fois, 3 à 4 fois par jour à absorber dans un excipient approprié.

Compléments alimentaires : chou, estragon.

Névralgie intercostale

Description : douleur en « écharpe » au niveau du thorax ; penser aussi à Zona, l'éruption survenant après la douleur.

Phytothérapie :
— *Usage externe :* emplâtre chaud de poudre de Verveine officinale cuite avec farine d'avoine ; renouveler 2 à 3 fois par jour, alterner avec emplâtre d'argile et de jus de chou.

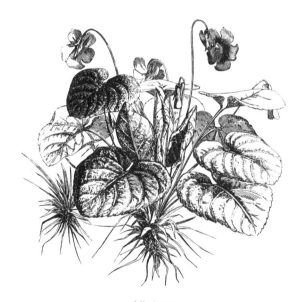

Violette

Obésité (embonpoint)

Description : excès du développement des tissus adipeux soit adiposité. Causes diverses à déterminer pour les tisanes complémentaires.

Phytothérapie :
— *Usage interne :* Fucus vesiculosus (algues) + Vigne rouge (feuilles) + Bourdaine (écorce) + Marrube blanc (plante) + Eupatoire (plante) + Bourrache (fleurs) + Aubépine (fleurs) : mélange en parties égales ; 5 g par tasse en décoction ; plusieurs tasses par jour entre les repas.

— *Usage externe :* Lierre grimpant (feuilles) + Fucus vesiculosus (poudre) : mélange en parties égales ; décoctions concentrées en compresses chaudes locales et bains de pieds 1 fois par jour avec ces mêmes plantes. Il faut parfois agir pendant plusieurs semaines.

Aromathérapie :
— *Usage interne :* essences de Girofle + Romarin + Menthe poivrée + Carvi + Cyprès : mélange en parties égales ; 1 goutte à avaler 3 fois par jour dans un excipient approprié.

Compléments alimentaires : alimentation en abondance de navet, courge, oignon. Chaque jour, boire un verre de jus de légumes crus de saison dont : céleri, poireau, laitue, concombre, navet, courge, tomate, betterave, cresson.

Recommandations : les causes sont diverses : alimentaires, psychiques, sociales, affectives, etc. Chaque cause justifie d'une action correspondante et, pour cela, essayer de modifier attitude et comportement.

Odeurs désagréables

Description : mauvaises odeurs de la transpiration des aisselles et des pieds.

Phytothérapie :
— *Usage interne :* Sauge (plante) + Germandrée (plante) + Artichaut (feuilles) : mélange en parties égales ; 40 g de ce mélange en macération dans un litre de vin blanc ; 1/2 verre avant les repas ou 5 g par tasse d'eau en décoction (une tasse avant les trois repas).

— *Usage externe :* bains de pieds avec décoction de Sauge, Cyprès, Aunée, Eucalyptus, Lavande, Menthe (proportions indifférentes).

Aromathérapie :
— *Usage externe :* propolis des abeilles + essences de Bergamote + Géranium + Lavande (50/55 %) : proportions indifférentes ; 15 g du mélange pour 1/5 litre d'alcool à 70° en frictions, le soir en particulier.

Odontalgie

Description : douleurs au niveau des dents. Voir Névralgie.

Odorat (perte de l'odorat)

Description : il s'agit souvent d'un très mauvais fonctionnement du foie.

Phytothérapie :
— *Usage interne* (pendant quelques temps) : Artichaut (feuilles) + Combretum (feuilles) + Pissenlit (racine) + Fumeterre (plante) + Pensée sauvage (plante) : mélange en parties égales ; 5 g par tasse en décoction ; 1 tasse à jeun le matin, une tasse avant le repas de midi ou du soir.

Aromathérapie :
— *Usage externe :* éviter de respirer trop souvent des essences fortes, spécialement les essences aux odeurs de Rose et de Géranium Rosat ou d'autres odeurs fortes.

Œdème

Voir aussi Hydropisie.

Description : infiltration du tissu sous-cutané avec gonflement sans douleur.

Phytothérapie :
— *Usage interne :* Chiendent (racine) + Maïs (stigmates) + Queues de cerises + Aubépine (fleurs) + Eupatoire (plante) + Petit Houx (racine) : mélange en parties égales ; 50 g par litre, en décoction ; boire dans la journée.
— *Usage externe :* Sceau-de-salomon (racine en poudre) : cataplasme à maintenir en place quelques heures. Alterner avec : chou cru (feuilles écrasées) en cataplasme également.
Pour emplâtre : à ces plantes on peut ajouter de l'argile.

Œdème des jambes et des pieds

Voir aussi Enflure.

Description : gonflement des tissus par accumulation de liquides ; souvent cause cardiaque.

Phytothérapie :
— *Usage interne :* Genêt à balais (fleurs) + Asperge (racine) + Globulaire (feuilles) + Eupatoire (feuilles) + Sureau (fleurs) + Alchémille (plante) + Piloselle (plante) + Aubépine (fleurs) : mélange en parties égales ; 5 g par tasse en décoction légère ; plusieurs tasses par jour.
— *Usage externe :* bains de pieds avec décoction légère de : Menthe (feuilles) + Sureau (fleurs) + Bourrache (fleurs).

Compléments alimentaires : oignons sous toutes les formes alimentaires, mais aussi « teinture alcoolique » d'oignon cru. **L'essence d'oignon** (difficilement trouvable) **ne remplace en aucun cas l'oignon cru.**

Oligurie

Description : diminution de la quantité des urines.

Phytothérapie :
— *Usage interne :* Ache (racine) + Asperge (racine) + Cerises (queues) + Chiendent (racine) + Prêle (plante) + Orthosiphon (feuilles) + Petit Houx (racine) + Solidago (plante) + Vergerette du Canada (plante) : mélange en parties égales ; 5 g par tasse en décoction ; 4 à 5 tasses par jour.

Compléments alimentaires : bouillon de poireaux, oignon, courge.

Ongles faibles

Description : déficiences diverses manifestées par le mauvais aspect.
Causes éventuelles : autant psychiques que physiologiques. Peut parfois indiquer une décalcification.
Carences éventuelles : cuivre, soufre.

Phytothérapie :
— *Usage interne :* Prêle (plante en poudre) + Luzerne en poudre (3 g par jour dans les aliments).

Aromathérapie :
— *Usage externe :* entretien de santé par massages fréquents des ongles à la base avec : essence de Myrrhe, un peu d'huile de Lin (vitamine F) dans huile d'Amande douce, enrichie de cire d'abeille.

Compléments alimentaires : algues alimentaires (de préférence, Laminaria flexicaulis), huître, mollusque, germe de blé frais, avoine, pain bis, fromage, figue, raisin sec, cresson, levure alimentaire, graines de courge (10 par jour).

Ophtalmie

Parfois synonyme de Conjonctivite.

Description : affection inflammatoire de l'œil, irritation ou fatigue.

Phytothérapie :
— *Usage externe :* Mauve (fleurs) + Sureau (fleurs) + Camomille romaine (fleurs) + Bleuet (fleurs) + Euphraise (plante) : mélange en parties égales ; lotions avec infusion des plantes soit isolément, soit plus ou moins associées.

Recommandation : attention à la conjonctivite microbienne (voir le spécialiste).

Orchite

Description : inflammation des testicules.

Phytothérapie :
— *Usage interne :* Arrête-bœuf (racine) + Bruyère (fleurs) : mélange en parties égales ; 40 g pour un litre, en décoction ; boire comme boisson.
— *Usage externe :* compresses avec décoction de Millepertuis (plante) + Mélilot (plante) + Mauve (feuilles).

Aromathérapie :
— *Usage interne :* essences d'Origan + Sarriette + Citron : mélange en parties égales ; 1 goutte 4 à 5 fois par jour absorbée avec un excipient approprié.

Oreillons

Description : inflammation des glandes parotides. Epidémie (enfants en général).

Phytothérapie :
— *Usage interne :* Centaurée (plante) + Germandrée (plante) + Thym (plante) + Frêne (feuilles) : mélange en parties égales ; 5 g par tasse en décoction légère ; boire plusieurs tasses par jour ; aromatiser avec un peu de réglisse.
— *Usage externe :* huile à la Camomille en application locale.

Aromathérapie :
— *Usage interne :* essence d'Origan (une goutte 3 à 4 fois par jour sur un excipient approprié, pour adultes).
Complément alimentaire : jus de citron.

Orgelet

Description : mini-furoncle au bord de la paupière.

Phytothérapie :
— *Usage interne :* Gentiane (racine) + Bardane (racine) + Aunée (racine) + Colombo (racine) + Centaurée (plante) + Ményanthe (plante) + Noyer (feuilles) : mélange en parties égales ; 5 g par tasse en décoction ; plusieurs tasses par jour.
— *Usage externe :* lotions avec décoctions d'Aunée (racine) + Souci (fleurs).

Otite

Description : inflammation douloureuse de l'oreille.

Phytothérapie :
— *Usage externe :* onctions légères avec huile d'Arachide dans laquelle ont macéré les plantes suivantes : Millepertuis (plante) + Camomille romaine (fleurs) + Plantain (feuille) : mélange en parties égales. Préparer 25 g du mélange et mettre dans 200 g d'huile d'Arachide (ou d'Olive). Chauffer à 60/70° pendant 1 à 2 heures. Avant refroidissement, ajouter 5 g de Camphre du Japon. Laisser refroidir et passer à la passoire.

Aromathérapie :
— *Usage interne :* essences de Sarriette + Eucalyptus + Géranium : mélange en parties égales ; 1 goutte 3 à 4 fois par jour, à absorber avec un excipient approprié.

Oxyures

Description : petits vers occasionnant des démangeaisons anales et parfois vulvaires.

Phytothérapie :
— *Usage interne :* Tanaisie (plante) + Santoline (plante) + Absinthe (plante) + Balsamite (plante) (aromatiser avec bois de réglisse) : mélange en parties égales ; 5 g par tasse en infusion. Boire une tasse le matin à jeun, 7 matins de suite pendant 7 jours du dernier quartier de la lune. Répéter plusieurs mois de suite (la préparation peut être faite avec du lait au lieu d'eau).

Ozène (ou punaisie)

Voir Haleine.

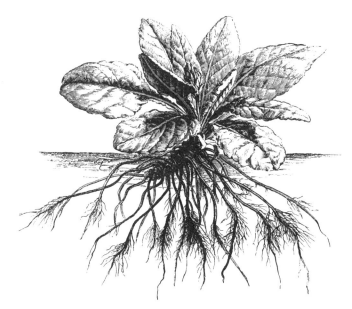

Primevère (avec racines adventives)

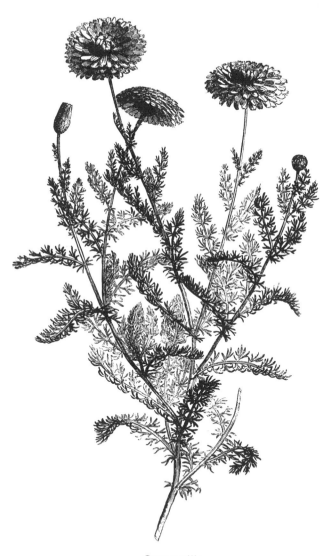
Camomille

Palpitations du cœur

Description : battements de cœur fréquents avec sensation d'angoisse.

Phytothérapie :
— *Usage interne :* Aubépine (fleurs) + Passiflore (fleurs) + Valériane (racine) + Nepeta cataire (plante) + Mélisse (feuilles) + Marjolaine (feuilles) : mélange en parties égales ; 3 à 4 g par tasse en infusion suivant besoin ; boire entre les repas.
Alléluia (plante) ou Armoise (plante) : 1 à 2 g de poudre à absorber selon besoin dans un peu d'eau.

Aromathérapie :
— *Usage interne :* essences de Romarin + Mélisse + Carvi : mélange en parties égales ; 1 goutte à absorber 3 fois par jour dans un excipient approprié.

Paludisme (ou malaria)

Description : maladie infectieuse provoquée par un moustique : l'anophèle, qui innocule des hématozoaires parasites du type Plasmodium : P. vivax, P. maladiae, P. falciparum.

Phytothérapie :
— *Usage interne :* Saule (écorce) + Quinquina (écorce) + Centaurée (plante) + Germandrée (plante) + Ményanthe (plante) + Valériane (racine) + Gentiane (racine) + Pervenche (feuilles) + Scutellaire (plante) : mélange en parties égales ; 5 g par tasse en décoction ; plusieurs tasses par jour entre les repas.

Ou Grand Soleil (Hélianthe) fleurs : 5 g par tasse en infusion, plusieurs tasses dans la journée.

Ou Lilas (feuilles + écorces) : 40 g en macération dans un litre de vin rouge, 30 à 40 cc, deux fois par jour.

Aromathérapie :
— *Usage interne :* essences de Sarriette + Eucalyptus + Citron + Origan : mélange en parties égales ; 1 goutte 4 à 5 fois par jour, à absorber dans un excipient approprié.

Panaris

Description : inflammation aiguë du bout du doigt avec formation de pus.

Phytothérapie ;
— *Usage interne :* Bardane (racine) + Pensée sauvage (plante) + Fumeterre (plante) + Noyer (feuilles) + Aunée (racine) : mélange en parties égales ; 5 g par tasse en décoction ; 3 tasses par jour entre les repas.

— *Usage externe :* oignon bulbe et Fenugrec semences (poudre) : *cuits,* à maintenir localement en cataplasme, à renouveler pour faire mûrir. S'il est mûr, le laisser percer seul avant de presser doucement pour évacuer le pus.

Aromathérapie :
— *Usage interne :* essences de Thym + Sarriette : mélange en parties égales ; 1 goutte 3 à 4 fois par jour avec un excipient approprié.

— *Usage externe :* essence de Lavande supérieure (50/55 %) pure) en pansement maintenu en place en permanence (peut faire avorter le panaris en agissant dès le début de l'affection).

Pansement (à adapter suivant les causes)

Aromathérapie :
— *Usage externe* (recommandé) : pansements secs associant les

essences de Lavande + Romarin + Eucalyptus : mélange en parties égales.

Papillomes

Description : petites lésions des papilles normales, sorte de verrues.

Phytothérapie :
— *Usage interne :* Prêle (plante) en poudre : 2 g à absorber au repas.
— *Usage externe :* Thym (plante) : extrait total (pharmaceutique) en application journalière localement.

Aromathérapie :
— *Usage externe :* essence de Thuya, en applications locales. ATTENTION, DANGER : l'usage du Thuya (plante ou essence) est formellement signalé TOXIQUE. En usage interne seulement en homéopathie.

Paralysie (suites de)

Phytothérapie :
— *Usage interne :* Serpolet (plante) + Pervenche (plante) + Primevère (plante) + Romarin (feuilles) + Gui (feuilles) + Genièvre (baies) + Impératoire (racine) : mélange en parties égales ; 5 g par tasse en décoction légère ; 3 à 4 tasses par jour.
— *Usage externe :* Pyrèthre (racine) : 20 à 25 g en décoction pour 500 g d'eau ; en friction sur les parties paralysées, plusieurs fois par jour.

Aromathérapie :
— *Usage externe :* complexe d'huile d'Arachide (80 parties) + huile aux baies de Genièvre (10 parties) + huile au Chardon béni (5 parties) + essence de Poivre (5 parties) + essence de Romarin (5 parties) : en onctions sur les parties atteintes.

Parkinson (maladie de)

Description : synonyme de paralysie agitante, caractérisée par la rigidité musculaire et des tremblements nerveux.

Phytothérapie : les mêmes plantes que pour Paralysie (voir ce mot) ; y ajouter Pivoine (racine) + Valériane (racine) : proportions indifférentes.

Paupières

Description : fatigue et inflammation. Voir Ophtalmie.

Peau

En général, pour son bon état, son aspect physique et son teint.
Causes de dégradation : carences éventuelles de vitamines A, B et B_5.

Phytothérapie :
— *Usage interne :* Centaurée (plante) + Prêle (plante) + Consoude (racine) + Gentiane (racine) + Douce-amère (plante) + Noyer (feuilles) + Ortie (feuilles) + Artichaut (feuilles) + Orme (écorce) : mélange en parties égales ; 5 g par tasse en décoction, 2 tasses par jour : à jeun le matin et avant le repas de midi. Par période de 8 jours selon besoin ressenti pour conserver longtemps une peau en bon état.

On peut pulvériser ces plantes et absorber 3 g du mélange dans du liquide deux fois par jour avec le même rythme.

— *Usage externe :* une fois par semaine, il est bon de faire un masque d'argile en mélange avec de la pulpe d'avocat, carotte, tomate, concombre.

Compléments alimentaires : carotte, germe de blé cru, chou, concombre, poireau, courge, pomme de terre, navet, salsifis, abricot, fraise, pêche, pomme, melon. Le matin, boire un verre de jus cru de : carotte, pissenlit, ortie, concombre, cresson, céleri, épinard, endive, chicorée, orange, raisin, pamplemousse. SURVEILLER spécialement le fonctionnement intestinal. Agir dès qu'intervient un dérèglement (voir ces rubriques). Voir nos spécialités cosmétiques pour cheveux, peau, corps créées par les Laboratoires Bernadet, Lyon (depuis 1944).

Tisane de beauté et de santé pour la peau : Bourdaine (écorce ; 1 partie) + Orme (écorce ; 1 partie) + Douce-amère (tiges ; 2 parties) + Fumeterre (plante ; 2 parties) + Noyer (feuilles ; 3 parties) + Pensée sauvage (plante ; 2 parties) + Romarin (feuilles ; 1 partie) : 5 g par tasse du mélange en décoction ; 1 tasse 3 fois par jour, le matin et avant les 2 repas. Tisane particulièrement recommandée au printemps, lors du Carême, et à l'automne.

Peau « normale » (entretien)

Phytothérapie :
— *Usage interne :* Artichaut (feuilles) + Fumeterre (plante) + Orme (écorce) : mélange en parties égales ; 5 g par tasse en décoction ; 1 tasse à jeun et 1 au coucher. Faire une cure au printemps et à l'automne, chacune de 3 semaines.
— *Usage externe :* une fois par semaine, faire un masque d'argile en mélange avec de la pulpe de carotte crue, tomate, avocat, concombre.

Aromathérapie :
— *Usage externe :* lotion à l'essence de Carotte, à la Propolis, à la Myrrhe.

Compléments alimentaires : une alimentation variée et équilibrée est de PREMIERE IMPORTANCE.

Recommandations : il est indispensable de surveiller le fonctionnement régulier du système digestif et d'en corriger les déficiences à l'aide des plantes.

Peau sèche

Cette définition ne correspond pas à l'exacte vérité, mais est cependant d'emploi courant ; nous l'adoptons ici comme suffisante.
Causes : carences éventuelles en vitamines A et F.

Phytothérapie :
— *Usage interne :* Fenugrec (semences ; 1 partie) + Avoine (grains ; 2 parties) + Prêle (plante ; 4 parties) + Gentiane (racine ; 1 partie) : en mélange ; 5 g par tasse en décoction, 1 tasse à jeun et 1 avant le repas de midi. En cures discontinues de 8 jours.
— *Usage externe :* lotions et compresses avec jus de légumes crus : carotte, chou et décoction. Alterner avec lait d'Amande pilée et jus de Concombre (ne se conserve pas). Une fois par semaine, faire un masque d'argile avec jus de carotte, chou, tomate.

Compléments alimentaires : germe de blé frais, jus de carotte.

Recommandation : éviter café et alcools. Signale souvent un terrain arthritique (voir Arthritisme).

Peau grasse

Phytothérapie :
— *Usage interne :* Artichaut (feuilles) + Fumeterre (plante) + Pensée sauvage (plante) + Pâquerette (fleurs) + Orme (écorce) : mélange en parties égales ; 5 g par tasse en décoction ; 1 tasse matin et soir, par cures de 3 semaines répétées 4 fois par an.
— *Usage externe :* lotion et compresse après toilette avec décoction de feuilles de Plantain + fleurs de Pâquerettes + fleurs de Soucis + feuille de Lierre grimpant + Capucine. Masque une fois par semaine avec argile en mélange avec jus de carotte, concombre ou courgette.

Aromathérapie :
— *Usage externe :* lotions alcooliques à l'essence de Carotte et essence de Lavande, lotions à la Propolis et Myrrhe.

Compléments alimentaires : alimentation très équilibrée. Eviter les excitants et surtout les excès : sucre (trop raffiné), sucreries, pâtisseries, corps gras, fritures, charcuteries, alcools, farines trop blanches.

Recommandations : proscrire le savon pour la toilette. Employer les huiles végétales traitées en tensio-actifs, acides et enrichies d'extraits de plantes indiquées ci-dessus à usage externe. Eviter de fumer.

Les diverses autres affections sont traitées aux noms correspon-

LEXIQUE THÉRAPEUTIQUE 277

dants : Acné, Eczéma, Furoncle, Dartres, Psoriasis, Prurit, Couperose, Urticaire, Comédons et Inflammation de la peau.

Pelade

Description : dermatose des régions pileuses avec chute totale de poils aux endroits atteints.

Phytothérapie :
— *Usage externe :* lotion aux extraits concentrés de Capucine (semences) + Ortie (feuilles) + Buis (feuilles) : en frictions journalières alternées avec la lotion à l'essence (voir Laboratoires Bernadet).

Aromathérapie :
— *Usage externe :* lotion avec huile hydrosoluble et essence de Sauge sclarée.

Compléments alimentaires : chou, crudités, oignons, radis, et jus de fruits frais.

Péritonite

Description : inflammation aiguë ou chronique du péritoine. Surveillance médicale indispensable.

Phytothérapie :
— *Usage interne :* Chardon Roland (racine) + Chardon béni (fleurs) + Absinthe (plante) + Lierre terrestre (plante) : mélange en parties égales ; 5 g par tasse en décoction, 4 à 5 tasses par jour entre les repas.

Perlèche (ou pourlèche)

Description : ulcération à staphylocoques aux commissures des lèvres.

Phytothérapie :
— *Usage interne :* Salsepareille (racine) + Bardane (racine) + Orme (écorce) + Pissenlit (racine) + Aunée (racine) : mélange en parties égales ; 5 g par tasse en décoction ; boire plusieurs tasses par jour.

— *Usage externe :* Bardane (racine) + Millepertuis (fleurs) : mélange en parties égales ; 40 g en macération dans 100 g d'huile végétale ; en onctions locales.

Aromathérapie :
— *Usage interne :* essences de Citron + Origan : mélange en parties égales ; absorber une goutte 4 à 5 fois par jour dans un excipient approprié.

Pertes utérines

Voir Métrorragie.

Pertes blanches (ou flueurs blanches)

Description : suintement vaginal laiteux.
Causes éventuelles : fatigue, anémie...

Phytothérapie :
— *Usage interne :* Centaurée (plante) + Ortie blanche (fleurs) + Patience (racine) + Ortie piquante (feuilles) + Noyer (feuilles) + Eucalyptus (feuilles) : mélange en parties égales ; 5 g par tasse en décoction ; boire 3 à 5 tasses par jour.
— *Usage externe :* injections avec décoction d'Ortie blanche (fleurs) + Chêne (écorce) + Thé + Eucalyptus (feuilles) + Sceau-de-salomon (racine) : 30 g par litre.

Aromathérapie :
— *Usage interne :* essence d'Eucalyptus (2 gouttes à absorber 2 fois par jour).
— *Usage externe :* Eucalyptus : quelques gouttes à ajouter dans le liquide de toilette intime. Bien agiter le mélange au moment de l'emploi.

Pertes séminales (spermatorrhée)

Description : émission nocturne involontaire de sperme.

Causes possibles : faiblesse, carence en vitamine E, en zinc et phosphore...

Phytothérapie :
— *Usage interne :* Saule (écorce) + Noyer (feuilles) + Sauge (feuilles) + Ményanthe (plante) + Valériane (racine) : mélange en parties égales ; 30 g par litre de vin rouge en macération à froid ; boire 1 petit verre à bordeaux au dessert du soir, par cures de 3 semaines.

Compléments alimentaires : germe de blé, cresson, céréales complètes, orge, blé, maïs, épinard, chou cru, haricot sec.

Pharyngite

Voir Angine, Laryngite, Enrouement.

Phlébite

Description : inflammation des veines par état toxique ou infectieux. Danger de coagulation du sang (locale) et obstruction de la veine risquant la thrombose.

Phytothérapie :
— *Usage interne :* Véronique (plante) + Piloselle (plante) + Verge d'or (plante) + Mélilot (plante) + Bardane (racine) + Aunée (racine) + Petit Houx (racine) + Hamamélis (feuilles) + Vigne rouge (feuilles) + Bouleau (feuilles) + Cyprès (noix) + Verveine officinale (plante) : mélange en parties égales ; 5 g par tasse en décoction ; plusieurs tasses par jour entre les repas.
Macération : écorce de chêne 20 g pour un litre de vin rouge 12° à 14°, un verre à bordeaux avant le repas de midi.

Aromathérapie : essence de Citron (une goutte 5 à 6 fois par jour avec un excipient approprié).

Compléments alimentaires : régime plutôt végétarien ; crudités dont *persil ;* diminuer le sel, les épices, les graisses.

Phlegmon

Voir Anthrax, Furoncle.

Phtiriase

Voir Poux.

Pieds fatigués

Description : après une trop longue marche ou une longue station debout.

Phytothérapie :
— *Usage externe :* décoction de feuilles de Noyer pour bains de pieds.

Aromathérapie :
— *Usage externe :* bains de pieds dans l'eau chaude salée aromatisée avec essence de Pin sylvestre.

Recommandation : massage au coucher avec huile à la Camomille camphrée enrichie d'essence de Cyprès.

Pieds enflés en permanence

Voir aussi Chevilles.
Causes éventuelles : albuminurie (le cœur peut être en cause).

Aromathérapie :
— *Usage externe :* massage le soir au coucher avec huile de Laurier enrichie d'essences de Thym et de Genièvre.

Pierre

Voir Calculs urinaires.

Pipi au lit (énurésie)

Description : émission involontaire d'urine pendant le sommeil ; concerne surtout les enfants (s'en inquiéter après l'âge de 4 ans).
Causes éventuelles : carence en manganèse et cuivre.

Phytothérapie :
— *Usage interne* : Ballote (plante ; 1 partie) + Cyprès (noix ; 3 parties) + Globulaire (feuilles ; 2 parties) + Réglisse (racines ; 1 partie) : 5 g par tasse en décoction ; 2 à 3 tasses par jour entre les repas, de façon suivie.
Indispensable : tisane vermifuge pendant le dernier quartier de la lune (présence possible de vers).

Aromathérapie :
— *Usage interne* : essence de Cyprès (une goutte 2 fois par jour dans un excipient approprié).

Compléments alimentaires : cresson, persil, cerfeuil, pignon de pin. Le soir au coucher, grignoter 2 ou 3 amandes salées, ou 2 à 3 graines de courge salées ou bien une bouchée de pain de seigle salé.
Recommandation : ne plus boire après 17 heures.

Piqûres d'insectes

Phytothérapie :
— *Usage externe* : enlever soigneusement le dard si possible, et appliquer d'urgence le *suc frais* d'une feuille de Plantain. Faute de Plantain, on agit, mais moins efficacement, avec persil, oignon *cru*.

Aromathérapie :
— *Usage externe* : essences de Lavande + Cajeput + Camphre + Citron : seule ou en mélange. En compresses pures sur la piqûre.

Pituite

Voir aussi Flegme.

Description : liquide filant, séreux, régurgité surtout le matin. Conséquence de l'alcoolisme.

Phytothérapie :
— *Usage interne :* Verveine officinale (plante) + Marrube blanc (plante) + Lierre terrestre (plante) + Chicorée (racine) + Globulaire (feuilles) + Boldo (feuilles) + Romarin (feuilles) : mélange en parties égales ; 5 g par tasse en décoction légère ; 1 tasse à jeun, 1 au coucher (ou davantage).

Pityriasis versicolor

Description : dermatose avec développement de taches jaunes ou fauves avec légère desquamation, et provoquée par la germination dans l'épiderme d'un champignon parasite. C'est une Mycose (voir à ce mot).

Recommandations : surveiller la flore intestinale. Eviter l'exposition prolongée au soleil.

Plaies infectées

Phytothérapie :
— *Usage externe :* Aigremoine (plante) + Bétoine (feuilles) : mélange en parties égales ; faire une décoction avec 100 g de plantes dans 1 litre de bon *vin rouge*. En compresses après une désinfection normale.

Aromathérapie :
— *Usage externe :* essence de Lavande (50/55 % ou déterpénée) en applications avec compresses stérilisées, maintenues en place un certain temps.

Plaies (et cicatrisation)

Description : blessure ouverte fraîche.

Phytothérapie :
— *Usage externe :* application de lotion avec décoction de : Géranium (plante) + Aigremoine (plante) + Millepertuis (plante) + Millefeuille (plante) + Consoude (racine) + Gentiane (racine) + Prêle (plante) : mélange en parties égales ; 5 g du mélange en décoction pour 100 g d'eau ou de vin rouge 12/14°. Il est préférable de faire la préparation chaque jour.

Aromathérapie :
— *Usage externe :* essences de Myrrhe + Romarin + Cajeput + Genièvre + Eucalyptus + Lavande (50/55 %) : mélange en parties égales ; 5 g du mélange à inclure dans 100 cc d'huile d'Amande douce ; en onctions légères après la compresse.

Recommandation : pour atténuer la cicatrice, insister chaque jour avec un léger massage à base de pâte de racine de Consoude (poudre), cuite légèrement avec un peu d'eau ; on peut ajouter une petite dose de papaïne (extrait de papaye).

Pléthorique (état)

Description : excès ou surabondance du sang et des « humeurs » généralisé ou localisé.

Phytothérapie :
— *Usage interne :* Fumeterre (plante) + Bardane (racine) + Bouleau (feuilles) + Artichaut (feuilles) : mélange en parties égales ; 40 g par litre en décoction ; boire comme boisson.

Compléments alimentaires : ail, oignon, citron.

Pleurodynie (pleurésie)

Description : point de côté, inflammation de la plèvre avec ou sans épanchement.

Phytothérapie :
— *Usage interne :* Absinthe (plante) + Prêle (plante) + Hysope (plante) + Tussilage (feuilles) + Saule (écorce) + Acore (racine) +

Genièvre (baies) : mélange en parties égales ; 5 g par tasse en décoction ; 3 à 4 tasses à boire chaud, entre les repas.

Et Prêle (poudre) : 2 à 3 g ; 1 ou 2 fois par jour aux repas avec liquide ou aliment.

Pneumonie

Surveillance médicale stricte.

Aromathérapie :
— *Usage interne :* essences de Citron + Eucalyptus + Niaouli + Pin + Origan + Sarriette : mélange en parties égales ; 1 goutte 4 à 5 fois par jour entre les repas à absorber avec un excipient approprié.

Poliomyélite

Description : affection grave touchant la moelle épinière, les nerfs, les muscles. Cause inconnue (relève de la grande médecine).

Compléments alimentaires : oignon sous toutes ses formes, cru et cuit, chou cru ou cuit, algues alimentaires (sauf Fucus vesiculosus), les laminaires et les autres.

Point de côté

Voir Pleurodynie et Névralgies intercostales.

Polype

Description : petite tumeur bénigne (excroissance de chair) se produisant dans une cavité naturelle.

Phytothérapie :
— *Usage interne :* Prêle (plante) + Sauge (feuilles) + Centau-

rée (plante) : mélange en parties égales ; décoction 5 g par tasse ; boire 3 fois par jour entre les repas.

Poux

Description : parasites siégeant surtout dans les cheveux. Peuvent signaler un organisme affaibli.

Phytothérapie :
— *Usage externe :* Fusain (fruits secs) + Séné (feuilles ; en poudre fine) : mélange en parties égales ; poudrages répétés sur le cuir chevelu à enfermer sous un bonnet car la poudre de fruits de fusain a une *certaine toxicité*.
Pomme cannelle : pépins broyés avec de l'huile : appliquer une nuit ; laver les cheveux le lendemain.

Aromathérapie :
— *Usage externe :* Baume du Pérou + Baume de Tolu + essence de Lavande + essence de Géranium + essence de Patchouli : mélange en parties égales ; 10 g du mélange à mettre dans 100 g d'huile d'Amande douce ; employer en onctions locales répétées.

Prostatite

Description : congestion, inflammation, hypertrophie de la prostate.
Causes éventuelles : carences en cuivre, cobalt, nickel, zinc.

Phytothérapie :
— *Usage interne :* Piloselle (plante) + Pariétaire (plante) + Arénaria (plante) + Cyprès (noix) + Bruyère (fleurs) + Uva ursi (feuilles) + Buchu (feuilles) + Turquette glabre (plante) : mélange en parties égales ; 40 g en décoction pour un litre ; boire comme boisson, dans la journée.

Aromathérapie :
— *Usage interne :* essences de Pin sylvestre + Sarriette : une goutte 3 à 4 fois par jour, dans un excipient approprié.
Sont également indiquées, les essences de Carotte et Persil.

Compléments alimentaires : oignon cru et cuit en abondance, mollusques, crustacés, foie, épinard, algues alimentaires, courge.

Prurigo ou prurit

Description : démangeaisons incitant au grattage ; affection des nerfs de la peau. Peut être d'origine allergique.
Causes éventuelles : carence en manganèse.

Phytothérapie :
— *Usage interne :* Géranium Robert (plante) + Galega (plante) + Alchémille (plante) + Salicaire (plante) + Valériane (racine) : mélange en parties égales ; 5 g par tasse, en décoction ; 2 à 3 tasses par jour entre les repas.
— *Usage externe :* compresses et lotions avec décoctions légères de Sureau (fleurs) + Souci (fleurs) + Origan (plante) + Alchémille (plante) + Consoude (racine) : mélange en parties égales.

Aromathérapie :
— *Usage interne :* essences de Menthe + Carotte (parties égales) : 1 goutte 2 fois par jour dans un excipient approprié.
— *Usage externe :* essences de Mélaleuca + Camphre à 10 % dans l'huile végétale, en onctions légères.

Compléments alimentaires : persil, cerfeuil, cresson.

Recommandation : on peut faire des applications d'argile enrichie de jus de carotte, ou décoction de racine de Guimauve, Souci (fleurs), algues Carragheen.

Prurit anal

Phytothérapie :
— *Usage externe :* Noyer (feuilles) + Romarin (feuilles) + Bardane (racine) + Potentille argentine (feuilles) + Ficaire (plante) + Alchémille : décoction concentrée pour bains de siège.
Ou Guimauve (poudre) : en cataplasmes.

Prurit vulvaire

Description : démangeaisons pénibles de la vulve, particulièrement au moment de la ménopause. Affection pénible des nerfs de la peau ne dépendant pas de lésions.

Phytothérapie :
— *Usage interne :* Galega (plante) + Noyer (feuilles) + Géranium Robert (plante) + Alchémille (plante) : mélange en parties égales ; 5 g par tasse en décoction ; boire plusieurs tasses par jour entre les repas.
— *Usage externe :* Alchémille (décoction concentrée de la plante à employer en lotions et compresses).
Guimauve (racine en poudre) : préparer en cataplasmes et appliquer localement ; maintenir en place pendant un certain temps.

Recommandation : pour la toilette locale, exclure radicalement le savon. Employer les lavants acides (tensio-actifs aux huiles végétales - Laboratoires Bernadet et autres).

Psoriasis

Description : rougeurs squameuses et en surélévation de la peau. La cause est imprécise et les avis médicaux sont fort divergents.

Phytothérapie :
— *Usage interne :* Orme (écorce) + Salsepareille (racine) + Noyer (feuilles) + Ballote (plante) + Agripaume (plante) + Artichaut (feuilles) + Chiendent (racine) + Fumeterre (plante) : mélange en parties égales ; 5 g par tasse en décoction ; boire 3 tasses par jour entre les repas.
— *Usage externe :* Bétoine (feuilles) + Bétoine (racine) + Orme (écorce) : mélange en parties égales ; 10 g par tasse, en décoction très concentrée, à employer en lotions.

Psychasthénie

Voir Neurasthénie.

Puberté (féminine) tardive et difficile

Description : modification morphologique et biologique en rapport avec l'apparition des règles.

Phytothérapie :
— *Usage interne :* Armoise (plante) ; 5 g par tasse, en décoction ; boire 2 tasses par jour pendant 5 à 6 jours par mois pendant le dernier quartier de la lune.

Aromathérapie :
— *Usage interne :* essence de thym ; une goutte à absorber à chaque fois, 2 fois par jour en même temps que la tisane.

Purpura

Description : c'est une hémorragie cutanée formant des taches rouges consécutives à la sortie des globules rouges hors des vaisseaux. Il existe une forme infectieuse grave due à une septicémie à méningocoques appelée Purpura fulminans de Henoch. Cette forme demande l'intervention rapide de la médecine et de ses grands moyens.

Phytothérapie :
— *Usage interne :* Prêle (plante) + Ortie (feuilles) + Bardane + Bourse-à-pasteur (plante) + Primevère (plante) + Millefeuille (fleurs) + Luzerne (feuilles) + Aunée (racine) : mélange en parties égales ; 5 g par tasse en décoction ; boire plusieurs tasses par jour entre les repas.
Luzerne : jus frais à boire 1/2 verre par jour par cuillerée à soupe.

Pyélite et pyélonéphrite

Description : inflammation rénale au niveau du bassinet.

Phytothérapie :
— *Usage interne :* Uva ursi (feuilles) + Bugrane (racine) + Consoude (racine) + Millepertuis (fleurs) + Aigremoine (plante) :

mélange en parties égales ; 5 g par tasse en décoction ; boire plusieurs tasses par jour entre les repas.

Aromathérapie :
— *Usage interne :* essences de Pin sylvestre + Thym : 1 goutte du mélange à absorber 3 à 4 fois par jour dans un excipient approprié.

Pyrosis

Voir Acidité ou Aigreurs d'estomac.

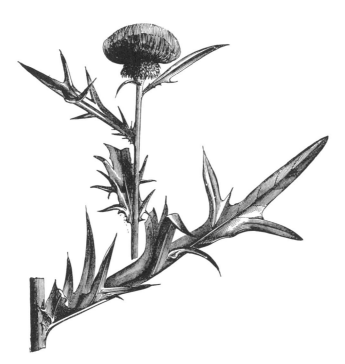

Chardon

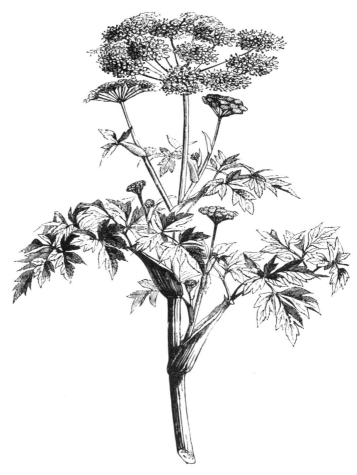

Angélique

Rachitisme

Description : ossification insuffisante et déformations.
Causes éventuelles : carence en vitamine D.

Phytothérapie :
— *Usage interne :* Sauge de Grèce (feuilles) + Noyer (feuilles) + Luzerne (feuilles) + Prêle (plante) + Lichen d'Islande (plante) + Ményanthe (plante) : mélange en parties égales ; 5 g par tasse en décoction concentrée ; boire 3 à 4 tasses au cours de la journée.

Compléments alimentaires : huile de Foie de morue (sur conseil médical seulement) ; oignon, radis, raifort, chou, orge, avoine, levure alimentaire, algue laminaire (3 à 4 g par jour aux repas), Hélianthe (semences) (c'est le soleil ou tournesol) : croquer aux repas 5 à 10 g chaque jour + 1 cuillerée à café de germe de blé frais ; luzerne en jus frais ; noyer : confiture de brou de noix au miel.

Rate (déficience)

Phytothérapie :
— *Usage interne :* Bourdaine (écorce) + Garance (racine) + Chêne (écorce) + Marrube blanc (plante) + Chardon Marie (semences) + Millepertuis (fleurs) + Patience (racine) + Benoîte (plante) + Verveine officinale (plante) + Lierre terrestre (plante) : mélange en parties égales ; 5 g par tasse en décoction ; boire 4 à 5 tasses par jour entre les repas.

Refroidissement

Voir aussi Rhume et Grippe.

Phytothérapie :
— *Usage interne :* Thym (feuilles) + Cannelle (écorce) + Millefeuille (plante) : mélange en parties égales ; 5 g par tasse en infusion dans du vin rouge chaud ; ajouter une trace de poivre (pour adultes).

Aromathérapie :
— *Usage interne :* essences de Thym + Cannelle : mélange en parties égales ; 1 à 2 gouttes à la fois, 3 à 4 fois par jour entre les repas (absorber dans un excipient approprié).
— *Usage externe :* essence de Lavande légèrement enrichie d'essences de Cannelle + Térébenthine, en frictions légères. Mélanger au besoin d'huile suivant la sensibilité de la peau.

Règles et gynécologie de la femme

Irrégulières, absence ou insuffisance : voir Aménorrhée.
Douloureuses ou difficiles : voir Dysménorrhée.
Excessives : voir Ménorragie.
Malodorantes : voir Salpingite.
Hémorragies hors des règles : voir Métrorragie.
Inflammation de la matrice : voir Métrite.
Pertes blanches : voir Leucorrhée.

Reins

Les affections rénales sont traitées au nom de chacune : Inflammation, Enurésie et pertes d'urine, Cystite, Pipi au lit, Lithiase, Gravelle, Oligurie, Calculs, Coliques néphrétiques, Néphrite (voir aussi Urine).

Pour rein et vessie (phytothérapie) :
— *Usage interne :* Pariétaire (plante) + Frêne (feuilles) + Verge d'or (plante) + Arénaria (plante) + Chiendent (racine) :

mélange en parties égales ; 5 g par tasse en décoction ; boire plusieurs tasses par jour, au besoin comme boisson.

Réveil nocturne anormal

Phytothérapie :

— *Usage interne :* Pensée sauvage (plante) + Lotier (plante) + Tilleul (fleurs) + Oranger (feuilles) + Coquelicot (pétales) + Aubépine (fleurs) + Lavande (fleurs) + Saule (écorce) : mélange en parties égales ; 5 g par tasse en infusion ; boire chaud le soir à la veillée 1 ou 2 tasses, sucrées ou non au miel.

Rhinite

Description : inflammation des muqueuses nasales.
Causes éventuelles : carence en manganèse, cuivre.

Aromathérapie :

— *Usage externe :* essences de Lavande + Niaouli : mélange en parties égales dans l'huile d'Amande douce, en onctions locales au bord des narines plusieurs fois par jour.

Compléments alimentaires : cresson, cerfeuil, persil, pignon de pin, mollusques, crustacés.

Rhumatismes (état général rhumatismal)

Description : douleurs ou algies rhumatismales.

Phytothérapie :

— *Usage interne :* Cassis (feuilles) + Frêne (feuilles) + Bouleau (feuilles) + Reine-des-prés (plante) + Alkékenge (baies) + Saule (écorce) + Aubier de tilleul (écorce) + Chicorée (racine) + Bardane (racine) + Vergerette du Canada (plante) + Chardon béni (fleurs) : mélange en parties égales ; 40 g par litre en décoction ; boire comme boisson à volonté.

On peut aussi boire à volonté de la tisane faite avec des pelures de pommes (non traitées) séchées, 50 g en décoction, par litre *(très recommandé).*

Aromathérapie :
— *Usage interne :* essences d'Eucalyptus + Cajeput + Genièvre + Origan : mélange en parties égales ; 1 goutte 3 à 4 fois par jour à absorber avec un excipient approprié.
— *Usage externe :* essences de Wintergreen + Camphre + Laurier + Myrrhe + Lavande : mélange en parties égales. En légères applications directes ou incluses dans une huile végétale, et onctions ou massages légers avec huile au Millepertuis enrichie d'huile de Laurier.

Rhumatismes

(localisés avec douleurs et état plus ou moins fiévreux, plus ou moins infectieux)

Description : cas de douleurs musculaires.
Causes éventuelles : carence en cuivre, argent, or.

Phytothérapie :
— *Usage interne :* Bardane (racine) + Frêne (feuilles) + Cassis (feuilles) + Saule blanc (écorce) + Reine-des-prés (plante) + Bouleau (écorce) : mélange en parties égales ; 5 g par tasse en décoction ; boire plusieurs tasses par jour (moment indifférent).
— *Usage externe :* Chardon béni (fleurs) : en décoction pour applications en compresses.
Noyer (feuilles) + Thym (fleurs et feuilles) + Pin (aiguilles) : mélange en parties égales ; 300 g du mélange en décoction, à ajouter dans la baignoire pour un bain complet.
Lilas (fleurs) : macération concentrée à froid dans une huile ; en onctions, massages sur les parties douloureuses.

Aromathérapie :
— *Usage externe :* essences d'Eucalyptus + Wintergreen + Genièvre + Origan : mélange en parties égales, à 10 % dans une huile végétale (amande, olive, arachide...) pour onctions des parties douloureuses.

Essence de Pin sylvestre en bain de vapeur surchauffée.

Compléments alimentaires : jus frais de pissenlit, betterave rouge, bette, céleri.

Aliments essentiels : ail, carotte, chou, oignon, pissenlit, céleri, courge, radis, salsifis, tomate, cresson, persil, cerfeuil, luzerne, raisin sec, figue, datte, crustacés, algues laminaires et autres algues alimentaires (sauf Fucus vesiculosus).

Rhume

Causes éventuelles : carence en vitamine C.

Phytothérapie :
— *Usage interne :* Lierre terrestre (plante) + Hysope (plante) + Genièvre (baies) + Sapin (bourgeons) + Eucalyptus (feuilles) + Thym (fleurs et feuilles) : mélange en parties égales ; 5 g par tasse en décoction ; boire chaud plusieurs tasses entre les repas.

Aromathérapie :
— *Usage interne :* essences de Sarriette + Eucalyptus + Origan + Pin + Cannelle + Myrte : mélange en parties égales ; 1 goutte à absorber 4 à 5 fois par jour dans un excipient approprié.

Le soir : bain de pieds avec de l'eau très chaude, salée, dans laquelle on mélange par vive agitation de l'essence de Lavande et de l'essence d'Eucalyptus. Maintenir chaud pendant le bain et agiter à plusieurs reprises pour maintenir les essences en suspension. Refaire plusieurs jours de suite.

Rhume des foins (asthme allergique)

Voir Allergies.

Phytothérapie :
— *Usage interne :* Salsepareille (racine) + Pensée sauvage (plante) + Orme (écorce) + Prêle (plante) + Hysope (plante) + Artichaut (feuilles) + Pissenlit (racine) + Marrube blanc (plante) +

Romarin (feuilles) : mélange en parties égales ; 5 g par tasse en décoction ; boire 2 à 3 tasses par jour entre les repas.

Aromathérapie : essence de Cyprès (1 goutte à absorber 2 à 3 fois par jour dans un excipient approprié).

Rhume de cerveau

Voir Coryza.

Rougeole

Description : maladie infectieuse, contagieuse et épidémique ; c'est une fièvre éruptive.

Phytothérapie :
— *Usage interne :* Bardane (racine) + Bourrache (fleurs) + Centaurée (plante) + Tilleul (fleurs) + Mauve (fleurs et feuilles) + Sureau (fleurs) + Hysope (plante) + Scabieuse (fleurs) : mélange en parties égales ; 5 g par tasse en décoction légère ; boire chaud, plusieurs tasses par jour, entre les repas.
— *Usage externe :* Reine-des-prés (plante) + Saule blanc (écorce) : mélange en parties égales ; 5 g par tasse en infusion prolongée ; employer en lotion pour la toilette. Faire la préparation chaque jour.

Aromathérapie :
— *Usage interne :* essences d'Eucalyptus + Genièvre + Sarriette + Thym : mélange en parties égales ; absorber 1 goutte à la fois dans un excipient alimentaire approprié, 3 à 4 fois par jour.

Recommandation : en dessous de 2 ans, ne rien faire sans l'avis du médecin.

Rougeurs du visage

Voir aussi Couperose.
Il est toujours recommandé de faire des lotions et compresses de jus frais de céleri, de persil, de cerfeuil.

Saignements des gencives (parfois scorbut)

Phytothérapie :
— *Usage externe :* Aigremoine (plante) + Ronce (feuilles) + Sauge (feuilles) + Ortie piquante (feuilles) + Plantain (feuilles) + Rathania (écorce) + Myrrhe (résine) : proportions indifférentes, en mélange sous forme de poudre (la Myrrhe sera cependant mise en moindre proportion). A employer journellement sur une brosse à dents comme « dentifrice » et, d'autre part, à mettre sur le doigt mouillé pour procéder à un léger massage des gencives.

Saignement de nez (ou épistaxis)

Description : hémorragie nasale de causes diverses : hypertension, faiblesse des vaisseaux capillaires, déséquilibre du sang, etc.

Phytothérapie :
— *Usage interne :* Prêle (plante) + Millefeuille (plante) + Ortie piquante (feuilles) + Bourse-à-pasteur (plante) : mélange en parties égales ; 5 g par tasse en décoction forte ; boire froid de préférence plusieurs fois entre les repas.
— *Usage externe :* Gaillet (feuilles fraîches ; les feuilles sèches ne conviennent pas) : cueillir les feuilles sur la plante, les laver rapidement et les écraser pour en faire des applications locales, le temps nécessaire pour stopper le saignement.

Observations : il est évident que le véritable traitement est celui de la cause ; les remèdes aux Salicylates peuvent être incriminés.

Salivation exagérée

Phytothérapie :
— *Usage interne :* mastiquer fréquemment de petits morceaux de Gingembre ou de racine de Pyrèthre (Bertram).

Salpingite

Description : inflammation des trompes s'accompagnant souvent de pertes nauséabondes.

Phytothérapie :
— *Usage interne :* Alchémille (plante) + Marrube blanc (plante) + Absinthe (plante) + Millepertuis (fleurs) + Bardane (racine) : mélange en parties égales ; 5 g par tasse en décoction ; boire entre les repas ; 2 à 4 tasses par jour.
Ou bien : 40 g en macération à froid dans 1 litre de bon vin rouge ; chaque jour 1 verre à bordeaux.

Aromathérapie :
— *Usage interne :* essences d'Origan + Sarriette + Citron : mélange en parties égales ; absorber 1 à 2 gouttes à la fois, 3 fois par jour, dans un excipient approprié, cela par cures renouvelées de 3 semaines chacune.

Sang (épais)

Voir aussi Hyperviscosité du sang et les autres maladies du sang.

Description : s'apparente à « sang épais ».
Causes éventuelles : carence en vitamine K.

Phytothérapie :
— *Usage interne :* Alléluia (plante) + Buglosse (plante) + Bourrache (fleurs) + Chardon béni (fleurs) + Globulaire (feuilles) + Marrube blanc (plante) + Aunée (racine) + Fumeterre (plante) + Pensée sauvage (plante) + Gentiane (racine) + Ményanthe (plante) : mélange en parties égales ; 5 g par tasse en décoction ; 2 tasses par

jour, le matin et avant le repas de midi ; cure à faire surtout au printemps et à l'automne.

Compléments alimentaires : cresson, chicorée, pourpier, chou, épinard, luzerne crue et cuite, tomate, citron, bouillon d'orge, pissenlit. Alimentation très peu carnée, mais surtout riche en légumes de cette liste, légumes crus d'une part en salades, mais aussi en plats cuits. Les jus crus sont également importants, nourriture peu salée.

Scarlatine

Description : fièvre éruptive avec desquamation, contagieuse ; surtout bien voir le médecin.

Phytothérapie :
— *Usage interne :* Bourrache (fleurs) + Sureau (fleurs) + Romarin (feuilles) + Sauge de Grèce (feuilles) + Plantain (feuilles) + Thym (fleurs et feuilles) + Uva ursi (feuilles) : mélange en parties égales ; 5 g du mélange par tasse, en décoction légère ; 3 à 4 tasses par jour entre les repas.

Aromathérapie :
— *Usage interne :* essences de Thym + Origan + Eucalyptus : en parties égales ; absorber 1 goutte à la fois, 3 à 4 fois par jour, dans un excipient alimentaire approprié.

Sciatique

Voir aussi Lumbago.

Description : sorte de névralgie ayant son départ au niveau de la hanche et s'irradiant sur le trajet du nerf sciatique.

Phytothérapie :
— *Usage interne :* Reine-des-prés (plante) + Armoise (plante) + Valériane (racine) + Genièvre (baies) + Chiendent (racine) + Noyer (feuilles) + Frêne (feuilles) : mélange en parties égales ; 40 g du mélange en décoction dans un litre d'eau ; boire 1/2 litre comme boisson par jour.

Aromathérapie :
— *Usage externe :* essences de Cannelle (5 parties) + Térébenthine (4 parties) + Wintergreen (1 partie) : 10 parties du mélange dans 90 parties d'huile d'Amande douce ; employer en onctions sur les parties douloureuses.

Observations : cette affection cède souvent à l'action de thérapeutiques douces (air chaud, massages chinois, shia-tsu, acupuncture), mais peut aussi relever d'autres techniques, y compris la chirurgie.

Scorbut

Description : maladie de carences vitaminiques.
Causes éventuelles : carence certaine en vitamine C.

Phytothérapie :
— *Usage interne :* Ményanthe (plante) + Centaurée petite (plante) + Cassis (feuilles) + Sauge (feuilles) + Ortie piquante (feuilles) + Luzerne (feuilles) + Grande Passerage (feuilles) : mélange en parties égales ; 5 g par tasse en décoction ; boire 2 à 3 tasses par jour.
Autre façon : faire ce mélange sous forme de poudre très fine ; consommer 2 g aux repas de midi et du soir.

Compléments alimentaires : alimentation riche en végétaux frais et crus, dont citron, pêche, raisin, arbousier (baies), roquette, pourpier, poivron, chou, oignon, persil, germe de blé frais, cresson, capucine, argousier (baies fraîches et en jus).

Observations : on peut aussi employer Alléluia (ou « Pain de coucou ») mais son emploi est à surveiller à cause de sa teneur en acide oxalique souvent contre-indiqué dans le cas de lithiase rénale. Même remarque pour l'oseille. Luzerne (jus frais) : à boire par cuillerée à soupe 5 à 6 fois par jour.

Scrofule

Description : concerne les abcès froids, humeurs froides, écrouelles.

Causes éventuelles : souvent tuberculeuse.

Phytothérapie :
— *Usage interne :* Lichen d'Islande (plante) + Carragheen (algue) + Sauge de Grèce (feuilles) + Noyer (feuilles) + Ortie blanche (plante) + Scrofulaire aquatique (plante) : mélange en parties égales ; 30 g par litre en décoction prolongée ; boire au moins 1/2 litre par jour. Et Acore *(Calamus aromaticus),* poudre : 1 g par jour.

Compléments alimentaires : oignon, raifort, chou.

Localement : appliquer des emplâtres de chou cru écrasé malaxé avec un peu d'argile. Frictions avec alcoolature d'Acore (en pharmacie) ou huile à l'Acore (voir p. 349).

Séborrhée

Description : augmentation de la sécrétion des glandes sébacées. Quand elle est localisée sur le cuir chevelu, elle a une fâcheuse répercussion sur l'état de la chevelure.

Phytothérapie :
— *Usage interne :* les plantes à employer ici sont celles qui sont actives et favorables au bon fonctionnement du foie et au bon état du sang (voir ces deux cas).
— *Usage externe :* Sauge de Grèce (plante) + Capucine (semences) + Ortie piquante (feuilles) + Oignon (semences) : proportions indifférentes ; 30 g du mélange en décoction concentrée ; employer en frictions légères.

Aromathérapie :
— *Usage externe :* essences de Bouleau (1 partie) + Myrrhe (1 partie) + Thym (5 parties) : 5 g du mélange pour 100 g d'huile hydrosoluble des glandes uropygiennes de palmipèdes (canard, oie, etc.) ; quelques applications légères, 2 à 3 fois par semaine.

Recommandations : sont formellement déconseillés les lavages (shampooings) au savon, de même que des lavages trop fréquents, même avec de bons produits (voir Cheveux et Peau).

Seins (engorgement de la glande)

Phytothérapie :
— *Usage interne :* Absinthe (plante) + Ményanthe (plante) + Houblon (cônes) : mélange en parties égales ; 3 g par tasse plusieurs fois par jour.
— *Usage externe :* Cumin (semences écrasées) + Basilic (feuilles fraîches si possible) : mélange à préparer en cataplasme et à appliquer.
Mélisse (feuilles) : en infusion de 5 g par tasse ; employer également en compresses.

Recommandations : TOUJOURS CONSULTER LE MEDECIN. Dans le cas de gerçures, faire des compresses avec décoctions concentrées de Millefeuille (plante).

Seins (ptôse ou affaissement)

Voir Glandes.

Phytothérapie :
— *Usage externe :* localement, douche fraîche (non glacée) matin et soir. Mettre ensuite une crème légère ou lait cosmétique actif à l'écorce de grenade.
2 à 3 fois par semaine, faire une application de gel d'écorce de grenade (fruit) en mélange avec un gel de semences de coing et de pomme écrasée, l'ensemble aromatisé à l'essence de Myrrhe. Une préparation de cette forme est réalisée par le Laboratoire Bernadet.

Seins (gerçures)

Phytothérapie :
— *Usage externe :* Millefeuille (plante) : décoction concentrée en compresses locales répétées.

LEXIQUE THÉRAPEUTIQUE

Sénescence (pour la retarder)

Description : affaiblissement, vieillissement tissulaire causé par l'âge.

Causes éventuelles : carence en vitamines, plus spécialement en vitamine E, en iode, en magnésium et calcium.

Phytothérapie :
— *Usage interne :* Artichaut (feuilles) + Frêne (feuilles) + Romarin (feuilles) + Sauge de Grèce (feuilles) + Gentiane (racine) + Ményanthe (plante) : en parties égales ; 5 g par tasse ; en décoction ; 2 tasses par jour (avant les 2 repas).

Ou : Frêne (feuilles ; 10 g) + Aubier de Tilleul (10 g) + Fenouil (semences) : quantités pour 1 l d'eau ; faire bouillir Frêne et Aubier de Tilleul, retirer du feu et ajouter le Fenouil ; infuser 1 heure et passer ; boire à volonté comme boisson.

Aromathérapie :
— *Usage interne :* essences de Citron + Thym + Céleri : mélange en parties égales ; 2 gouttes à absorber chaque jour dans un excipient alimentaire approprié.

Compléments alimentaires : oignon, chou, ail, roquette, luzerne (feuilles), germe de blé frais, pollen de fleurs (une cuillerée à soupe à consommer chaque jour), millet en grains (en plats, soupe, gâteaux), fruit de Gattilier, salades crues diverses dont les jeunes pousses de blé, orge, soja, luzerne, avec des algues alimentaires dont Laminaria flexicaulis. Ne pas oublier les fruits de mer (huîtres, violets, praires, etc.).

Recommandation : il est évident que toutes les indications données ici ne constituent qu'un des aspect de ce vaste problème et qu'il faut agir en même temps sur les autres facteurs, objet des études de la gérontologie (ambiance de vie, mental, activité, hygiène, marche, exercices respiratoires, cure de lumière..., tout cela à adapter à chaque cas).

Septicémie

Voir Sang.

Description : affection grave du sang.

Phytothérapie :

— *Usage interne :* Gentiane (racine) + Ményanthe (plante) + Bardane (racine) + Genièvre (baies) + Patience (racine) + Noyer (feuilles) + Ortie piquante (feuilles) : mélange en parties égales ; 50 g du mélange en macération à froid dans 1 litre de bon vin rouge 14° ; boire chaque jour 1 petit verre à bordeaux.

Recommandation : il est évident que cette grave affection est l'une de celles où les plantes ne peuvent intervenir que comme complément.

Sinusite

Description : inflammation des sinus de la face.
Causes éventuelles : carence en vitamine C.

Phytothérapie :

— *Usage interne :* Noyer (feuilles) + Cassis (feuilles) : mélange en parties égales ; 5 g par tasse en décoction ; boire 3 à 4 tasses par jour entre les repas.

— *Usage externe :* Iris de Florence (racine en poudre) : priser une pincée plusieurs fois par jour.
Galanga (racine en poudre) : priser plusieurs fois par jour, mais agir DOUCEMENT car l'action est très forte.
Lavande (fleurs) + Serpolet (fleurs et feuilles) + Eucalyptus (feuilles) : proportions indifférentes ; mettre un peu du mélange dans de l'eau bouillante et respirer les vapeurs.

Aromathérapie :

— *Usage interne :* essences d'Origan + Sarriette + Genièvre + Menthe poivrée : mélange en parties égales ; 1 goutte à absorber 5 à 6 fois par jour dans un excipient alimentaire approprié.

— *Usage externe :* essences d'Eucalyptus + Genièvre + Citron + Myrrhe + Pin sylvestre : proportions indifférentes ; à mettre sur le mouchoir et respirer à maintes reprises au cours de la journée.

Compléments alimentaires : le matin à jeun, consommer les jus frais de pamplemousse, orange, mandarine ainsi que de radis noir.

LEXIQUE THÉRAPEUTIQUE

Recommandations : il est important de réduire la consommation des sucres industriels raffinés et des sucreries. Un régime alimentaire léger est tout indiqué.

Soif excessive

Voir Diabète.

Sommeil

Voir Insomnie.

Somnolence

Description : somnolence, assoupissement après les repas.

Phytothérapie :
— *Usage interne :* Sarriette (feuilles) + Calament (plante) + Serpolet (feuilles et fleurs) + Menthe poivrée (feuilles) : proportions indifférentes ; 3 g par tasse en infusion ; boire doucement et bien chaud après les repas.

Recommandations : diminuer la consommation des corps gras. Manger lentement, bien mastiquer, ne pas faire de gros repas. Faire plutôt une petite promenade au grand air que la sieste.

Spasmes

Voir aussi Crampes.
Description : mouvements involontaires de causes diverses.
Causes éventuelles : carence en manganèse, cobalt.

Phytothérapie :
— *Usage interne :* Pensée sauvage (plante) + Aspérule odorante (feuilles) + Nepeta cataire (plante) + Mélisse (feuilles) +

Pivoine (racine) + Ansérine (feuilles) + Valériane (racine) + Millefeuille (fleurs) : mélange en parties égales ; 5 g par tasse en infusion accentuée ; boire plusieurs tasses par jour entre les repas.

Aromathérapie :
— *Usage interne :* essences de Lavande + Marjolaine + Cyprès : mélange en parties égales ; absorber par 2 gouttes à la fois, 2 à 3 fois par jour, dans un excipient alimentaire approprié.
— *Usage externe :* essence de Lavande (50/55 %) en frictions sur le plexus solaire et, le soir au coucher, sous la plante des pieds.

Compléments alimentaires : cresson, cerfeuil, persil, pignon de pin, mollusques et crustacés.

Spasmes gastriques

Voir aussi Gastralgies.

Phytothérapie :
— *Usage interne :* Nepeta cataire (plante) + Carvi (semences) + Basilic (feuilles) + Menthe poivrée (feuilles) + Aneth (semences) + Houblon (cônes) + Bouillon-blanc (fleurs) + Agripaume (plante) : mélange en parties égales ; 4 à 5 g par tasse en infusion prolongée ; boire chaud après les repas.

Aromathérapie :
— *Usage interne :* essences de Carvi + Coriandre + Cannelle : mélange en parties égales ; 2 gouttes du mélange à absorber après les 2 repas, dans un excipient approprié.

Spasmes intestinaux

Phytothérapie :
— *Usage interne :* Camomille (fleurs) + Fenouil (semences) + Menthe poivrée (feuilles) + Estragon (feuilles) + Basilic (feuilles) + Anis vert (semences) : mélange en parties égales ; 4 g par tasse en infusion ; boire chaud après les repas ; boire aussi à d'autres moments si le besoin s'en fait sentir.

Aromathérapie :
— *Usage interne :* essences d'Estragon (1 partie) + Lavande 50/55 % (2 parties) + Menthe poivrée (4 parties) : 2 gouttes du mélange à absorber après les repas dans un excipient alimentaire approprié.

Spasmophilie

Description : trouble d'ordre nerveux, souvent permanent, voisin de la tétanie. Les signes et le diagnostic sont maintenant assez bien déterminés : insomnies, vertiges, troubles visuels, colites, agitation, lassitude.

Causes éventuelles : carences en minéraux dont le magnésium, en vitamines (A, B, D...).

Phytothérapie :
— *Usage interne :* Romarin (feuilles) + Artichaut (feuilles) + Pissenlit (racine) + Chicorée (racine) + Prêle (plante) + Noyer (feuilles) + Consoude (racine) + Sauge (feuilles) : mélange en parties égales ; 5 g par tasse en décoction ; boire 1 tasse le matin à jeun.

Ou bien : Aubépine (fleurs) + Oranger (feuilles) + Tilleul (fleurs) + Fenouil (semences) : mélange en parties égales ; 3 à 4 g par tasse en infusion ; boire une tasse le soir au coucher.

Ou bien : Prêle (poudre) : 2 à 3 g à absorber aux repas.

Compléments alimentaires : alimentation assez souvent riche en magnésium *assimilable* (pain complet, chou, oignon, luzerne, cacao, lait écrémé en poudre) mais aussi d'autres comme algues laminaires (5 g par jour), Prêle (2 g par jour), germes de blé et d'orge, confiture de cynorrhodons, foie d'animaux, plancton végétal, banane séchée, etc.

Recommandation : le magnésium *assimilable* ne peut venir que des substances alimentaires (végétales ou animales), d'où l'importance à attacher à une alimentation sélectionnée en conséquence.

Spermatorrhée

Voir Pertes séminales.

Stases sanguines

Description : arrêt ou ralentissement de la circulation en divers points de l'organisme.

Phytothérapie :
— *Usage interne :* Cyprès (noix) + Vigne rouge (feuilles) + Gui (feuilles) + Prêle (plante) + Verveine officinale (plante) : mélange en parties égales ; 5 g du mélange par tasse en décoction ; boire plusieurs tasses par jour entre les repas.

Aromathérapie :
— *Usage interne :* essence de Cyprès (1 goutte à absorber plusieurs fois par jour dans un excipient approprié, de préférence entre les repas).

Stomatite

Voir aussi Gingivite, Glossite.
Description : bouche « enflammée », inflammation des muqueuses buccales.

Phytothérapie :
— *Usage interne :* Aigremoine (plante) + Guimauve (racine) + Mauve (fleurs) + Sauge (feuilles) + Bistorte (racine) + Fraisier (racine) + Noyer (feuilles) + Ronce (feuilles) : mélange en parties égales ; 5 g par tasse en décoction ; 2 à 3 tasses par jour, entre les repas.
— *Usage externe :* employer cette même préparation en bains de bouche plusieurs fois par jour. Mastiquer sans avaler de la racine de Pyrèthre et de la propolis.

Aromathérapie :
— *Usage interne :* essences de Citron + Géranium + Sarriette : mélange en parties égales ; absorber 1 goutte du mélange plusieurs fois par jour, entre les repas, dans un excipient approprié.

Recommandation : prendre un peu d'ultra-levure.

Strangurie

Description : urine insuffisante, douloureuse, goutte à goutte. Voir aussi Urine insuffisante.

Phytothérapie :
— *Usage interne :* Pariétaire (plante) + Chiendent (racine) + Queues de cerises : mélange en parties égales ; 5 g par tasse en décoction ; boire comme boisson plusieurs fois par jour.
— *Usage externe :* Fleurs de Foin + Pariétaire (plante) + Chiendent (racine) : mélange en parties égales ; une bonne poignée du mélange en infusion dans une quantité suffisante d'eau bouillante pour faire un bain de siège, 1 fois par jour.

Sueurs nocturnes des tuberculeux

Phytothérapie :
— *Usage interne :* Sauge de Grèce (feuilles) + Gentiane (racine) + Absinthe (plante) + Rose rouge (pétales) + Cassis (feuilles) + Framboisier (feuilles) : mélange en parties égales ; 5 g par tasse en décoction ; boire 1 à 2 tasses au coucher.

Suffocations

Voir Dyspnée.

Surdité

Phytothérapie :
— *Usage interne :* Artichaut (feuilles) + Sarriette (feuilles) + Fenouil (semences) : mélange en parties égales ; 5 g par tasse en infusion ; boire 3 tasses par jour entre les repas.
— *Usage externe :* Cumin (semences) + Fenouil (semences) : 5 g de chaque en infusion ; lotions légères de l'oreille.

Surmenage intellectuel et psychique

Phytothérapie :
— *Usage interne :* Quinquina (écorce) + Centaurée (plante) + Sarriette (feuilles) + Angélique (semences) + Menthe poivrée (feuilles) : mélange en parties égales ; 5 g par tasse en infusion ; boire avant les 2 repas.

Ainsi que : Sauge officinale (Sauge de Grèce) : 70 g de plantes sèches en macération de quelques jours dans un litre de bon vin rouge ; boire 1 petit verre à bordeaux avant le repas de midi (s'appelle parfois « vin des dieux »).

Aromathérapie :
— *Usage interne :* essences de Basilic + Sarriette + Romarin + Menthe poivrée : mélange en parties égales ; 1 goutte à absorber 3 fois par jour, dans un excipient alimentaire approprié.

Compléments alimentaires : Fenugrec (semences), germe de blé *frais,* pollen de fleurs, millet à gros grains (en plats, soupes et gâteaux), raisins secs. Boire chaque jour un verre de jus de fruits *frais* mélangés.

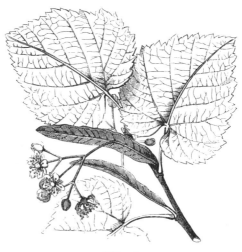

Tilleul

Tabagisme (pour cesser de fumer)

Description : manie dangereuse, psychiquement et physiologiquement. Peut faire obstacle au bon effet des plantes.

Phytothérapie :
— *Usage interne :* Chiendent (racine) + Artichaut (feuilles) + Sauge (feuilles) + Sarriette (feuilles) + Aubépine (fleurs) + Asperge (racine) + Anis vert (semences) + Chardon Marie (semences) + Aspérule (plante) : mélange en parties égales ; 5 g par tasse en décoction ; boire plusieurs tasses par jour, entre les repas.
— *Usage externe :* bain de bouche *journalier* avec décoction légère de pétales de Souci, le soir de préférence.

Aromathérapie :
— *Usage interne :* essences de Citron + Girofle + Cannelle : mélange en parties égales ; 1 goutte à la fois du mélange à absorber 4 à 5 fois par jour dans un excipient alimentaire approprié.
— *Usage externe :* essences d'Origan + Fenouil + Eucalyptus + Coriandre + Géranium : mélange en parties égales ; mettre dans un petit flacon à conserver sur soi et que l'on respire fréquemment au cours de la journée.

Compléments alimentaires : absorber 3 à 4 g d'algue laminaire (poudre) ou Spirulae au repas du soir.

Recommandations : l'usage du tabac résulte d'un faux besoin dont il convient de prendre conscience, en faisant appel à la raison ; l'esclave du tabac est en effet un faible devant les nécessités de la vie. Se chercher des excuses est un moyen de fuir sa responsabilité. Le tabac n'apporte rien mais détruit TOUT. Des travaux et statistiques récents (1980) indiquent sa responsabilité dans un pourcentage énorme des cancers. Pour la femme, sa répercussion est fâcheuse, en particulier sur le système génital (sexualité et sensualité troublées, ménopause, etc.).

Taches de rousseur

Phytothérapie :
— *Usage externe :* Fenugrec (semences) + Haricots secs (semences) + Scrofulaire aquatique (plante) : proportions indifférentes ; faire une décoction concentrée et appliquer localement en compresses ou cataplasmes.
Persil frais (cru) : en cataplasmes ; plante fraîche écrasée. Même emploi avec Fumeterre (plante fraîche) et Grande Passerage.
Menthe Pouliot : en infusions légères pour lotions.
Oignon : jus frais en applications d'1/2 heure, 3 à 4 fois par semaine.

Tachycardie

Voir Cœur.

Ténia (et bothriocéphale)

Description : le « Ver solitaire ».

Phytothérapie :
— *Usage interne :* Courge (semences décortiquées, pilées, avec du miel). Absorber 50 g de semences en une fois à consommer le matin après une diète de la veille et l'amorçage de l'appétit du parasite par 1/2 tasse de lait légèrement sucré. Une heure après, boire un laxatif léger.
Evacuer sur un vase rempli d'eau chaude. Soumettre le ver à un laboratoire pharmaceutique afin de savoir si l'expulsion a eu lieu en totalité.

Recommandations : cette façon de procéder est indiquée par le célèbre phytothérapeute, le docteur Henri Leclerc. Si elle est indiquée ici, c'est que cette façon de procéder bien conduite donne 95 % de bons résultats. En cas d'échec on peut recommencer, mais pas avant une période de 3 mois afin de laisser au ver le temps de se reconstituer et de lui « donner l'impression qu'on l'a oublié »...

Terreurs nocturnes (cauchemars)

Description : nuits agitées, cris...

Phytothérapie :
— *Usage interne :* Valériane (racine) + Passiflore (fleurs) + Saule blanc (écorce) : mélange en parties égales ; 5 g du mélange en infusion *prolongée ;* boire 1 à 2 tasses avant le coucher.

Recommandations : cause fréquente chez les enfants : les vers ; chez les adultes : repas du soir trop copieux.

Tétanie

Description : accès de contraction touchant les extrémités mais aussi les membres et le tronc.
Causes éventuelles : intoxications gastro-intestinales et maladies infectieuses, carence en calcium, magnésium.

Aromathérapie :
— *Usage interne :* essences de Thym + Origan : mélange en parties égales ; 1 goutte à absorber deux fois par jour dans un excipient approprié, moment indifférent.

Compléments alimentaires : coquille d'huître en poudre (quelques grammes en additif alimentaire), algues alimentaires chaque jour aux repas, morue, lait écrémé en poudre.

Tétanos

Description : affection très grave demandant d'urgence la surveillance et l'intervention médicale.

Aromathérapie :
— *Usage interne :* essences de Citron + Origan + Thym : mélange en parties égales ; 1 goutte à absorber 5 à 6 fois par jour dans un excipient approprié.

Tics faciaux

Description : troubles fréquemment consécutifs à une névralgie.

Phytothérapie :
— *Usage interne :* Pensée sauvage (plante) + Marjolaine (feuilles) + Potentille ansérine (feuilles) + Nepeta cataire (plante) + Aubépine (fleurs) : mélange en parties égales ; 5 g par tasse en infusion ; boire entre les repas, 3 à 4 tasses par jour.

Aromathérapie :
— *Usage externe :* essences de Marjolaine + Camphre : mélange en parties égales ; 5 % du mélange dans huile d'Amande douce enrichie à chaud d'un peu de cire d'abeille ; employer en onctions si besoin, plusieurs fois par jour.

Torticolis

Description : douleur dans les muscles du cou et annexes.
Causes éventuelles : la vitre entrouverte d'une voiture et le refroidissement musculaire violent qui en résulte.

Phytothérapie :
— *Usage interne :* Cassis (feuilles) + Reine-des-prés (plante) + Saule (écorce) : mélange en parties égales ; 5 g par tasse en décoction ; boire 4 à 5 tasses chaudes dans la journée.

Aromathérapie :
— *Usage externe :* essences de Térébenthine + Cannelle +

Thym + Marjolaine + Camphre : mélange en parties égales ; mélange employé soit seul, soit incorporé à 20 % dans huile d'Amande douce, ou huile à la camomille. Employer en onctions sur la partie douloureuse.

Recommandations : affection souvent justiciable de certains massages, type « chinois », ou « japonais », de l'acupuncture et de la chaleur (soit infrarouge, soit air chaud) ainsi que d'hydrothérapie (compresses très chaudes).

Toux bronchique

Voir aussi Bronchite.

Phytothérapie :
— *Usage interne :* Bouillon-blanc (fleurs) + Tussilage (fleurs) + Lierre terrestre (plante) + Mauve (fleurs) + Guimauve (fleurs) + Tussilage (feuilles) + Hysope (plante) + Aigremoine (plante) + Aunée (racine) + Laitue (feuilles) : mélange en parties égales ; 5 g par tasse, en décoction forte ; boire bien chaud, sucrer au miel (boire lentement) ; plusieurs tasses entre les repas dont une au coucher.

Aromathérapie :
— *Usage interne :* essences de Cajeput + Cyprès + Eucalyptus + Origan + Myrrhe : mélange en parties égales ; 1 goutte à absorber chaque fois, dans un excipient alimentaire approprié ; 5 à 6 fois par jour entre les repas.

Toxicose

Voir Diarrhée infectieuse des bébés.

Trachéite

Description : inflammation de la trachée accompagnant laryngite et bronchite, et provoquant une toux d'irritation sans expectoration. En général, sans gravité, mais toujours très pénible du fait de sa durée. Les plantes sont souvent très efficaces.

Phytothérapie :
— *Usage interne :* Guimauve (racine) + Bouillon-blanc (fleurs) + Hysope (plante) + Nepeta cataire (plante) + Sauge de Grèce (feuilles) + Vélar (plante) : mélange en parties égales ; 5 g par tasse en décoction ; boire plusieurs tasses par jour entre les repas.

Transpiration excessive (hyperhydrose)

Voir aussi Bouffées de chaleur.
Description : état général déficient, parfois faiblesse, troubles nerveux.

Phytothérapie :
— *Usage interne :* Sauge (feuilles) + Germandrée (plante) + Piloselle (plante) + Alchémille (plante) + Verveine officinale (plante) + Agripaume (plante) + Prêle (plante) + Millefeuille (plante) : mélange en parties égales ; emploi sous forme de vin (50 g du mélange à macérer 48 heures au moins dans 1 litre de vin rouge). Boire 50 cc au début du repas de midi. Soit en tisane (5 g du mélange pour une tasse d'eau à préparer en décoction) ; boire également avant le repas de midi.

Aromathérapie :
— *Usage externe :* essences de Sauge + Cyprès + Pin solling : mélange en parties égales ; 5 g du mélange pour 100 g d'alcool à 70° ; à employer comme lotion après la toilette.

Transpiration excessive des pieds

Voir aussi Hyperhydrose.

Phytothérapie :
— *Usage interne :* traitement semblable à celui de la transpiration excessive.
— *Usage externe :* Chêne (écorce) + Prêle (plante) + Sauge de Grèce (feuilles) + Cyprès (noix) + Pin sylvestre (aiguilles) : mélange en parties égales ; mettre à bouillir une grosse poignée du mélange dans 3 à 4 litres d'eau, durant 5 minutes ; laisser refroidir un peu et verser le tout dans le récipient du bain. Bain de pieds d'au moins

1/4 d'heure, à faire de préférence quelques instants avant le coucher (ajouter les essences comme indiqué ci-dessous).

Aromathérapie :
— *Usage externe :* 1 à 2 gouttes d'essence de Pin sylvestre à ajouter dans l'eau du bain de pieds. Au coucher, faire une onction des pieds avec de l'huile d'Amande douce ou huile végétale hydrosolubilisée, aromatisée à 10 % avec un mélange d'essence de Lavande (50/55 %) et d'essence de Cyprès (peu).

Transpiration fétide

Description : odeurs désagréables de la transpiration.

Phytothérapie :
— *Usage interne :* Sauge de Grèce (feuilles) + Uva ursi (feuilles) + Bouleau (feuilles) + Genièvre (baies) + Prêle (plante) + Thym (feuilles) : mélange en parties égales ; 5 g par tasse en décoction ; boire 3 à 4 tasses dans la journée comme boisson.

Recommandations : la mauvaise odeur de transpiration amène souvent l'intéressé à une hygiène excessive d'une part et à employer des parfums artificiels assez violents (dits pudiquement et commercialement « déodorants »). Il est bon de savoir que ces deux moyens ne sont pas les bons.

Un lavage excessif de la peau conduit à un décapage par lequel on enlève non seulement les salissures mais aussi le manteau acide protecteur cutané. On détruit l'équilibre biologique et on laisse ainsi sans autodéfense l'organisme que l'on veut protéger. La flore microbienne normale est perturbée et active ainsi le processus que l'on veut combattre. Cela a fait dire à des spécialistes que bien des gens « sentaient mauvais » parce qu'ils se lavaient trop... L'un des responsables est le savon, même le bon savon ou savonnette. Ils ne sont pas compatibles avec les besoins de la peau.

Ne pas confondre donc lavage-nettoyage simplement hygiénique avec le décapage réel, même s'il est involontaire.

Quant aux déodorants, ils ne font que masquer violemment les odeurs existantes sans s'attaquer à la cause, ou bien ils perturbent encore plus la flore biologique normale en s'attaquant à certains de ses éléments.

Le véritable traitement est un traitement interne surtout une reconsidération de son alimentation qui sera de préférence à base de végétaux. L'orientation psychique est aussi de grande importance. La toilette se fera avec un lavant tensio-actif, en excluant savons et savonnettes. Le lavant sera acide et pourra être suivi d'une lotion aromatique acide (voir, en annexe II, le vinaigre aromatique).

Transpiration nocturne

Phytothérapie :
— *Usage interne :* Sauge (feuilles) : 5 g par tasse, en infusion à boire une tasse le soir au coucher.

Aromathérapie :
— *Usage externe :* essences de Cyprès + Sauge sclarée : mélange en parties égales ; 5 g pour 100 g d'huile d'Amande douce, à employer en massages des pieds, le soir au coucher. L'huile peut être enrichie à chaud de 5 à 10 % de cire d'abeille.

Tisane pour transpirer (suite à un « coup de froid »)
Sureau (fleurs) + Bourrache (fleurs) + Bardane (racine) : mélange en parties égales + 1 pincée de Cannelle (écorce) ; 5 à 6 g du mélange pour un bol, en décoction dans eau ou vin rouge ; sucrer ; boire très chaud et se couvrir. Après la transpiration, mettre des vêtements secs et rester au chaud.

Tremblement des membres

Phytothérapie :
— *Usage interne :* Sauge (feuilles) + Bétoine (plante) + Valériane (racine) + Angélique (racine) + Romarin (feuilles) : mélange en parties égales ; 5 g par tasse en infusion prolongée ; boire 3 à 4 tasses par jour entre les repas.

Complément alimentaire : absorber au repas de midi une **dose infime,** supportable aussi au goût, de poudre de suc d'Aloès, sauf en cas de diarrhée.

LEXIQUE THÉRAPEUTIQUE

Trichocéphale

Apparenté au Ver solitaire : voir Ténia.

Tristesse

Description : état psychique ayant des causes diverses.

Phytothérapie :
— *Usage interne :* Pensée sauvage (plante) + Sarriette (feuilles) + Mélisse (feuilles) + Alchémille (plante) + Calament (plante) + Verveine officinale (plante) + Valériane (racine) + Menthe poivrée (feuilles) : mélange en parties égales ; 5 g par tasse en infusion ; boire plusieurs tasses par jour entre les repas.

Aromathérapie :
— *Usage externe :* essence de Pin sylvestre, ou mieux Pin solling ; le soir, à employer pur en frictions au bas du dos, au niveau des vertèbres sacrées et le matin au réveil ou en matinée au niveau des capsules surrénales (point n° 1 de Knapp).

Recommandations : culture physique simple, exercices de yoga, exercices respiratoires et respiration consciente, type Mazdéen.

Tuberculose

Phytothérapie :
— *Usage interne :* Absinthe (plante) + Germandrée (plante) + Lierre terrestre (plante) + Sapin (bourgeons) + Sauge de Grèce (feuilles) + Romarin (feuilles) + Prêle (plante) + Ortie (feuilles) + Tormentille (racine) : mélange en parties égales ; 5 g du mélange par tasse en décoction ; plusieurs tasses par jour entre les repas.
Pendant 3 semaines, absorber chaque jour à un repas, 2 à 3 g de Prêle en poudre ; cesser 2 semaines, recommencer ensuite.

Compléments alimentaires : luzerne fraîche (dans la salade ou en poudre : 4 à 5 g par jour), germe de blé, nourriture reminéralisante (en particulier fruits frais et secs).

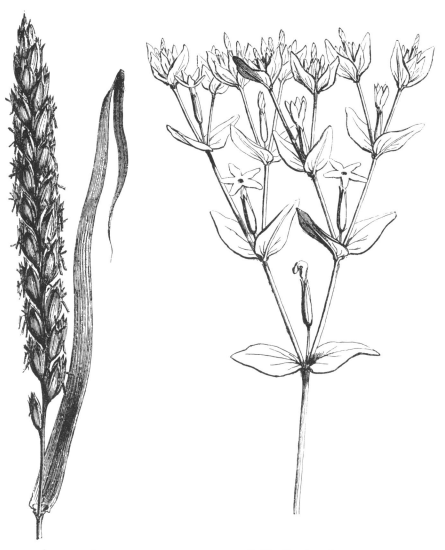

Épi de blé   Petite Centaurée

Ulcère d'estomac

Phytothérapie :
— *Usage interne :* Condurango (racine) + Consoude (racine) + Millepertuis (plante) + Absinthe (plante) + Aigremoine (plante) + Prêle (plante) + Camomille allemande (plante) + Aunée (racine) : mélange en parties égales ; 2 g de poudre au début des 2 repas, dans aliment solide ou liquide.
Ou bien : les mêmes plantes précitées avec posologie différente : 5 g par tasse en décoction ; 1 tasse 10 minutes avant les repas.

Aromathérapie :
— *Usage externe :* essence de Lavande (à 50/55 %) en massage sur l'estomac.

Compléments alimentaires : jus frais de concombre, pomme de terre, ortie, courgette, chou, pomme mûre (plusieurs fois par jour, par petites cuillères à café).

Ulcération intestinale et stomacale

Description : irritations et pertes de substance de la paroi, parfois avec perforation.
Causes éventuelles : souvent état nerveux.

Phytothérapie :
— *Usage interne :* Matricaire (fleurs) + Condurango (racine) + Consoude (racine) + Millepertuis (fleurs) + Tormentille (racine) + Guimauve (racine) : mélange en parties égales, réduit en poudre fine ; absorber dans un aliment liquide 2 à 3 g de ce mélange 1/4 d'heure avant les 2 repas. On peut aussi en consommer à d'autres moments.

Ulcérations variqueuses (externes)

Description : plaies non infectées, sorte d'exutoire servant à l'épuration d'un sang surchargé.
Carences éventuelles : manganèse, cobalt.

Phytothérapie :
— *Usage interne :* Hamamélis (feuilles) + Noisetier (feuilles) + Cyprès (noix) + Millefeuille (plante) + Noyer (feuilles) + Marronnier d'Inde (écorce) + Pensée sauvage (plante) + Ortie piquante (feuilles) : mélange en parties égales, 5 g par tasse en décoction ; boire plusieurs tasses par jour, de préférence entre les repas.
— *Usage externe :* Aigremoine (plante) + Millepertuis (fleurs) + Consoude (racine) + Hydrocotyle (Centellaria asiatica ; plante) + Bétoine (feuilles) : mélange en parties égales ; 100 g de ce mélange en décoction dans 1 l de bon vin rouge. Employer en compresses et en lotions, localement, en complément du traitement interne indispensable et primordial.

Compléments alimentaires : cresson, cerfeuil, persil, pignon de pin.

Recommandation : il est TRES DANGEREUX d'obliger un ulcère à se cicatriser UNIQUEMENT PAR UNE ACTION EXTERNE, alors que la cicatrisation se fait d'elle-même quand l'organisme est purifié.

Urémie

Description : rétention excessive d'urée dans le sang, provoquant une sorte d'empoisonnement.

Phytothérapie :
— *Usage interne :* Uva ursi (feuilles) + Romarin (feuilles) + Buchu (feuilles) + Paliure (fruits) + Artichaut (feuilles) + Aunée (racine) + Bouleau (feuilles) + Cassis (feuilles) + Orthosiphon (feuilles) + Piloselle (plante) + Salsepareille (racine) + Roseau à balais (tiges) + Reine-des-prés (plante) : mélange en parties égales ; 5 g par tasse en décoction ; 5 à 6 tasses par jour (moment indifférent).

LEXIQUE THÉRAPEUTIQUE

Recommandation : il y a obligation d'un certain régime alimentaire dans lequel il sera bon de ne pas oublier le citron et l'oignon.

Urétrite

Voir Blennorragie.

Urine excessive

Description : urine trop abondante.

Phytothérapie :
— *Usage interne :* poudre de Tormentille (racine) + Sauge (feuilles) + Plantain (feuilles) : mélange en parties égales ; 2 g de poudre à consommer à la fois, dans un aliment ou une boisson, une fois à jeun et une fois à midi.

Compléments alimentaires : manger souvent du riz complet et de l'orge en grains (boissons, plats, soupes...).

Urine chargée, épaisse

Description : urine trouble en général.

Phytothérapie :
— *Usage interne :* Artichaut (feuilles) + Romarin (feuilles) + Uva ursi (feuilles) + Bouleau (feuilles) + Verge d'or (plante) + Chiendent (racine) : mélange en parties égales ; 40 g de mélange par litre en décoction ; boire comme boisson.

Urine (incontinence permanente, miction involontaire)

Description : dans certains cas chez les enfants.

Phytothérapie :
— *Usage interne :* Prêle (plante) + Myrtille (feuilles) + Ortie piquante (feuilles) + Globulaire (feuilles) : mélange en parties égales ; 5 g par tasse en décoction ; 2 tasses par jour.
Prêle : plante, en poudre ; 2 g à absorber à chaque repas (dans un aliment approprié).

Urticaire

Description : manifestation cutanée avec éruption prurigineuse et démangeaisons. C'est une réaction « allergique » de l'organisme par intolérance aux substances médicinales ou alimentaires, ou autres.

Phytothérapie :
— *Usage interne :* Genêt à balais (fleurs) + Chiendent (racine) + Saponaire (racine) + Chêne (écorce) + Bourrache (fleurs) + Menthe (feuilles) + Marjolaine (feuilles) + Verveine officinale (plante) + Alchémille (plante) + Fumeterre (plante) : mélange en parties égales ; 5 g par tasse en décoction légère ; boire comme boisson 4 à 5 tasses par jour.
— *Usage externe :* Alchémille + Cynorrhodon : mélange en parties égales. Pour calmer les démangeaisons, mettre à macérer pendant 3 à 4 jours 50 g du mélange dans un litre de vinaigre de vin blanc. Employer à raison de 100 cc de la préparation dans un litre d'eau. On obtient une bonne eau de toilette à employer en lotion.

Recommandation : un traitement parallèle du foie est **indispensable**.

Vaginite

Description : inflammation du vagin (due parfois au Candidas albicans).

Phytothérapie :
— *Usage interne :* Alchémille (plante) + Valériane (racine) + Noyer (feuilles) + Pensée sauvage (plante) : mélange en parties égales ; 5 g par tasse en décoction ; boire 3 à 4 tasses par jour comme boisson.
— *Usage externe :* Alchémille (plante) + Noyer (feuilles) + Chêne (écorce) + Guimauve (racine) + Valériane (racine) : mélange en parties égales ; une poignée du mélange en décoction concentrée dans quelques litres d'eau pour prendre ensuite un bain de siège. A faire le soir aussi souvent que nécessaire.

Vapeurs

Description : « bouffées de chaleur » avec transpiration excessive, consécutives en général à la ménopause. Voir aussi Transpiration excessive et Ménopause.

Phytothérapie :
— *Usage interne :* Sauge (feuilles) + Armoise (feuilles) + Romarin (feuilles) + Valériane (racine) + Ballote (plante) + Lotier (plante) + Fumeterre (plante) + Globulaire (feuilles) : mélange en parties égales ; 5 g par tasse en décoction ; boire 2 à 3 tasses par jour entre les repas.

Varices

Description : gonflement des veines, consécutif à l'état de circulation générale.

Phytothérapie :
— *Usage interne :* Persicaire (plante) + Prêle (plante) + Luzerne (feuilles) + Hamamélis (feuilles) + Cyprès (noix) + Marronnier d'Inde (écorce) + Genêt à balais (fleurs) + Menthe poivrée (feuilles) + Bourse-à-pasteur (plante) + Millefeuille (fleurs) + Chardon Marie (semences) : mélange en parties égales ; 5 g de plantes par tasse, en décoction ; boire 3 à 4 tasses dans la journée.

— *Usage externe :* Millefeuille (plante) + Cyprès (noix) : mélange en parties égales ; en décoction concentrée à employer en compresses locales.

Aromathérapie :
— *Usage externe :* essences de Cyprès + Verveine + Cèdre : mélange en parties égales à inclure à 5 % dans une huile d'Amande douce pour employer en onctions locales sur les jambes en particulier.

Recommandations : réduire l'alimentation carnée et le sel ; manger souvent du chou, pissenlit, persil en abondance, ail.

Varicelle

Description : maladie infectieuse, contagieuse, avec éruption mais bénigne.

Phytothérapie :
— *Usage interne :* Chiendent (racine) + Bourrache (fleurs) + Queues de cerises (queues) : mélange en parties égales ; 5 g par tasse en décoction ; boire plusieurs tasses par jour comme boisson.

Variole

Description : maladie infectieuse à ultravirus, épidémique, contagieuse ; **médecin d'urgence.**

Phytothérapie :
— *Usage interne :* Reine-des-prés (plante) + Bourrache (fleurs) + Buis (feuilles) + Pivoine (racine) + Origan (plante) + Genièvre (baies) : mélange en parties égales ; 5 g par tasse, en décoction ; boire plusieurs tasses au cours de la journée.

Aromathérapie :
— *Usage interne :* essences de Genièvre + Citron + Sarriette : mélange en parties égales ; 1 goutte 5 à 6 fois par jour à absorber dans un excipient alimentaire.

Végétations (chez les enfants)

Description : accroissement excessif de certains tissus de la gorge et gênant plus ou moins la respiration.

Phytothérapie :
— *Usage interne :* Patience (racine) : réduire en poudre très fine et faire absorber 1 g deux fois par jour, aux repas ; inclure dans un aliment (miel, yaourt, etc.).
Algue Fucus crispus + Lichen d'Islande : à préparer en gelée, comme un entremet. A consommer très régulièrement en addition alimentaire. Ajouter 2 à 3 g de poudre de Luzerne et de Prêle.

Recommandations : cette affection peut parfois entraver la croissance. L'opération n'est pas toujours la seule voie possible. On peut utilement consommer chaque jour 1 à 2 g de poudre de coquille d'huîtres, mais souvent aussi les choses s'arrangent seules.

Verrues

Phytothérapie :
— *Usage interne :* Prêle (plante) en poudre (à employer à raison de 2 g à la fois, 2 fois par jour aux repas).
— *Usage externe :* Chélidoine (suc frais) : appliquer une fois par jour le suc de couleur jaune qui s'écoule de la tige que l'on vient de casser. Répéter l'opération pendant plusieurs semaines.

Thuya occidentalis : opérer de la même façon qu'avec la Chélidoine, mais là, il ne s'écoule pas de liquide. Il faut simplement imposer la cassure fraîche de la feuille. Même emploi avec Héliotrope plante.

Aromathérapie :
— *Usage externe :* Thuya (essence) (employer en applications locales répétées).

Compléments alimentaires : pollen de fleurs, algues alimentaires, surtout Laminaria flexicaulis et Cloustoni.

Recommandations : il n'est pas utile de « gratter » ou arracher une verrue. Elle doit tomber toute seule. Le moyen indiqué ici concerne même les verrues plantaires qui, bien qu'en général les plus grosses et gênantes, sont souvent celles qui partent le plus facilement. Ce moyen vaut infiniment mieux que l'opération. Avec la phyto-aromathérapie ci-dessus, il y a peu de récidives.

Complément souvent efficace : la chromothérapie irienne.

Vers

Description : il s'agit ici des vers petits et moyens, oxyures et ascaris.

Phytothérapie :
— *Usage interne :* Tanaisie (fleurs) + Sanguenite (plante) + Semen-contra (semences) + Absinthe (plante) + Gentiane (racine) + Santoline (plante) + Mousse de Corse (plante) : mélange en parties égales ; 5 g par tasse en infusion ; boire une tasse le matin à jeun, chaque jour, pendant le quatrième quartier de la lune. Ne rien faire jusqu'à la lunaison suivante et recommencer. Procéder ainsi plusieurs mois.

Mousse de Corse (poudre) : peut s'employer à la place de la tisane ; 2 à 3 g par jour à jeun. Mêmes observations.

Recommandation : on peut, à l'époque des melons, recueillir les pépins frais ; on les lave, et on les broie. Donner cette purée aux enfants au dessert, avec un peu de compote de fruits.

Vertiges (étourdissements)

Description : fréquents à la ménopause ; causes nerveuses fréquentes.

Phytothérapie :
— *Usage interne :* Mélisse (feuilles) + Camomille (fleurs) + Armoise (feuilles) + Alchémille (plante) + Primevère (plante) + Gui (feuilles) + Arbousier (écorce) + Verveine officinale (plante) + Pervenche (plante) : mélange en parties égales ; 5 g par tasse en décoction légère ; boire 2 à 3 tasses par jour entre les repas.

Vomissements

Phytothérapie :
— *Usage interne :* Valériane (racine) + Germandrée (plante) + Millepertuis (fleurs) + Absinthe (plante) + Colombo (racine) + Lichen d'Islande (plante) : mélange en parties égales ; 5 g par tasse en décoction prolongée ; boire 2 à 3 tasses entre les repas. Il y a intérêt à aromatiser à son gré.

Vomissements de la grossesse

Phytothérapie :
— *Usage interne :* Lichen d'Islande (à doser selon son goût personnel et faire en décoction ; boire entre les repas, par petites doses à la fois).

Vomissements de sang

Phytothérapie :
— *Usage interne :* Prêle (plante) en poudre (1 à 2 g chaque fois, à absorber 3 à 4 fois par jour dans un aliment liquide).
Prêle (plante) + Ortie (feuilles) + Géranium Robert (plante) + Bourse-à-pasteur (plante) : mélange en parties égales ; 5 g par tasse en décoction ; boire plusieurs tasses par jour entre les repas.
Recommandation : voir évidemment le médecin d'urgence.

Vue (affaiblissement ou amaurose)

Pour améliorer et pallier les insuffisances.

Phytothérapie :
— *Usage interne :* Fenouil (semences) : 3 à 4 g en infusion ; boire 2 à 3 tasses par jour.

Compléments alimentaires : Myrtille (en jus frais, à prendre chaque jour, par cures de 3 semaines), jus de carotte. Le jus de myrtille se trouve dans les commerces d'alimentation diététique.

Vulvo-vaginite

Voir aussi Prurit vulvaire.

Description : inflammation de la vulve et du vagin provoquant l'hypersécrétion des muqueuses et parfois une irritation.

Phytothérapie :
— *Usage interne :* Potentille argentine (plante) + Alchémille (plante) + Millefeuille (fleurs) + Ortie blanche (plante) : mélange en parties égales ; 5 g du mélange en décoction dans une tasse d'eau ; boire 2 à 4 tasses par jour, de préférence entre les repas.

— *Usage externe :* Alchémille (plante) + Mauve (fleurs) : une poignée en décoction ; à employer en bain de siège.

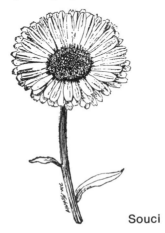

Souci

Zona

Description : éruptions douloureuses, type brûlures, sur des trajets nerveux, avec parfois boutons et plaques rouges. Il est, de plus, dangereux pour la vue s'il siège au visage.

Phytothérapie :
— *Usage interne :* Bardane (racine) + Prêle (plante) + Salsepareille (racine) + Pensée sauvage (plante) + Globulaire (feuilles) : mélange en parties égales ; 5 g par tasse en décoction ; boire 3 à 4 tasses au cours de la journée.
— *Usage externe :* Buis (feuilles) : décoction concentrée en lotions et compresses.

Aromathérapie :
— *Usage interne :* essences de Genièvre + Girofle : mélange en parties égales ; 1 goutte 3 fois par jour à absorber dans aliment approprié.
— *Usage externe :* essences de Myrrhe + Sauge + Lavande (50/55 %) + Laurier + Camphre + Cyprès + Géranium : mélange en parties égales à inclure à 10 % dans huile d'Amande douce ; employer en onction sur les parties douloureuses.

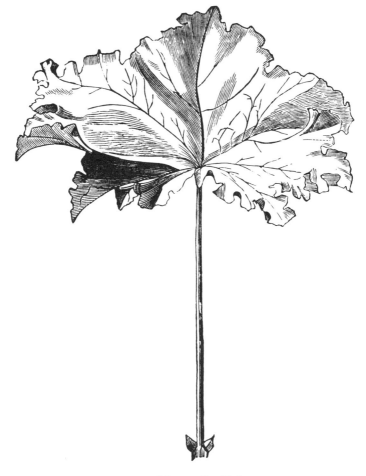

Mauve (feuille)

TROISIÈME PARTIE

Annexes

Quand les premiers zéphyrs, de leurs tièdes haleines
Ont fondu les frimas qui blanchissaient les plaines
Quel œil n'est pas sensible au riant appareil
De l'herbe rajeunie et du bouton vermeil ?
Mais, si l'on songe encore que ces plantes nouvelles
Bientôt, en s'élevant, porteront avec elles
Le plaisir, la santé, l'aliment des humains,
Qui pourra sans regret ignorer leur destin ?
Qui ne verra combien leur étude facile
Doit embellir la vie et doit nous être utile ?

Castel

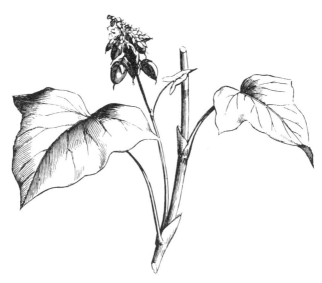

Sarrasin

ANNEXE I

L'armoire aux herbes

Composition recommandée de la bonne herboristerie familiale (ou pharmacie végétale) dans l'attente du médecin ou, surtout, pour rester « en forme » et éviter ainsi qu'il ne vienne.

PLANTE	ACTION SUR :	DANS LES CAS DE :
Armoise (feuilles)	Organes féminins.	Règles insuffisantes.
Aubépine (fleurs)	Cœur	Palpitations, insomnies.
Aunée (racine)	Bronches, reins.	Bronchites, néphrites.
Aigremoine (plante)	Foie, peau.	Anti-inflammatoire, cicatrisant. Diabète.
Artichaut (feuilles)	Foie, reins.	Insuffisances foie et reins.
Anis vert (fruits)	Estomac.	Calmant. Aérophagie.
Bourrache (fleurs)	Bronches.	Sudorifique. Bronchite, coup de froid.
Ballote (plante)	Nerfs.	Spasmes, insomnies, dépression.
Boldo (feuilles)	Foie, bile.	Congestion hépatique.
Chicorée (racine)	Bile.	Insuffisance biliaire, constipation.
Camomille romaine	Estomac.	Irritations de l'estomac, migraines.
Cassis (feuilles)	Reins.	Goutte, arthritisme.
Chiendent (racine)	Reins.	Infections urinaires.
Cyprès (noix)	Veines.	Varices, hémorroïdes.
Consoude (racine)	Peau, muqueuses.	Cicatrisant, sédatif. Diarrhée.
Centaurée petite	Estomac.	Appétit insuffisant, fièvres.
Erysimum (plante)	Gorge, cordes vocales.	Extinction de voix, enrouement.

PLANTE	ACTION SUR :	DANS LES CAS DE :
Frêne (feuilles)	Reins.	Goutte, rhumatismes, longévité.
Gentiane (racine)	Estomac, sang.	Appétit, anémie leucocytaire.
Guimauve (plante)	Peau, muqueuses.	Toutes irritations infectieuses.
Hysope (plante)	Bronches.	Calmant : toux et sécrétions.
Lichen d'Islande	Bronches, foie.	Acidité, tuberculose.
Luzerne (feuilles)	Sang, muscles, os.	Rachitisme, scorbut, troubles articulaires.
Maté (feuilles)	Nerfs, psychisme.	Neurasthénie.
Marrube blanc (plante)	Cœur, estomac, bronches.	Calmant, tonique. Fièvres.
Mauve (feuilles et fleurs)	Muqueuses.	Adoucissant, laxatif doux.
Menthe poivrée (feuilles)	Estomac, intestin.	Intoxications gastro-intestinales, digestion.
Mélisse (feuilles)	Estomac, nerfs.	Indigestions, migraines.
Maïs (barbe de)	Reins.	Calmant rénal. Cystite, hypertension.
Millepertuis (fleurs)	Peau.	Cicatrisant, anti-infectieux. Brûlures.
Millefeuille (plante)	Estomac, nerfs, sang.	Digestion, neurasthénie, hémorroïdes.
Orge (grains)	Estomac, reins.	Diurétique, galactogène, adoucissant.
Ortie piquante (feuilles)	Sang.	Nutritif pour le sang. Hémorragies.
Oranger (feuilles et fleurs)	Nerfs.	Pour calmer et dormir.
Olivier (feuilles)	Artères, sang.	Hypertension, cholestérol, artériosclérose.
Pissenlit (racine)	Foie.	Insuffisance hépatique.
Prêle (plante)	Sang, veines.	Reminéralisant. Vaisseaux fragiles.
Quinquina (écorce)	Estomac, sang.	Tonique. Fièvre, anémie.
Queues de cerises	Reins.	Insuffisance urinaire, douleurs rénales.
Ronce (feuilles)	Gorge.	Laryngite, angine (gargarismes).
Romarin (feuilles)	Foie, vésicule.	Stimulant. Insuffisance biliaire.
Sureau (fleurs)	Peau.	Pour transpirer.
Sauge (feuilles)	Sang, nerfs, glandes.	Stimulant général. Tuberculose, neurasthénie, surmenage, faiblesse.

L'ARMOIRE AUX HERBES

PLANTE	ACTION SUR :	DANS LES CAS DE :
Thym (feuilles et fleurs)	Estomac, nerfs.	Neurasthénie, arthrite, grippe.
Thé (feuilles)	Estomac, nerfs.	Stimulant. Indigestion, diarrhée.
Uva ursi (feuilles)	Reins, vessie.	Cystite, infections urinaires.
Valériane (racine)	Nerfs, psychisme.	Modérateur nerveux, dépression, ménopause.
Verveine des Indes	Estomac, nerfs.	Excitant, stomachique, antinévralgique.
Tilleul (fleurs)	Nerfs, sang.	Névroses, insomnies, sang « épais ».
Tilleul (aubier)	Reins.	Calculs rénaux, rhumatismes.
Réglisse (bois de)	Estomac.	Adoucissant, édulcorant.

Notre « armoire aux herbes » comprend aussi bien des plantes à cultiver que des plantes poussant à l'état sauvage à récolter soi-même ou à se procurer en herboristerie.

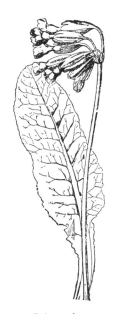

Primevère

Pour compléter « l'armoire aux herbes », voici le « tiroir aux essences », c'est-à-dire quelques huiles essentielles à avoir en permanence. On doit, comme les plantes, les renouveler au moins une fois par an.

Ne pas croire au miracle : les essences sont parfois des compléments des plantes mais ne les remplacent pas (voir le § *Aromathérapie*).

Basilic **Pin sylvestre**
Cannelle **Romarin**
Citron **Serpolet**
Eucalyptus **Thym**
Girofle **Térébenthine**
Menthe poivrée **Myrte**
Origan **Estragon**
Mélisse **Niaouli**
Lavande qualité supérieure (50 à 55 % d'esters).
Lavandin qualité supérieure (30 à 35 % d'esters).
Oranger : essence de feuilles (l'essence de fleurs coûte horriblement cher et n'a pas de meilleurs effets).

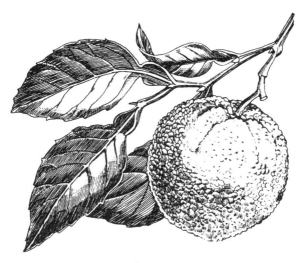

Orange

ANNEXE II

Les bonnes recettes de l'herboriste

1. Les mélanges légaux

L'arrêté du secrétariat à la Santé publique du 7 avril 1943 autorise les herboristes diplômés à vendre dans leur officine les sept mélanges suivants, préparés à l'avance et conditionnés en boîtes ou en paquets.

Espèces rafraîchissantes

Chiendent (25 g) + Douce-amère (15 g) + Réglisse (15 g) + Consoude (5 g) + Guimauve (10 g) + Fraisier (5 g) + Patience (15 g) + baies de Genièvre (10 g) : couper menu ; 1 poignée pour 1 l d'eau ; faire infuser jusqu'à refroidissement ; passer, sucrer et boire à volonté.

Espèces carminatives

Fenouil (10 g) + Carvi (8 g) + Coriandre (10 g) + Angélique (10 g) + Anis vert (7 g) + Cumin (55 g) : 1 cuillère à café par tasse en infusion chaude (2 minutes) ; 1 tasse après les repas.

Espèces apéritives

Centaurée (15 g) + Ecorce d'Orange amère (35 g) + Racine de Gentiane (20 g) + Noix de Kola (30 g) + Coques de Cacao (30 g) : 1 cuillère à soupe par tasse à thé ; laisser infuser jusqu'à refroidissement ; 1 verre à bordeaux avant chaque repas.

Espèces stomachiques

Angélique (racine) + Genièvre (baies) + Tilleul + Anis vert + Menthe + Oranger (feuilles) + Coriandre + Sauge + Mélisse + Serpolet : mélange en parties égales ; 1 forte pincée par tasse d'eau bouillante ; laisser infuser 5 minutes ; 1 tasse après les repas.

Espèces digestives

Anis vert (15 g) + Feuilles d'Oranger (20 g) + Mélisse (15 g) + Boutons d'Oranger (5 g) + Menthe aquatique (13 g) + Tilleul (7 g) + Menthe (10 g) + Verveine (15 g) : 1 forte pincée par tasse, en infusion comme le thé ; 1 tasse après le repas.

Espèces pectorales

Bouillon-blanc (fleurs) + Coquelicot (fleurs) + Guimauve (fleurs) + Mauve (fleurs) + Pied-de-chat (fleurs) + Tussilage (fleurs) + Violette (fleurs) : mélange en parties égales ; 1 forte pincée par tasse en infusion chaude, 4 à 5 fois par jour et au coucher.

Espèces vulnéraires

Absinthe + Calament + Hysope + Origan + Scolopendre + Véronique + Bétoine + Germandrée + Lierre terrestre + Pervenche + Sauge + Scordium : parties égales en mélange pour 1 000 g ; en infusion (5 minutes) ; 1 cuillère à soupe par tasse d'eau bouillante.

2. Quelques autres mélanges

Tisane fortifiante (estomac et sang)

Gentiane (racine) + Orange amère (écorce) + Quinquina (écorce) + Aunée (racine) + Centaurée (plante) : mélange en parties égales ; 5 g par tasse en décoction ; 1 tasse avant les repas. Peut se préparer par macération à froid dans du vin rouge : 1/3 de verre avant le repas (dose : 50 g pour 1 l de vin).

LES BONNES RECETTES DE L'HERBORISTE

Tisane emménagogue et décongestionnante (circulation du sang)

Centaurée (fleurs ; 5 parties) + Bourdaine (10 parties) + Hysope (5 parties) + Cumin (5 parties) + Ail (5 parties) + Salsepareille (7 parties) + Marronnier d'Inde (10 parties) + Frêne (follicules ; 3 parties) + Souci (10 parties) + Réglisse (5 parties) + Armoise (5 parties) + Calament (10 parties) + Bouleau (10 parties) + Noyer (feuilles ; 10 parties) : 3 cuillères à soupe dans 1/4 de litre d'eau ; faire bouillir 2 minutes et laisser infuser toute la nuit ; boire en 2 fois, le matin à jeun et avant le repas de midi. Suivre ce traitement une huitaine de jours avant les règles, même si celles-ci étaient supprimées (Negrel).

Tisane emménagogue

Armoise + Matricaire + Millefeuille + Tanaisie + Valériane : mélange en parties égales ; 1 poignée pour 3 verres d'eau en décoction de 5 minutes ; laisser infuser 1/4 d'heure ; boire en 3 fois dans la journée.

Tisane antispasmodique, céphalique

Tilleul + Camomille + Oranger doux (feuilles) + Mélisse : mélange en parties égales ; 1 forte pincée par tasse, en infusion ; boire tiède.

Tisane calmante

Valériane + Basilic + Serpolet + Mélisse : mélange en parties égales ; 1 poignée pour 1/4 de litre d'eau, en infusion de 20 minutes ; boire 3 tasses par jour.

Tisane diurétique (n° 1)

Maïs (barbe) + Reine-des-prés (feuilles) + Chiendent (rhizome) + Frêne (feuilles) + Solidago : mélange en parties égales ; 1 poignée pour 1 l d'eau en décoction de 15 minutes ; boire à volonté.

Tisane diurétique (n° 2)

Pariétaire (6 parties) + Prêle (5 parties) + Reine-des-prés (5 parties) + Frêne (5 parties) + Busserole (5 parties) + Framboisier (4 parties) + Cassis (4 parties) + Valériane (3 parties) + Menthe (2 parties) : 1 poignée pour 1 l d'eau en infusion de 20 minutes ; boire à volonté.

Mélange apéritif

Feuilles de Germandrée (30 %) + Sommités de petite Centaurée (30 %) + Sommités de Pensée sauvage (30 %) + Ecorce d'Orange amère (10 %) : 1 poignée pour 2 verres d'eau ; faire bouillir 2 minutes et laisser infuser toute la nuit ; boire à jeun et avant midi.

Tisane des cinq racines apéritives (également diurétique)

Racines sèches de Fenouil + Ache + Asperge + Petit Houx + Persil : mélange en parties égales ; 1 poignée pour 2 verres d'eau, en décoction de 5 minutes ; 1 tasse avant le repas de midi. Peut aussi servir à préparer un sirop.

Tisane digestive et stomachique

Camomille + Menthe + Mélisse + Oranger doux + Sauge + Serpolet : mélange en parties égales ; 1 forte pincée en infusion chaude après les repas.

Tisane digestive

Coriandre (5 parties) + Anis vert (15 parties) + Cumin (15 parties) + Angélique (fruit ; 15 parties) + Carvi (15 parties) + Fenouil (fruit ; 10 parties) + Menthe poivrée (10 parties) + Mélisse (5 parties) : 1 cuillère à café du mélange pour 1 tasse d'eau bouillante ; laisser infuser 10 minutes ; passer, sucrer et boire chaud après chaque repas.

Tisane stomachique

Coriandre (30 parties) + Millepertuis (sommités ; 30 parties) + matricaire (30 parties) + Serpolet (30 parties) + Sauge (15 parties) + Oranger amer (feuilles ; 15 parties) + Mélisse (15 parties) : 1 cuillère à soupe pour 1 tasse d'eau bouillante ; laisser infuser 10 minutes ; boire tiède le matin à jeun et après chaque repas.

Tisane galactogène (favorise la lactation)

Semences d'Anis + Fenouil + Cumin + Aneth (10 g de chaque) + Ortie (10 g) + Mutelline (racine ; 10 g) + Galega (plante ; 40 g) : 5 g par tasse en infusion ; boire plusieurs tasses par jour (moment indifférent).

Tisane laxative

Bourdaine (5 parties) + Douce-amère (1 partie) + Chiendent (2 parties) + Guimauve (racine ; 1 partie) + Réglisse (1 partie) : 1 poignée en décoction pour 3 verres d'eau ; laisser infuser quelques heures ; boire de préférence au coucher.

Tisane dépurative (n° 1)

Grande Bardane (racine ; 20 parties) + Pensée sauvage (10 parties) + Noyer (feuilles ; 13 parties) + Bourdaine (9 parties) + Chiendent (7 parties) + Salsepareille (9 parties) + Chardon étoilé (4 parties) + Saponaire (racine ; 5 parties) + Marronnier d'Inde (10 parties) + Fumeterre (4 parties) + Solidago (5 parties) + Globulaire (4 parties) : 1 poignée pour 2 verres d'eau ; faire bouillir 2 minutes et laisser infuser toute la nuit ; boire à jeun et avant le repas de midi.

Tisane dépurative (n° 2)

Pensée sauvage (10 parties) + Noyer (feuilles ; 10 parties) + Bouleau (3 parties) + Bardane (10 parties) + Centaurée (5 parties) + Douce-amère (3 parties) + Houblon (3 parties) + Ményanthe

(3 parties) + Réglisse (5 parties) : 5 g par tasse à faire bouillir 5 minutes ; boire 2 tasses par jour entre les repas.

Tisane dépurative (n° 3)

Pensée sauvage (5 parties) + Centaurée (4 parties) + Douce-amère (4 parties) + Bourdaine (3 parties) + Romarin (2 parties) + Sauge (2 parties) + Prêle (2 parties) + Menthe (2 parties) + Réglisse (2 parties) + Coriandre (1 partie) + Saponaire (1 partie) : 2 g du mélange par tasse ; faire bouillir 5 minutes ; 2 tasses par jour.

Tisane dépurative (n° 4)

Noyer (feuilles ; 50 parties) + Cresson (50 parties) + Raifort (30 parties) + Citron (écorce de fruit ; 30 parties) + Ményanthe (5 parties) : 1 poignée pour 4 verres d'eau, en décoction de 2 minutes, puis infusion 1/4 d'heure ; boire entre les repas.

Tisane pectorale expectorante

Aunée (racine) + Hysope + Lierre terrestre : mélange en parties égales ; faire d'abord bouillir 2 minutes la racine d'Aunée coupée menu, puis ajouter l'Hysope et le Lierre terrestre, et laisser infuser 5 minutes. Une cuillère à soupe de chaque plante pour 1/2 l d'eau ; boire chaud entre les repas.

Tisane pectorale (n° 1)

Coquelicot (3 parties) + Eucalyptus (2 parties) + Serpolet (2 parties) + Sureau (2 parties) + Lierre terrestre (2 parties) : 1 pincée du mélange par tasse en infusion ; boire chaud 3 à 4 tasses par jour.

Tisane pectorale (n° 2)

Mauve + Guimauve + Tussilage + Rose de Provins + Coquelicot : mélange en parties égales ; 1 forte pincée du mélange en infusion ; boire chaud entre les repas et le soir au coucher.

Tisane pectorale (n° 3)

Guimauve (racine ; 4 parties) + Réglisse (racine ; 4 parties) + Marrube blanc (plante ; 4 parties) + Iris (racine ; 4 parties) + Lierre terrestre (4 parties) + Tussilage (fleurs ; 4 parties) + Coquelicot (fleurs ; 2 parties) + Bouillon-blanc (fleurs ; 2 parties) + Badiane (semences ; 1 partie) : 3 g du mélange par tasse en décoction légère ; boire selon besoin, dans les affections bronchiques en général.

Tisane béchique

Serpolet + Tussilage + Scolopendre + Coquelicot + Hysope + Valériane + Châtaignier (feuilles) : mélange en parties égales ; 1 pincée par tasse en infusion de 10 minutes ; boire chaud 3 à 4 tasses par jour.

Tisane sternutatoire

Bétoine + Sauge + Marjolaine + Galanga : mélange en parties égales ; réduire en poudre fine ; priser comme le tabac.

Tisane tonique amère

Chardon béni (fleurs) + Germandrée petit chêne (plante) + Centaurée (plante) + Noyer (feuilles) + Lichen d'Islande : mélange en parties égales ; 5 g par tasse à infuser 10 minutes ; boire chaud, de préférence au début du repas de midi.

Tisane antispasmodique

Valériane (racine) + Oranger (feuilles) + Millefeuille (plante) + Aubépine (fleurs) + Cataire (plante) + Aneth (semences) : mélange en parties égales ; 5 g par tasse en infusion ; boire tiède ou chaud le soir, mais aussi, si besoin, entre les repas en cas de manifestations spasmodiques.

Tisane de « rajeunissement » ou tisane « des centenaires » (pour les déficiences glandulaires)

Lichen d'Islande (plante) + Algue carragahen + Orge (grains) + Orme mucilagineux (écorce) + Frêne (feuilles) + Ginseng (racine) + Noyer (feuilles) : employer chaque plante séparément et successivement (1 par jour) en décoction de 5 g par tasse ; boire le matin. Le Ginseng se prendra seulement en poudre garantie pure, 2 g chaque jour à absorber dans du liquide.

Faire cette cure plus particulièrement au printemps et à l'automne, pendant 3 semaines ; elle peut être renouvelée à volonté.

C'est du bon état des glandes et sécrétions glandulaires que résultent le bon état du système nerveux, de la vie végétative et la bonne santé pour une vie prolongée. Les cures de cette sorte sont particulièrement appropriées ; elles sont encore plus efficaces si elles sont associées à une cure de plantes actives pour le foie.

Une boisson de longévité : la « Frênette » ou « cidre de Frêne »

Frêne (feuilles ; 100 g) + Chicorée torréfiée (100 g) + Cassis (feuilles ; 20 g) + Genièvre (baies ; 20 g) + acide tartrique (80 g) + sucre (5 kg) + levure de boulanger fraîche (125 g) : ce dosage est pour 100 litres de boisson finale (les doses sont à réduire en conséquence pour des quantités moindres).

Préparation : faire infuser les plantes dans l'eau bouillante. Dissoudre d'autre part le sucre et l'acide tartrique dans quelques litres d'eau chaude. Faire bouillir à part la chicorée. Passer ensuite les liquides ainsi préparés sur une passoire et les réunir dans un tonneau propre de plus de 100 litres. Compléter le liquide à 100 litres avec de l'eau en amenant la température finale vers 25 à 30 degrés. Ajouter à ce moment la levure délayée dans un peu d'eau froide. La fermentation s'amorce rapidement. Fermer le tonneau avec un linge non hermétique.

On peut consommer au bout de 5 à 6 jours. Mettre en bouteilles si on le désire mais avoir des bouteilles en verre solide et une fermeture solide également pour maintenir la gazéification. Boisson délicieuse et agréable même pour les enfants. Rafraîchissante et antirhumatismale pour les adultes.

LES BONNES RECETTES DE L'HERBORISTE

Vin de beauté aromatique « Aphrodite » (pour avoir une belle peau)

Romarin (feuilles ; 2 parties) + Gentiane (racine ; 3 parties) + Ményanthe (plante ; 3 parties) + Salsepareille (racine ; 3 parties) + Absinthe (plante ; 1 partie) + Sauge de Grèce (feuilles ; 1 partie) + Millepertuis (plante ; 1 partie) + Cannelle (écorce ; 1 partie) + Angélique (semences ; 1 partie) + Orange amère (écorce ; 1 partie) + Orme (écorce ; 1 partie) : 50 g du mélange à faire macérer 3 ou 4 jours dans 1 l de bon vin blanc ou rouge ; passer et sucrer pour un goût agréable ; ajouter un petit verre de rhum ; boire 1 verre de 20 cc avant le repas de midi.

Fortifiant puissant

A préparer en poudre de préférence.
Gentiane (racine) + Colombo (racine) + Petite Centaurée (plante) + Ményanthe (plante) + Fenugrec (semences) + Patience (racine) + Ortie piquante (feuilles) + Luzerne (feuilles) + Prêle (plante) + Algues laminaires + Roquette (plante) + Avoine (grains) + Angélique (racine) + Sauge de Grèce (feuilles) + Impératoire (racine) : mélange en parties égales de ces plantes réduites en poudre très fine (à commander chez l'herboriste) ; consommer chaque jour à raison de 2 à 4 g (à absorber avec un aliment liquide).

On peut aussi préparer un vin par macération à froid de 50 g de poudre par litre. Commencer à le consommer après 4 à 5 jours de macération. On peut, en même temps, absorber 2 g par jour de poudre de racine de Ginseng vrai.

Convient aux anémiés, déficients divers, convalescents, faibles, mais aussi à ceux qui veulent faire une cure de nouvelles forces avec la garantie de ne pas détériorer leur organisme mais, au contraire, de le rajeunir.

Tisane de « l'euphorie », du bien-être

Balsamite (plante) + Ballote (plante) + Agripaume (plante) + Lotier (plante) + Valériane (racine) + Basilic (plante) + Mélisse (feuilles) : mélange en parties égales ; 3 à 4 g en infusion entre les repas (fréquence et moment d'emploi selon le désir de chacun).

Pour assainir la bouche et la gorge

Tilleul (fleur) + Tussilage (fleur) + Scabieuse (fleur) + Souci (fleur) + Guimauve (fleur) + Réglisse (racine) + Mauve (fleur) + Ronce (feuilles) + Vélar (plante) + Coquelicot (pétale) + Carragheen (algue) + Pissenlit (racine) + Anis vert (semences) + Menthe poivrée (feuilles) : mélange en parties égales à réduire en poudre fine (ou bien obtenir ces plantes en poudre chez l'herboriste).

Faire cuire à part du sucre en caramel léger et ajouter la poudre de plantes à dose de 10 à 20 % (tout ce qui peut s'y incorporer). Couler sur plaque émaillée froide et couper ou casser en petits morceaux. A sucer chaque fois que la bouche ou la gorge donnent une sensation d'irritation par menace microbienne (grippe, enrouement...).

Vinaigre aromatique antiseptique

Absinthe (plante ; 40 g) + Sauge de Grèce (feuilles ; 40 g) + Verveine officinale (plante ; 40 g) + Romarin (feuilles ; 40 g) + Lavande (fleurs ; 40 g) + Menthe poivrée (feuilles ; 5 g) + Genièvre (baies ; 5 g) + Acore (racine ; 5 g) + Cannelle (écorce ; 5 g) + Girofle (clous ; 5 g) + Macis (5 g) + Ail (5 g) + Sureau en fleurs (5 g) + Anis vert (5 g) : mettre ces plantes à macérer à froid, mais exposées à la lumière, dans 2 litres de vinaigre de vin blanc ou rouge (mais garanti de vin et non d'alcool). Le titre sera de 6 à 7°. Laisser macérer pendant 1 semaine environ, puis filtrer et conserver pour usage hygiénique, pour la toilette et comme désinfectant, contre les affections grippales ou maladies contagieuses. Ce vinaigre est dérivé du fameux vinaigre dit des « 4 voleurs », mais ne comporte que des plantes sans danger. Il peut, de ce fait, être employé comme arôme alimentaire.

Pour mieux bronzer au soleil

Huile de Sésame (4 parties) + huile de Noix (4 parties) + huile de Noisette (2 parties) : une bonne recette, et combien efficace...

On peut obtenir une huile à « brunir » plus active en ajoutant à ce mélange 5 g de salicylate de menthyle et 5 g d'essence de Bergamote pour 90 g du mélange d'huiles.

Il est toujours indiqué d'étaler l'huile sur la peau un bon moment avant l'exposition au soleil. Pendant les périodes de bronzage, boire chaque jour, le matin de préférence, 1 verre de jus de carotte, manger souvent des tomates et boire à jeun 1 tasse d'infusion de Romarin.

Les huiles de beauté et de santé

Ce sont des huiles végétales destinées à l'usage externe auxquelles on a fait absorber, par macération à froid ou à chaud à douce chaleur, les principes solubles à l'huile de plantes correspondantes. Les huiles employées sont des huiles grasses, dites huiles fixes, bien connues et qui sont : huiles d'olive, d'arachide, de noisette, d'amande, de Ben, de coco, de palme, de tournesol, de pépins de raisin, de maïs, de colza...

Avec ces huiles, on prépare les huiles dites « de » : Millepertuis, Lys, Camomille, Absinthe, Piment (de Cayenne), Carotte (semences), Romarin... Les plantes employées peuvent être sèches ou fraîches. Les doses sont variables de 50 à 300 g par litre final.

La désignation véritable de ces huiles devrait être : huile « au » Millepertuis et non pas huile « de » Millepertuis, de même pour les autres plantes citées. En effet, ces plantes ne contiennent pas d'huiles grasses, mais **seulement des éléments qui sont solubles dedans.**

Préparées dans des conditions appropriées, certaines de ces huiles peuvent être employées à titre condimentaire, selon les épices employés pour leur préparation (exemple : l'huile au piment).

Plantes à fumer

Pour fumer sans tabac et pour les irréductibles de la cigarette : feuilles d'Armoise, feuilles de Tussillage, feuilles de Sarriette, feuilles de Sauge, feuilles de Ményanthe, feuilles d'Hélianthe, feuilles d'Ortie blanche... seules ou en mélange, indifféremment. On coupe en général les feuilles en filaments, comme le tabac. Ce mélange était très satisfaisant et particulièrement employé durant la guerre de 1940.

Huile de massage des points douloureux

Huile au Millepertuis + huile à la Camomille + huile aux fleurs de Lilas + huile aux fleurs de Reine-des-prés : mélanger en parties égales et ajouter, pour 100 g, 5 g d'essence de Romarin. S'emploie dans les cas de foulures, entorses, rhumatismes...

Cette huile ne contient pas d'huile de paraffine et n'a pas l'effet glissant recherché par les masseurs ; par contre, ses effets sont remarquables.

Huile de massage complexe

Précieuse pour les sportifs... et surtout les rhumatisants.

Huile au Millepertuis (200 g) + huile à la Camomille (150 g) + huile aux fleurs de Lilas (200 g) + huile de baies de Laurier d'Apollon (Laurier-sauce) (50 g) + huile d'Olive : à mettre en flacons de 200 g (au maximum ; bien boucher).

S'emploie en frictions, aussi souvent que nécessaire, sur les endroits douloureux. Cette composition représente un type de complexe d'huiles grasses additionnant les diverses actions des plantes citées. Elle a des décennies d'expérience et de résultats hautement satisfaisants.

Crème aux huiles

Pour les peaux à tendance trop sèche et demandant un apport de corps gras, les huiles déjà citées peuvent être employées directement. On peut leur donner une texture de crème de la façon suivante :

Huile : .... 90 à 95 g.
Cire d'abeille : .... 10 à 5 g.

Chauffer doucement la cire jusqu'à fusion, ajouter progressivement l'huile en remuant doucement ; aussitôt le mélange terminé, enlever du feu, mettre en pot et laisser refroidir.

On peut, pour le visage, diminuer de 5 g la quantité d'huile et la remplacer par 5 g d'huile d'Avocat ou d'huile de germe de Blé. On peut également inclure dans ces préparations un peu de Camphre vrai du Japon (4 à 5 g) s'il s'agit d'obtenir une action calmante des irritations épidermiques.

La préparation peut aussi comporter une légère addition d'essence de Lavande (à 50/55 %), mais juste la quantité nécessaire pour parfumer. L'addition d'autres essences relève plutôt de spécialistes, c'est pourquoi nous ne donnons pas plus de détails.

On peut varier la consistance en augmentant la proportion de cire.

LES BONNES RECETTES DE L'HERBORISTE

Huile de massage pour les sportifs... et les muscles fatigués

Huile de massage aux essences, type huile pour massage chinois « Bornéosine ».

Essence de Romarin (2 parties) + essence de Cannelle (0,5 partie) + essence de Poivre (1 partie) + Bornéol cristallisé (1,5 partie) + huile végétale (olive, arachide, tournesol...) + (ou) huile uropygienne (des glandes uropygiennes d'oiseaux aquatiques) (95 parties) : mélange intime des essences et de l'huile. On peut cependant bien mélanger au préalable les essences et le Bornéol.

Cette huile s'emploie *avant* l'effort. En remplaçant le Bornéol par du Camphre du Japon (naturel), on obtient une huile à employer *après* l'effort.

Pour les cheveux blancs

Les cheveux blancs, en terme technique, se nomment CANITIE. Ils préoccupent souvent ceux qui en sont pourvus.

Leur recoloration pose des problèmes, car tous les colorants proposés par le commerce, s'ils sont chimiques sont tous dangereux. Les plantes offrent quelques ressources ; la principale reste le Henné *Lawsonia Inermis*. Cette plante appliquée en cataplasme de poudre, suffisamment prolongé et maintenu chaud, donne aux cheveux une belle couleur rouge brique. Cette couleur est celle qui se fixe le plus solidement sur la fibre du cheveu. On peut nuancer légèrement cette teinte par mélange avec d'autres plantes en poudre, par exemple : Noyer (feuilles), brou de Noix, Camomille allemande, Aloès, Rhubarbe. Après application, il est utile de faire un rinçage à l'eau légèrement vinaigrée.

Henné « neutre », non colorant et henné « noir », et autres teintes, sont des appellations de fantaisie où dans certains cas, le **Henné vrai** n'est même pas présent. Le *Traité de Cosmétologie* de Cerbelaud est suffisamment précis et explicite sur ce point (attention aux fausses affirmations publicitaires !).

Il n'existe qu'un henné végétal dont la seule propriété est de colorer les cheveux et la peau en rouge, les ongles aussi. Ce même henné n'a pratiquement aucune propriété « fortifiante » ou tonique sur les cheveux ou le cuir chevelu ; ces affirmations relèvent de la haute fantaisie et ne sont que des affirmations commerciales douteuses. On l'a employé quelquefois pour des affections légères de la peau. Le henné n'est pratiquement pas employé en usage interne, thérapeutique.

Vos cheveux

Vous pouvez aller chez un bon coiffeur si cela vous plaît, mais il est nécessaire de connaître ce qui suit : les cheveux posent très souvent des problèmes ; les affections en sont traitées à chaque rubrique. Il est question ici du *cheveu normal*.

Tous les cheveux sont constamment exposés à l'atmosphère et, de ce fait, en subissent les salissures.

L'hygiène essentielle consiste, quelle que soit la nature du cheveu, à les laver sans pour autant les *décaper*, c'est-à-dire sans porter atteinte à leur intégrité, tant au poil qu'à sa racine dans le cuir chevelu.

Commencez par un démêlage à sec avec une brosse. Mouillez ensuite les cheveux et appliquez une dose du produit de lavage (le shampooing). Massez l'ensemble sans « casser » les cheveux ni irriter le cuir chevelu. Bien rincer ensuite à l'eau tiède. Faites une seconde application identique de shampooing (cette seconde fois, il faut moins de produit). Par un léger massage vous obtiendrez à nouveau une mousse abondante. C'est le signe du cheveu propre. N'insistez pas, rincez abondamment, séchez sans chaleur excessive.

Le choix du produit de lavage est important. Le « savon de Marseille », les savonnettes **ne conviennent pas du tout.** Ce sont des huiles végétales à l'origine mais le traitement subi pour en faire des « savons » en fait des **produits alcalins, des détergents toujours très agressifs** pour les cheveux et le cuir chevelu. Ils ne lavent pas, ils **décapent** et nuisent violemment à la santé du cheveu. Ils sont biodégradables et ne polluent pas les eaux. Cela ne change rien à leur action néfaste sur la peau et les cheveux. **Il n'existe pas, et ne peut pas exister, de savons ou savonnettes « acides ».** Ce serait un non-sens, le « savon de soude ou de potasse » **est fortement alcalin (pH9),** même *si la soude a été remplacée par la cendre de bois* (méthode antique) (mêmes remarques et mêmes inconvénients et critiques que ci-dessus). Les détergents dérivés du pétrole sont aussi nocifs et doivent être rejetés. De plus, ils sont polluants n'étant pas biodégradables. Par contre, les huiles végétales peuvent être traitées en tensio-actifs qui ne s'appellent plus des savons et qui constituent la substance de base des bons shampooings actuels (de certains du moins). Les bases en sont les huiles de coco, d'olive, de palme. Il reste à chaque producteur à en faire un réglage pour le but visé, c'est-à-dire essentiellement un **bon lavage, sans agression** quel que soit le type de cheveu (voir Laboratoire Bernadet, Lyon).

Le lavage peut être suivi de « traitements » divers selon la nature des cheveux mais **ce n'est plus le rôle d'un shampooing quel qu'il soit**.

Le « **traitement de santé** » d'un cheveu est fonction de l'emploi d'autres produits dont les plantes (sur ce sujet, on peut consulter le Laboratoire Bernadet cité plus haut pour Elixir végétal et lotion d'essences).

Quant au « Bois de Panama » que l'on a vu préconiser périodiquement (et comme cela vient d'être fait encore récemment), son emploi **résulte d'une mode**. Celle actuelle, 1978-1980, résulte d'une réaction contre les shampooings anti-biologiques dérivés du pétrole avant qu'apparaissent enfin, comme maintenant, ceux dérivés des huiles végétales.

Le bois de Panama a été et reste en la circonstance un pis-aller, car c'est un *détergent* comme tous les tensio-actifs. Son principe actif est la saponine, principe essentiel de l'ex-fameuse « lessive, la Saponite ». Il ne viendrait à personne l'idée de se laver avec une *lessive*... fort utile pour le linge mais douteuse pour les cheveux. Malgré son état de végétal, on doit rejeter absolument cette écorce sauf pour un emploi très occasionnel, sinon les cheveux auront vite pris un aspect de filasse, ce qui donnera du travail au spécialiste que vous serez obligé de consulter.

En dehors des lavages (en moyenne un par semaine), un brossage non violent peut être fait chaque jour, à la suite d'une application dans les cheveux d'un shampooing sec dont le principal constituant actif est la poudre de lycopode (avec quelques additifs, parfois). Cela dans les cas de cheveux très gras. Les cheveux secs n'en ont pas besoin.

Mauvais état des cheveux, pellicules

Crème onguent efficace : jeunes bourgeons de Noyer (50 à 60 g ; une poignée) + Saindoux (200 g) + Moelle de bœuf (100 g) : cuire le tout durant 1/2 heure ; bien triturer et malaxer pour en faire une pâte bien homogène. Avant refroidissement, ajouter 20 à 30 gouttes d'essence de Sauge sclarée. Bien mélanger et verser dans de petits pots de 50 g (type cosmétique) à bonne fermeture à vis (les pots en verre ou porcelaine sont préférables).

Pour l'emploi, appliquer de petites doses en massage léger sur le cuir chevelu ; inutile d'exagérer les doses. Procéder de préférence par cures, 3 semaines de suite par exemple. C'est un « fortifiant » local assez étonnant.

Les huiles aux plantes

Ce sont des **huiles grasses végétales** (olive surtout, mais aussi tournesol, arachide, etc.) dans lesquelles on a fait macérer à froid ou à chaud des plantes fraîches ou sèches. L'une des plus intéressantes étant celle au Millepertuis, nous en donnons ici les recettes.

Huile au Millepertuis.

Première recette : dans un bocal en verre de 2 litres environ, mettre 3 poignées de fleurs fraîchement cueillies et dépourvues de leurs parties vertes. Ajouter 1/2 litre d'huile d'olive. Fermer simplement le bocal.

Exposer au soleil pendant une quinzaine de jours. L'huile se colore progressivement en rouge assez foncé. L'huile est ainsi prête. On la recueille sur un tamis et on presse les fleurs. L'huile doit ensuite reposer pour décanter et clarifier. La conservation se fait dans des flacons de 100 à 200 cc que l'on bouche bien. Les conserver dans un placard fermé, la lumière pouvant provoquer des altérations.

Deuxième recette : dans un bocal de 3 litres, mettre 500 g de fleurs fraîches et découpées en petits fragments. Ajouter 1 litre d'huile d'olive et 1/2 litre de vin blanc sec. Fermer le bocal. Laisser macérer au soleil pendant 3 jours, mais remuer souvent. Mettre ensuite à bouillir au bain-marie jusqu'à évaporation totale du vin. Il reste une huile d'un beau rouge que l'on sépare des fleurs et que l'on conditionne comme précédemment (1).

---

1. Cette recette du docteur Henri Leclerc vient du *Dictionnaire botanique et pharmaceutique* de Guettard (1767).

Emploi interne : 5 à 6 gouttes à absorber sur un sucre agissent sur les crampes d'estomac, les douleurs abdominales, fortifient l'appareil respiratoire, aseptisent les voies urinaires.

Emploi externe : c'est l'emploi le plus important. Son action est surtout *vulnéraire* c'est-à-dire favorisant et activant la cicatrisation des plaies et des brûlures. Elle convient parfaitement *après une exposition au soleil pour en diminuer la « brûlure »,* « le coup de soleil » pour éviter que la peau ne parte en lambeaux. Elle a aussi une action antalgique non négligeable ; aussi son emploi est justifié en massage sur tous les points douloureux, les foulures, les entorses, les rhumatismes...

Incluse dans une huile à « bronzer » elle ne modifie en rien les qualités de celle-ci. Elle ne lui apporte aucune propriété « bronzante » supplémentaire.

Les 2 recettes ici exposées peuvent servir d'exemple pour la préparation des autres huiles aux plantes.

Les cures ou nettoyages organiques de printemps

Traditionnellement (et biologiquement), le printemps est l'époque du renouveau. C'est le moment où l'organisme doit être épuré des toxines diverses engendrées par les fatigues de l'hiver et les agressions climatiques, de même que par les surcharges alimentaires.

Au sommeil hivernal doit suivre le réveil organique, le réveil de la vie. C'est au végétal qu'appartient ce rôle de nettoyage et de réparation des tissus et organes, avec le jeûne partiel, les cures de fruits frais et en jus, les cures de légumes crus et surtout les **jus de légumes crus.** On ajoutera aussi les tisanes de plantes dites dépuratives ; cette appellation concerne les plantes à action purifiante du sang, décongestionnante des organes ou éliminatrice. Elles devront être adaptées à chaque personne ou à chaque tempérament, en fonction de l'état organique de chacun.

Cependant, et pour tous, c'est le moment de l'emploi des végétaux suivants : choux vert et rouge, betterave rouge, cresson, oignon, luzerne, pissenlit, roquette, ortie piquante (feuilles), chicorée (feuilles) associés aux **germes frais de céréales** (surtout blé et luzerne), au bouillon d'orge et aux tisanes.

Ces tisanes seront à base de Chicorée (racines), Bardane (racines), Bourrache (fleurs), Fumeterre (plante), Pissenlit (racine), Bou-

leau (feuilles), Frêne (feuilles), Ortie piquante (racines), Pensée sauvage (plante), Douce-amère (tiges).
Une cure se fait sur 3 semaines.

Une attention particulière doit être accordée au bon fonctionnement intestinal ; ne pas hésiter à employer quelques laxatifs légers, quelques lavements si besoin, et faire un peu de diète (voire même de petits jeûnes). Les jeûnes excessifs sont toujours à déconseiller formellement en dehors de la surveillance constante de praticiens expérimentés.

Cette cure peut être alternée avec la cure d'eau distillée dont les détails sont donnés dans l'enseignement mazdéen et dans les ouvrages du docteur Otoman Zar-Adust-Hanish.

On associera avantageusement à ces deux moyens la consommation des jus crus et frais de légumes et de plantes selon les lieux et disponibilités du terroir.

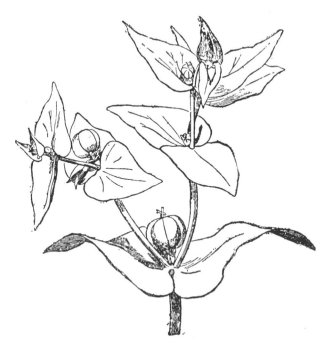

Euphorbe épurge

ANNEXE III

Lexique de quelques termes médicaux

Adipogène : qui engendre la formation de graisse dans les tissus.
Adoucissant : qui adoucit les tissus irrités.
Allergénique : qui contient des substances pouvant provoquer l'allergie.
Amer : qui stimule l'appétit.
Analgésique : qui atténue ou supprime la douleur.
Antalgique : qui calme la douleur.
Anthelminthique : qui agit contre les vers (synonyme de *vermifuge*).
Antibiotique : qui s'oppose au développement de certains organismes.
Antidiarrhéique : qui arrête la diarrhée.
Antifongique : qui empêche le développement des mycoses.
Antilithiasique : qui s'oppose à la formation de calculs.
Antinévralgique : qui calme la douleur sur le trajet d'un nerf.
Antiphlogistique : qui calme les inflammations (*anti-inflammatoire*).
Antipyrétique : qui prévient et combat la fièvre.
Antirhumatismal : qui aide à lutter contre les rhumatismes.
Antiscorbutique : qui combat le scorbut par apport notamment de vitamine C.
Antiseptique : qui détruit les microbes et germes pathogènes.
Antispasmodique : qui prévient ou combat les spasmes et convulsions.
Antisudorifique : qui diminue la transpiration excessive.

Antitussif : qui calme la toux (voir *béchique*).
Apéritif : qui stimule l'appétit.
Aphrodisiaque : qui éveille ou stimule le désir et l'activité sexuelle.
Astringent : qui resserre et raffermit les tissus.
Balsamique : qui contient des baumes adoucissants des tissus.
Béchique : qui combat la toux et les irritations bronchiques.
Calmant : qui atténue ou fait disparaître la douleur.
Cardiotonique : qui augmente la tonicité du muscle cardiaque.
Carminatif : qui est propre à expulser les gaz de l'intestin.
Céphalique : qui agit contre les maux de tête et les migraines.
Cholagogue : qui agit comme évacuant de la bile.
Cholécystokinétique : qui agit sur les contractions de la vésicule biliaire.
Cholérétique : qui agit comme fluidifiant de la bile.
Cicatrisant : qui favorise la cicatrisation des plaies.
Cordial : qui est à la fois réconfortant, stimulant et tonique.
Dépuratif : qui est apte à purifier le sang en provoquant l'évacuation des éléments usés.
Dermatologique : qui concerne les affections de la peau.
Détersif : qui nettoie les plaies et provoque une meilleure cicatrisation.
Diaphorétique : qui provoque la transpiration (voir *sudorifique*).
Digestif : qui peut stimuler la digestion.
Diurétique : qui favorise et stimule la sécrétion urinaire.
Drastique : qui est purgatif avec grande violence.
Emétique : synonyme de vomitif.
Eupeptique : qui facilite la digestion (voir *digestif, stomachique*).
Excitant : qui stimule l'esprit ou l'organisme.
Expectorant : qui favorise l'expulsion des sécrétions bronchiques.
Fébrifuge : qui combat la fièvre.
Fluidifiant : qui rend plus liquides les sécrétions bronchiques ou glaires.
Fortifiant : qui aide à reprendre des forces.
Galactagogue : qui favorise la sécrétion lactée.
Hémolytique : qui libère l'hémoglobine du sang par suite d'altération des parois.
Hémostatique : qui favorise la coagulation du sang (et aide à la cicatrisation).
Hypertensif : qui élève la pression sanguine dans les artères.
Hypnotique : qui induit au sommeil par action sur l'hypothalamus ou par sédation générale.

LEXIQUE DE QUELQUES TERMES MÉDICAUX

Hypocholestérolémiant : qui fait diminuer le taux de cholestérol sanguin.
Hypoglycémiant : qui fait diminuer le taux excessif de glucose dans le sang.
Hypotensif : qui fait baisser la pression sanguine dans les artères.
Laxatif : qui facilite l'évacuation des selles.
Masticatoire : que l'on mâche pour exciter la sécrétion salivaire.
Narcotique : qui procure un sommeil lourd et artificiel.
Pectoral : qui adoucit les voies respiratoires irritées.
Purgatif : qui est très fortement laxatif.
Rafraîchissant : qui calme la soif ou abaisse la température.
Reminéralisant : qui reconstitue l'équilibre minéral du corps.
Résolutif : qui fait disparaître les engorgements des tissus ou des glandes.
Révulsif : qui, par action externe, provoque un afflux de sang pour décongestionner un organe.
Rubéfiant (vésicant) : qui irrite la peau en provoquant des vésicules.
Sédatif : qui calme la douleur, générale ou locale.
Stimulant : qui excite temporairement l'activité physique ou intellectuelle.
Stomachique : qui favorise la digestion gastrique.
Stupéfiant : qui agit sur les centres nerveux avec perturbations très graves.
Sudorifique : qui provoque la transpiration.
Tænifuge : qui est propre à faire évacuer le tænia.
Vasoconstricteur : qui resserre les vaisseaux sanguins.
Vasodilatateur : qui dilate les vaisseaux sanguins.
Vermifuge : qui est propre à faire évacuer les vers.
Vésicant : (voir plus haut à *rubéfiant*).
Vulnéraire : qui est employé dans le traitement des blessures.

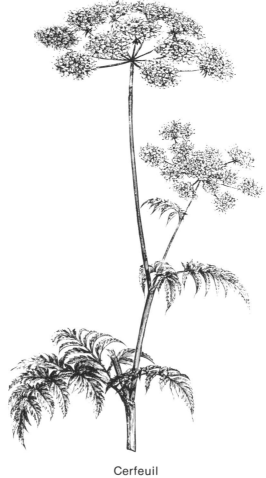

Cerfeuil

ANNEXE IV

Bibliographie

Allendy (Dr) et Réaubourg : *Précis de thérapeutique alimentaire,* (Vigot, 1926).
Ardissone Louis : *Nos bonnes herbes de la Saint-Jean,* (Editions Presse universelle, 1977).
Aurenche (Dr) : *Plantes de guérison,* (Editions Legrand, 1956).
Bardeau F. : *La Pharmacie du Bon Dieu,* (Laffont).
Baudry Marcel : *Vivez en bonne santé,* (Pensée Moderne, 1952).
Bauer Oertel : *La Santé par les plantes,* (Editions Alsatia, Paris, 1951).
Belaiche (Dr) : *Traité de phyto-aromathérapie,* tome I, (Maloine, 1979).
Bénard & Vaesken : *L'Herboriste et vous,* (Dargaud-Rustica, 1979).
Bernardin C. (Dr) : *Botanique médicale,* (Maloine, 1943).
Bertholet (Dr) : *Les Fruits, valeur curative - Végétarisme et occultisme.*
Besançon, Julien : *Ne pas dételer.*
Bézanger, Beauquesne : *Les Plantes dans la thérapeutique moderne,* (Maloine, 1975).
Binet, Léon (Dr) : *Gérontologie gériatrie,* (Que sais-je ?, n° 919) - *Leçons de biologie dans un parc,* (Magnard, 1960) - *Les Plantes et le médecin,* brochure A 305 (Palais de la Découverte, 1965, 1964) - *Articles dans Biologie médicale,* n° 2, mars, (Edition spéciale, 1961) - *Au bord de l'étang,* (Magnard, Rouen, 1948) - *Diététique et gastronomie, (Figaro littéraire,* 1963).
Bois D. : *Plantes alimentaires chez tous les peuples à travers les âges.* Encyclopédie biologique, tome III, volume 2, tome XVII, volume 4, tome VII, volume 3, (Editions Lechevallier, 1927, 1928, 1933, 1934), tome XI (algologie), 1933.
Bonnier Gaston : *Le Nom des fleurs par la méthode simple,* (Librairie de l'enseignement).
Botan : *Le Roret médical. Dictionnaire des plantes médicinales,* (Société Française d'éditions littéraires et techniques, Paris, 1935).
Bott Victor (Dr) : *Médecine anthroposophique,* (Triades, 1972).
Bouchardat : *Manuel de matière médicale, thérapeutique et pharmacie,* 2 volumes (Germer-Baillière, 1873).
Bourdelon Honoré : *Entretien de médecine végétale,* (Editions Gabert, 1945).
Carrel, Alexis (Dr) : *L'Homme, cet inconnu,* (Plon).

Carton Paul (Dr) : *L'Essentiel de la doctrine d'Hippocrate,* (Le François, 1977) - *L'Art médical,* (1943) - *La Cuisine simple,* (Le François, 1940) - *Le Guide de la vieillesse,* (Le François) - *L'Art médical,* (Brévannes, 1943) - *Le Décalogue de la santé,* (Brava, 1935).
Cazin (Dr) : *Traité pratique et raisonné des plantes médicinales,* (Asselin, 1876).
Cerbelaud : *Formulaire de parfumerie.* En 4 volumes, (Editions Opéra, 1951).
Chamaraud, Marcel (Dr en pharmacie) : *Contribution à l'étude de l'emploi des simples chez les apothicaires lyonnais au cours du XVIe siècle,* (Bosc fr., M. & L. Tiou, Lyon, 1933).
Chamfralt : *Traité moderne de médecine chinoise,* tomes III et IV, (Coquenard, Angoulême, 1961).
Chapelet : *Dictionnaire des aliments,* (Le Hameau, 1979).
Compain Michel : *Guide de l'Herboriste,* (Compain, 1939).
Costet : *Phytothérapie des affections veineuses en pratique phlébologique,* (Maloine, 1943).
Coupin : *Les Plantes médicinales,* (Coste Alfred, 1926).
Cuguillère (Dr) : *Précis de phytothérapie - Les poudres de plantes,* 2 volumes, (Maloine, 1934, 1935).
Daruty de Grandpré (Dr) : *Plantes médicinales de Mauritanie,* (Polycop, 1973).
Debelmas et Delaveau : *Guide des plantes dangereuses,* (Maloine, 1978).
Debuigne (Dr) : *Le Larousse des plantes qui guérissent,* (Larousse, 1975, 1976).
Decaux (Dr) : *Formulaire de phytothérapie,* (Legrand et Bertrans, 1944) - *Précis de phytothérapie et phytodiététique de l'arthritique,* (Legrand, 1950) - *La Médecine par les plantes,* (Duchartre, vers 1929).
Deglos : *Les Merveilleux secrets des plantes* (Diffusion nouvelle du Livre, Soissons).
Delaveau : *Plantes agressives et poisons végétaux,* (Horizons de France, 1974).
Delorme R. : *Plantes médicinales du Brésil,* (Polycop., 1975).
Deschamps Fanny : *Vous n'allez pas avaler çà !* (Albin Michel).
Dictionnaire botanique et pharmaceutique (édité à Paris chez la veuve Savoye, Librairie rue Saint-Jacques. Nouvelle édition avec approbation de Guettard le 11 juin 1767 et privilège du Roi). Auteur possible : Don Alexandri.
Dorvault : *L'Officine.*
Dressant Luc : *L'Excès de cholestérol,* (Andrillon, 1978) - *Connaître et utiliser les vitamines,* (Diffusion nouvelle du Livre, 1970).
Duquesne Jacques : *Dictionnaire des plantes médicinales,* (Morgan, 1973).
Durville Henri : *Les Régimes alimentaires,* (Bibliothèque Eudiaque, Paris, 1939) - *L'Art de vivre longtemps,* (H. Durville).
Ecole de Salerme : 2 volumes, (Delahaye, 1875).
Favier Jean : *Equilibre minéral et santé,* (Dangles, 1951). Epuisé.
Fauser : *Les Jus de légumes,* (V. Attinger, 1963).
Foinard Suzanne : *Merveilleuses vertus des plantes,* (Sainte-Rita, Nice, 1951).
Fournier : *Livre des plantes médicinales et vénéneuses de France,* 3 volumes, (Lechevallier, 1948).
Fresneau : *Huiles essentielles,* (Parfumerie moderne, n° 20, 1950) - *Aromathérapie* (Industrie de la parfumerie, novembre, décembre, 1954).

BIBLIOGRAPHIE

Gattefossé R. M. : *Antiseptiques essentiels,* (Girardot, 1931) - *Esthétique physiologique,* (Girardot, 1938) - *Aromathérapie,* (Girardot, 1937) - *Agenda du chimiste parfumeur,* (Editions scientifiques françaises, 1918) - *Formulaire de parfumerie et cosmétologie,* (Girardot, 1950) - *Distillation des plantes aromatiques et des parfums,* (Desforges & Cie, 1926) - *Les Huiles essentielles, hormones végétales,* (1937) - *Propriétés bactéricides de quelques huiles essentielles,* (Parfumerie moderne, 152, 1919).

Gattefossé et Lamotte : *Culture et industrie des plantes aromatiques et des plantes médicinales de montagne,* (1917).

Geffroy H.-Ch. : *Tu vivras cent ans,* (CEVIC, 1978).

Gilbert E. : *Les Plantes magiques et la sorcellerie,* (Durond, Moulins, 1899).

Goris, Liot, Janot : *Pharmacie galénique,* 2 volumes, (Masson, 1949).

Hanisch (Dr) : *L'Art de la respiration,* (Aryana, Paris) - *Recettes culinaires,* (Editions Mazdéennes, Paris, 1936) - *Régénération,* (Aryana, Barcelone, 1957).

Hautefeuille J. (Dr) : *Apprenez à vous nourrir,* tome II, (Editions Roulland).

Hemmerdinger (Dr) : *Bien manger et faire la « nique » au médecin.*

Héraud (Dr) : *Dictionnaire des plantes médicinales,* (Baillière, 1949).

Hove : *Le Livre des soupes,* (Tchou-Morel, 1979).

Hufféland (Dr) : *L'Art de prolonger la vie. La Macrobiotique,* (Baillière, 1896).

Husson C. : *Etudes sur les épices, aromates et condiments,* (Paris, 1883).

Ioiriche : *Les Abeilles pharmaciennes, science pour tous,* (Editions de Moscou, 1968).

Julia de Fontenelle : *Manuel de l'herboriste,* 2 volumes, (Editions de l'Orée, 1828).

Kalmar J. M. (Dr) : *Comment vous vieillissez par l'alimentation et les médicaments,* (Editions Les Bardes, Saint-Raphaël).

Kerharo J. & Bouquet A. : *Plantes médicinales et toxiques de la Côte-d'Ivoire, Haute-Volta.* Mission d'étude de la pharmacopée indigène eb. A.O.F. Ministère de la France d'Outre-Mer, Office de la recherche scientifique. (Editions Vigot fr., 1950.)

Kneipp : *Comment il faut vivre ?* (Editions J. Koesel, Kempten (Bavière), 1891).

Kuntzlé : *L'Art de guérir,* (Editions Otto Walter S.A. Olten, 1950).

Lagriffe Louis : *Livre des épices et condiments.*

Lambert Alfred : *La Phytothérapie familiale,* (Maison de la radiesthésie et Creuset Pierre, 1947).

Landry : *Guide culinaire des épices, aromates et condiments,* (Marabout, 1978).

Lautié R.(Dr) : *Parmi les plantes bienfaisantes,* (CEVIC).

Leclerc (Dr) : *Précis de phytothérapie,* (Masson et Cie, 1927) - *Les Légumes,* (Masson et Cie) - *Les Epices,* (Masson et Cie) - *Pouvoir cicatrisant de la grande consoude,* (Revue Phyto, 1937) - *Les Vertus thérapeutiques du radis,* (Revue Phyto, mai 1942) - *Les Fruits de France,* (Masson, 1932).

Lemery : *Dictionnaire des drogues simples,* (1798).

Lequeune Ferrand : *Jardins de santé,* (Robert Morel, 1972).

Lespleigney & Dorvault : *Formulaire des médecines simples,* (Velter, 1899).

Lieutagui Pierre : *Le Livre des bonnes herbes,* (Morel, 1966).

Llyod J. Harris : *L'Ail, magique, médicale, gastronomique,* (Guy Authier, 1978).

Luu Claudine : *L'Homme et la plante dans la médecine traditionnelle sino-vietnamienne.* Thèse présentée à l'Académie de Montpellier, (octobre 1980).

Magrini Gigliona : *Les Plantes de la santé,* (Atlas, 1978).

Maguelonne Toussaint-Samat : *Les Vertus des plantes,* (Ramsay Image, 1980).

Makrobiotik : *Art de prolonger la vie,* (Berlin, 1796).

Maury M. : *Aromates et parfums,* (Editions de la Table Ronde, 1961) - *Le Capital jeunesse,* (La Table Ronde, 1961) - *Aromathérapie, une cosmétologie naturopathique,* (Congrès international de Lucerne, 1959).

Mavéric Jean : *La Médecine hermétique des plantes - Art spagyrique,* (Editions Durbon aîné, vers 1900).

Le Médecin des dames ou l'art de les conserver en santé, (édité à Paris chez Vincent, hôtel de Clugny, avec approbation et privilège du Roi M. DCC. LXXXIII).

La Médecine et la chirurgie des pauvres, (édité à Rouen chez la veuve Pierre Dumesnil, rue de la Chaîne, M. DCC. LXXXVII, avec permission).

Ming-Wong : *La Médecine chinoise par les plantes,* (Tchou, 1976).

Morelle J. : *Traité de biochimie cutanée,* 2 volumes, (Editions Varia, 1958-1959).

Naves Y. R. : *Technologie et chimie des parfums naturels,* (Masson, 1974).

Naves et Mazurier : *Les Parfums naturels,* (Gauthiers-Villars, 1939).

Parananda Mariadassou (Dr) : *Médecine traditionnelle de l'Inde,* (Editions imprimerie Sainte-Anne Pondichéry, 1938) - Autres éditions : Médecine ayurvédique.

Parturier (Dr) : *Précis de phytothérapie hépato-biliaire,* (Vigot, 1934).

Parturier et Rousselle : *Le Romarin dans les maladies du foie,* (Société de thérapeutique, avril 1929).

Passet Jean : *Thymus vulgaris.* Thèse (Université de Montpellier, 1971).

Patein G. (Dr) : *Les Purgatifs.* Bibliothèque médicale Charcot-Debove (Rueff & Cie).

Pélikan Wilhelm : *L'homme et les plantes médicinales,* 2 volumes, (Triades, 1975).

Pelt J. M. : *La Médecine par les plantes,* (Fayard, 1981).

Perrot : *Matières premières du règne végétal,* 2 volumes, (Masson, 1944).

Perrot et Paris : *Les Plantes médicinales,* (P.U.F., 1971).

La Pharmacopée dans le Cambodge traditionnel, (Etude parue dans France-Asie, n°s 177-178).

Pic & Bonnamour : *Phytothérapie,* (Baillière, 1928).

Piesse : *Chimie des parfums,* (Baillière, 1935).

Pinkas & Torck : *Les Plantes dans la thérapeutique moderne,* (Maloine, 1975).

Planchon, Bretin & Manceau : *Précis de matière médicale,* 2 volumes, (Maloine, 1946).

Poucher : *Parfums, cosmétiques et savons,* (Dunod, 1951)

Rancoule L. : *Connais-toi toi-même - Doit-on manger cru ou cuit ? - Le Secret de la vie et de la santé - L'Aliment vivant vibratoire - Comment guérir par*

BIBLIOGRAPHIE

les aliments - Les Vitamines de la mer, les algues, (édité par l'auteur, 1924/1933).
Régnault J. (Dr) : *Médecine et pharmacie chez les Chinois et les Annamites,* (Editions Chamuel, Paris).
Revue de phytothérapie : (toute la publication).
Rodin H. : *Les Plantes médicinales et usuelles,* (Rothschild, vers 1890).
Roi Jacques : *Les Plantes médicinales chinoises,* (Lechevallier, 1955).
Roig A. : *Le Dictionnaire des polluants alimentaires,* (CEVIC).
Rolet A. : *Plantes à parfums et plantes aromatiques,* (Baillière et Fils, 1930).
Salmanoff (Dr) : *Secrets et sagesses du corps,* (Table Ronde, 1964).
Samageau C. : *Utilisation des algues marines.* Encyclopédie scientifique, (Doin, 1920).
Schauenberg & Paris : *Guide des plantes médicinales,* (Delachaux & Niestlé, 1969).
Schultes R.E. & Hofman A. : *Les Plantes des dieux. Plantes hallucinogènes,* (Berger-Levrault, 1981) - *Atlas des plantes hallucinogènes du monde,* (Editions de l'Aurore, Montréal, 1978).
Sélection du Reader's digest : *Guide des plantes médicinales,* (1977).
Soins et santé par les plantes, (Revue Soins et Santé, n° 54, Paris).
Steimetz E.F. : *Codex vegetabilis en 21 langues,* (Steimetz, Amsterdam, 1957) - *Materia medica vegetabilis,* 3 volumes, (Steimetz, Amsterdam, 1959).
Thiers : *Les Cosmétiques, pharmacologie et biologie,* (Masson, 1962).
Tisserand : *The art of aromatherapy,* (C.W. Daniel Company Ltd, 1977).
Thomson William A.R. : *Les Plantes médicinales,* (Berger-Levrault, 1981).
Valnet : *Aromathérapie - Phytothérapie,* (Maloine, 1972, 1975).
Vander : *Guida medica del hogar,* tomes I et III, (Liberia Sintes).

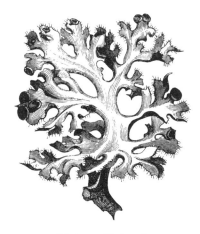

Lichen d'Islande

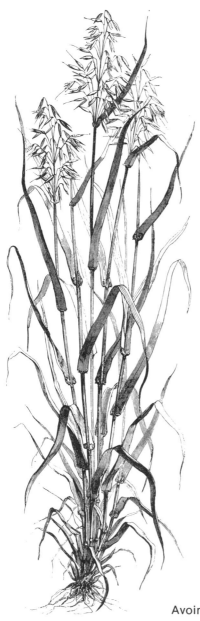

Avoine cultivée

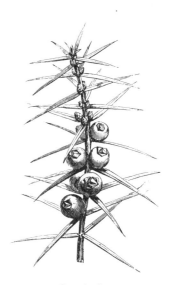

Genévrier

ANNEXE V

Liste des herboristes pouvant fournir les plantes indiquées dans ce livre

Cette liste est malheureusement réduite du fait de la loi de 1941 et de la disparition progressive qui s'est ensuivie des professionnels en exercice.

Il n'est donc pas facile de trouver une officine à proximité de chez soi. Pour pallier cet inconvénient, la plupart des herboristes acceptent de faire des envois par correspondance aux personnes intéressées.

01 AIN
01130 Nantua : Herboristerie Loubersac, 14, rue du Docteur-Mercier.

03 ALLIER
03000 Moulins : Herboristerie Laplagne, 15, rue Règue-Morte.
03200 Vichy : Herboristerie Sayet, 5, rue Besse.

06 ALPES-MARITIMES
06000 Nice : Herboristerie « Maison des Plantes » (M. Horer), 20, rue Gubernatis.
06000 Nice : Herboristerie Wittver, 50, rue Miron.
06600 Antibes : Herboristerie Dudognon, place Nationale.
06400 Cannes : Herboristerie Bijon-Marconcini, 53, rue de la République.
06400 Cannes : Herboristerie l'Hopitaux, 32, rue Hoche.
06130 Grasse : Herboristerie Escarel.

08 ARDENNES
08100 Charleville-Mézières : Herboristerie Croix-Bleue, 41, rue du Moulin.
08000 Charleville-Mézières : Herboristerie Benoist, 17, avenue du Président-Auriol.

11 AUDE

11000 Carcassonne : Herboristerie Galibert, 30, rue Aimé-Ramon.

13 BOUCHES-DU-RHONE

13160 Châteaurenard : Herboristerie Baumel, 50, rue Carnot.
13300 Salon-de-Provence : Herboristerie Coulomb, 5, rue Moulin-d'Isnard.

14 CALVADOS

14400 Bayeux : Herboristerie Nicolas, rue de Saint-Malo.
14123 Ifs-Hameau de Bras : Herboristerie Dion.

18 CHER

18500 Mehun-sur-Yèvre : Herboristerie Delamare-Surtel, 136, rue Jeanne-d'Arc.

21 COTE-D'OR

21000 Dijon : Herboristerie Richard, 24, rue Musette.
21000 Dijon : Herboristerie Gayvallet, 3, rue Jean-Jacques-Rousseau.

24 DORDOGNE

24000 Périgueux : Herboristerie Valeix, 32, rue Louis-Wilson.
24100 Bergerac : Herboristerie Géraud-Jardel, 6, rue du Mourier.

27 EURE

27400 Louviers : Herboristerie Margot, 14, place de la République.

33 GIRONDE

33000 Bordeaux : Herboristerie Guilhaume, 45, rue Huguerie.
33000 Bordeaux : Herboristerie Saint-André, 48, rue Bouffard.
33000 Bordeaux : Herboristerie Pic, 12, place Canteloup.
33200 Bordeaux : Herboristerie Magne, 59, avenue d'Arès.
33120 Arcachon : Herboristerie Dourcy, 25, cours Lamarque.

34 HÉRAULT

34000 Montpellier : Herboristerie « La Quintescence », 26, rue de l'Aiguillerie.
34500 Béziers : Herboristerie Delpart, 7, rue Vianet.

35 ILLE-ET-VILAINE

35130 La Guerche-de-Bretagne : Herboristerie Even, 30, rue de Nantes.
35400 Saint-Malo : Herboristerie Leblond, 4, rue Broussais.
35400 Saint-Malo : Herboristerie Theze, 2, place Guy-La-Chambre.
35600 Redon : Herboristerie Cahour, 8, rue de Danves.

36 INDRE

36210 Chabris : Herboristerie Veillat « Sainte Cécile ».

37 INDRE-ET-LOIRE

37000 Tours : Herboristerie Ancelin, 49, rue de la Scellerie.

41 LOIR-ET-CHER

41200 Romorantin Lanthenay : Herboristerie Renaud, 57, Grande-Rue.

42 LOIRE

42000 Saint-Etienne : Herboristerie « La Santé », 12, rue Georges-Dupré.

44 LOIRE-ATLANTIQUE

44000 Nantes : Herboristerie Leclerc, 17, rue du Château.
44000 Nantes : Herboristerie Soulard, 30, rue Léon-Jamin.
44000 Nantes : Herboristerie Gaudin, 7, avenue du Pin.
44000 Nantes : Herboristerie Larno-Tabary, 84, rue du Maréchal-Joffre.
44220 Couëron : Herboristerie Collineau, 7, place Aristide-Briand.
44250 Saint-Brévin-les-Pins : Herboristerie Berthebault, route du Fief.
44400 Pont-Rousseau (par Rezé) : Herboristerie Rivière, 50, avenue d'Alsace-Lorraine.
44510 Le Pouliguen : Herboristerie Brouillet, 18, rue du Général-Leclerc.
44600 Saint-Nazaire : Herboristerie de la Poste, 6, avenue de la République.

46 LOT

46800 Montcuq : Herboristerie Nardou.

47 LOT-ET-GARONNE

47500 Monsempron Libos (par Fumel) : Herboristerie Perry, 10, place de la Lemance.

49 MAINE-ET-LOIRE

49000 Angers : Herboristerie Courbin-Tourneux, 36, rue de Saint-Aubin.
49120 Chemillé : Herboristerie Cailleau, 87, rue Nationale.
49190 Saint-Lambert-du-Lattay : « L'Herberie », 12, rue du Pont-Barré.
49300 Cholet : Herboristerie Debeauvais, 35, rue du Commerce.
49500 Segré : Herboristerie Guilbaut, 5, place Aristide-Briand.

50 MANCHE

50100 Cherbourg : Herboristerie Darinot, 1, place du Général-de-Gaulle.

51 MARNE

51000 Châlons-sur-Marne : Herboristerie Guichard, 1, rue Emile-Leroy.
51100 Reims : Herboristerie Ramette, 2, rue du Bastion.
51400 Mourmelon : Herboristerie Faye, 16, rue du Général-de-Gaulle.

56 MORBIHAN

56100 Lorient : Herboristerie Tatard, 11, rue Vauban.
56700 Hennebont : Herboristerie Simon, 43, rue Trottier.

57 MOSELLE

57000 Metz : Herboristerie Raiser André, Centre commercial Saint-Jacques.
57200 Sarreguemines : Herboristerie Hennequin, 4, rue Poincaré.

58 NIÈVRE

58200 Cosne-sur-Loire : Herboristerie Leblond, 7, rue du Commerce.

59 NORD

59140 Dunkerque : Herboristerie Plessiet, 11 bis, place du Palais-de-Justice.

LES HERBORISTES EN FRANCE 371

59150 Wattrelos : Herboristerie Cousin-Wiame, 62, rue Charles-Castermant.
59260 Hellemmes Lille : Herboristerie Vasseur, 52, rue Salengro.
59200 Tourcoing : Herboristerie Platelle, 59, rue de Tournai.
59300 Valenciennes : Herboristerie Facon Gardin, 16, place du Commerce.
59530 Le Quesnoy : Herboristerie Guizet, 8, place du Général-Leclerc.
59610 Fourmies : Herboristerie Picard-Bruyère, 60, rue Saint-Louis.
59790 Ronchin : Herboristerie Bard, 1, rue Anatole-France.

60 OISE

60000 Beauvais : Herboristerie M. du Carin, 36, rue Pierre-Jacobi.
60390 Beaumont-les-Nonains : Herboristerie Leuwers, 7, place du Beffroi.

62 PAS-DE-CALAIS

62290 Nœux-les-Mines : Herboristerie Pierné, 6, rue Sully.
62400 Béthune : Herboristerie Replus, 146, rue Sadi-Carnot.
62420 Billy-Montigny : Herboristerie Cartigny, 36, rue de la Gare.
62440 Harnes : Herboristerie Delabre, 7, rue du 11-Novembre.
62470 Calonne Ricouart : Herboristerie Pruvost.
62600 Berck-Plage : Herboristerie Poire, 53, rue Carnot.

63 PUY-DE-DOME

63000 Clermont-Ferrand : Herboristerie Beaulaton, 13, rue des Petits-Gras.

64 PYRÉNÉES-ATLANTIQUES

64000 Pau : Herboristerie Berthelin, 7, rue de Bordère.
64000 Pau : Herboristerie Colas, 26, avenue de la Concorde.
64000 Pau : Herboristerie Mire, 5, rue Tran.
64100 Bayonne : Herboristerie Cadusseau, 33, rue du Pannecau.

66 PYRÉNÉES-ORIENTALES

66000 Perpignan : Herboristerie Saint-Martin (Girbau), 48, rue du Maréchal-Foch.

67 BAS-RHIN

67000 Strasbourg : Floralpina, 22, rue des Orfèvres.
67400 Illkirch Graffenstaden : Herboristerie Spehner, 69, route du Rhin.

68 HAUT-RHIN

68100 Mulhouse : Herboristerie Egloff, 19, rue Henriette.
68300 Saint-Louis : Herboristerie Guth, 32, route de Bâle.
68330 Huningue : Herboristerie Meyer, 18, rue Abbatucci.
68700 Cernay : Herboristerie Triponel, 6, rue de Thann.

69 RHONE

69001 Lyon : Herboristerie de la Croix Rousse, 41, rue des Tables-Claudiennes.
69002 Lyon : Herboristerie Chavassieu, place Saint-Jean.
69003 Lyon : Herboristerie François, 85, rue Moncey.
69006 Lyon : Herboristerie Olivier, 60, rue Massena.

71 SAONE-ET-LOIRE

71100 Chalon-sur-Saône : Herboristerie Vergonnet, 8, rue Pasteur.

72 SARTHE

72000 Le Mans : Herboristerie Grellier, 18, rue Nationale.
72200 La Flèche : Herboristerie Bréard Bezine, rue Grollier.

75 SEINE (PARIS)

75001 Paris : Herboristerie du Palais-Royal, 11, rue des Petits-Champs.
75004 Paris : Herboristerie Brunerye, 21, rue Saint-Antoine.
75005 Paris : Herboristerie Marlin, 74, rue du Cardinal-Lemoine.
75005 Paris : Herboristerie Payeben, 35, boulevard Saint-Germain.
75006 Paris : Herboristerie Austruy, 38, rue Montparnasse.
75008 Paris : Herboristerie Laruelle-Verdier, 87, rue d'Amsterdam.
75009 Paris : Herboristerie Fiak, 32, faubourg Montmartre.
75009 Paris : Herboristerie Pigault, 30, rue Pasquier.
75010 Paris : Herboristerie Tanguy, 62, rue de Maubeuge.
75011 Paris : Herboristerie Braoud, 81, rue de la Roquette.

LES HERBORISTES EN FRANCE

75011 Paris : Herboristerie Legal « Au Pâtre », 244, boulevard Voltaire.
75012 Paris : Herboristerie Brunet, 6, rue de Madagascar.
75013 Paris : Herboristerie Pitois, 60, avenue d'Italie.
75014 Paris : Herboristerie Tixier, 83, rue Gergovie.
75015 Paris : Herboristerie Larde, 38, rue Fondary.
75017 Paris : Herboristerie Archimbaud, 5, Villa Monceau.
75017 Paris : Herboristerie Feintrenie, 79, avenue Niel.
75017 Paris : Herboristerie Schindler, 87, avenue des Ternes.
75018 Paris : Herboristerie du Simplon, 13, rue J.-Dijon.
75019 Paris : Herboristerie Bourdain, 161, rue de Belleville.
75019 Paris : Herboristerie Chaudret, 142, rue de Flandre.
75019 Paris : Herboristerie Garrel, 59, rue de Belleville.
75020 Paris : Herboristerie Comaille, 13, rue de Flandre.

76 SEINE-MARITIME

76000 Rouen : Herboristerie Richard Gahineau, 19, rue Saint-Nicolas.
76000 Rouen : Herboristerie Halouvrix, 74, rue Saint-Romain.
76160 Darnétal : Herboristerie Borel, 125, rue de Lonfaon.
76500 Elbeuf : Herboristerie Guiot, 10, rue de la République.
76600 Le Havre : Herboristerie Justin, 161, rue du Maréchal-Joffre.

78 YVELINES

78170 La Celle-Saint-Cloud : Herboristerie Rosset « Les Myrtilles », 15 bis, avenue Guibert.

79 DEUX-SÈVRES

79300 Bressuire : Herboristerie Marcouin, 7, rue de la Huchette.

80 SOMME

8000 Amiens : Herboristerie Mercier, 90, rue Jules-Barné.

81 TARN

81200 Mazamet : Herboristerie Maraval, 5, rue Saint-Jacques.

84 VAUCLUSE

84110 Vaison-la-Romaine : Herboristerie Brun, avenue Jules-Ferry.

86 VIENNE

86100 Châtellerault : Herboristerie Larmignat, place de la République.

87 HAUTE-VIENNE

87000 Limoges : Herboristerie Carnot, 84, rue François-Chénieux.
87000 Limoges : Herboristerie Decaix, 91, rue Haute-Vienne.
87000 Limoges : Herboristerie Martine, 18, rue de Fouriès.
87100 Limoges : Herboristerie Rousselle, 35, avenue du Général-Leclerc.

88 VOSGES

88000 Epinal : Herboristerie Videau, 7, rue de Rualmenil.

92 HAUTS-DE-SEINE

92270 Bois-Colombes : Herboristerie Pieri, 14, rue Mertens.
92340 Bourg-la-Reine : Herboristerie Fie, 74, avenue du Général-Leclerc.
92400 Courbevoie : Herboristerie Garnier, 73, avenue Gambetta.
92800 Puteaux : Herboristerie Barbou, 24, rue Paul-Bert.

93 SEINE-SAINT-DENIS

93220 Gagny : Herboristerie Bannier, 11, rue Jean-Jaurès.
93240 Stains : Herboristerie Bouvet, 91, rue Jean-Jaurès.
93340 Le Raincy : Herboristerie Mulot-Muzard, 90, rue de la Résistance.
93360 Neuilly-Plaisance : Herboristerie Laggarrigue, 13, rue de l'Est.

94 VAL-DE-MARNE

94100 Saint-Maur-des-Fossés : Herboristerie Touati, 13, avenue de la Mairie.

95 VAL-D'OISE

95100 Argenteuil : Herboristerie Brunel, 130, Grande-Rue.
95110 Sannois : Herboristerie d'Aristée (Durand), 68, boulevard du Général-de-Gaulle.

Table des matières

Introduction 9

Première partie :
DONNEES TECHNIQUES GENERALES

Les trois étapes de la santé 15
Les constituants du règne végétal 17

Chap. I : **La phyto-aromathérapie** 19
  1. Phyto-aromathérapie et chimiothérapie 19
  2. Utilisation actuelle de la phyto-aromathérapie 20
    a) En France 20
    b) En Chine 21
    c) En Nouvelle-Calédonie 22
    d) En Haïti 22
  3. Les herbes médicinales en Chine 23
    a) Les fondateurs 23
    b) Changement de rôles 24
    c) Les herbes médicinales 25
    d) Recherche et enseignement 25
    e) L'hôpital de médecine chinoise 26
  4. Science et nature 28
  5. Désignation ou appellation des plantes 30
  6. Origines et lieux de production des plantes 32
  7. Qualité des plantes récoltées ou achetées 33
    a) Plantes en nature 33
    b) Plantes pures, non souillées et autres exigences 33

c) Les plantes toxiques 34
   d) Les plantes sans danger 35
 8. Limites de l'emploi des plantes médicinales 36
 9. Les plantes médicinales sont-elles dangereuses ? 38

Chap. II : **La phytothérapie** 41
 1. Définition 41
 2. Quelles parties de plantes employer, et pourquoi ? 42
 3. Approvisionnement, commercialisation 43
   a) L'herboristerie : généalogie et règlements 43
   b) Conséquences 45
   c) Distribution commerciale 46
 4. Acheter ou récolter : quoi et comment ? 48
 5. Calendrier du récolteur de plantes 51
 6. Les dosages 58
 7. La synergie des tisanes composées 58
 8. L'aspect de la composition avant emploi 59
 9. Préparations et formes d'emploi habituelles 59
   a) L'infusion 60
   b) La décoction 61
   c) Le bouillon 61
   d) La macération 62
   e) La poudre 62
   f) Le cataplasme 63
   g) Emploi des diverses préparations citées 63
   h) Autres formes de préparations 64
 10. Le moment thérapeutique ou quand faut-il boire
    les tisanes ? 65
 11. Vérités à connaître 66
 12. Quelques plantes de base essentielles pour les troubles
    fréquents 67
 13. Plantes toxiques ou dangereuses 72

Chap. III : **L'aromathérapie** 77
 1. Historique 77
 2. Définition des huiles essentielles 78
   a) Les huiles essentielles artificielles ou synthétiques 78
   b) Divers états des essences 79
   c) La qualité 79
 3. Obtention, fabrication, qualités à exiger 80
   a) La fabrication des essences 80
   b) La qualité 81
 4. Conditionnement, présentation commerciale, conservation 82

TABLE DES MATIÈRES

    5. Activité et dangers des essences 82
    6. Avantages et inconvénients des essences 83
    7. Posologie, précisions 85
    8. Précautions d'emploi des essences 85
    9. Indications principales des essences 87
  10. Les bains aux essences 88

Chap. IV : **Les jus de plantes** 91
    1. Les sources des sucs végétaux 91
    2. Extraction des jus 92
    3. Modalités d'utilisation 92
        a) Conservation des jus 92
        b) Consommation 93
        c) Doses d'emploi 93
    4. Emploi thérapeutique des jus 93
        a) Quelques exemples thérapeutiques (usage interne) 94
        b) Soins de beauté (applications externes) 95
        c) Cures saisonnières avec les jus 96
        d) Cure spéciale en cas d'obésité 96
    5. Les jus gras 97
Quelques plantes médicinales 99

Deuxième partie :
LEXIQUE THERAPEUTIQUE DE PHYTO-AROMATHERAPIE

Avertissement	116	Aisselles (odeurs parfois désagréables)	126
Abattement	119	Albuminurie	126
Abcès chaud	119	Alcoolisme	127
Abcès dentaire	120	Algie	127
Accouchement (pour faciliter l')	120	Allaitement (pour arrêter le lait après sevrage)	128
Accouchement prématuré (suite d')	120	Allergie	128
Acidité stomacale (pyrosis)	121	Alopécie	129
Acidose	121	Amaigrissement	130
Acné	122	Aménorrhée	130
Acrocyanose	123	Ampoule	131
Adénite (adénopathie)	123	Amygdalite	131
Adynamie	124	Anémie	131
Aérophagie	124	Angine	132
Affections fébriles	125	Angine de poitrine	133
Agalactie	125	Angine de poitrine (fausse)	133

Angiocholite (foie)	134	Borborygme (flatulence)	152
Angiocholite chronique	134	Bouffées de chaleur	152
Angoisse	134	Boulimie	153
Ankylose	134	Bourdonnements d'oreille	153
Ankylostomes (vers)	135	Bronches	154
Anorexie	135	Bronchite	154
Anthrax	136	Bronchite aiguë ou rhume catarrhal	155
Anurie	137		
Aphonie	137	Brûlures légères	155
Aphtes	138	Cachexie	157
Appendicite chronique	138	Calculs biliaires ou hépatiques	157
Appétit (pour retrouver l')	139		
Aromatisme (intoxication aux essences)	139	Cancer (prévention du)	158
		Carences en général	158
Artériosclérose	139	Catarrhes	159
Artérite	140	Cellulalgie	159
Arthritisme	140	Cellulite	159
Arthrose	141	Céphalalgie	160
Articulations gonflées	141	Chlorose	161
Arythmie	141	Chlorurémie	161
Ascarides ou ascaris	142	Cholécystite	161
Ascite (foie)	142	Cholestérolémie (hyper)	162
Assoupissement (en rapport avec la digestion)	143	Chorée (danse de Saint-Guy)	162
Asthénie	143	Circulation (troubles circulatoires en général)	163
Asthénie génésique	144		
Asthme	144	Cirrhose	163
Asystolie	145	Cœur	164
Atonie digestive	146	Colibacillose	165
Atonies diverses	146	Coliques hépatiques	165
Avitaminose	146	Coliques intestinales spasmodiques	166
Axalurie	147		
Azoturie (azotémie)	147	Coliques venteuses (aérophagie, flatulence)	166
Bâillement	149		
Ballonnements (météorisme)	149	Colite	167
		Comédons	167
Bile insuffisante	150	Congestion active du foie	168
Bile (fluidité insuffisante)	150	Congestion cérébrale (apoplexie)	168
Bile (pour faciliter l'évacuation)	150		
		Congestion pulmonaire	168
Blennorragie	151	Conjonctivite (ophtalmie)	169
Blépharite	151	Constipation (par insuffisance de sécrétions)	169
Blessure ouverte	152		

TABLE DES MATIÈRES

Constipation (par insuffisance de mouvements péristaltiques) 171
Contusions 171
Convalescence (anémie) ... 172
Convulsions des enfants ... 172
Coqueluche 173
Coronarite 173
Coryza (rhume de cerveau) . 173
Couperose et rosacée 174
Coup de soleil 174
Courbatures musculaires .. 175
Crachements de sang (hémoptisie, hématémèse) 176
Crampes des membres en général 176
Crampes d'estomac (gastralgie) 176
Crevasses, gerçures 177
Croissance (pour faciliter) . 177
Croûte de lait (gourme, impétigo) 178
Cystite 178
Dartres 179
Décalcification, déminéralisation 180
Démangeaisons 180
Dents de bébé 181
Dentition (troubles de la) .. 181
Dépérissement 182
Dépression nerveuse 182
Dermatose chronique 183
Déséquilibre glandulaire ... 184
Désinfection 184
Diabète 185
Diarrhée ou dysenterie 185
Diarrhée infectieuse 186
Diarrhée des tuberculeux .. 187
Digestion (troubles de la) .. 187
Douleurs 187
Dos (mal de) 188
Dysidrose (ou dyshidrose) . 189

Dysménorrhée 189
Dyspepsie 189
Dyspepsie hyposthénique .. 190
Dyspepsie douloureuse 191
Dyspnée 191
Dystonie neurovégétative .. 192
Dysurie (ishurie, strangurie) 192

Eczéma 193
Embarras gastrique 194
Embolie 194
Embonpoint général 195
Emphysème pulmonaire ... 195
Endocardite 196
Enflure des chevilles 196
Engelures 196
Entérite 197
Entérocolite 198
Entorse ou foulure 198
Epidémie (préservation) ... 199
Epilepsie 199
Eréthisme cardiaque (ou cardio-vasculaire) ... 200
Eréthisme général (érotomanie) 200
Erysipèle 201
Erythème 202
Erythème fessier des bébés . 202
Escarres 202
Estomac dilaté 203
Estomac : faiblesse 203
Etouffement d'origine nerveuse 203
Extrémités froides 204

Faim excessive 205
Fatigue, fatigabilité 205
Fébrilité 206
Fermentations intestinales putrides 206
Fibrome 207
Fièvre en général, état fiévreux 208
Fièvre éruptive (en général) 208

Fièvre de Malt ou ondulante	209	Hypertension	231
Fièvre typhoïde	209	Hyperviscosité sanguine	232
Fluxion dentaire	210	Hypochlorhydrie ou hypo-acidité	233
Flegme (ou phlegme)	210	Hypocondrie	233
Foie	211	Hypotension	233
Foie et vésicule biliaire	211	Hystérie (phithiatisme)	234
Foie ; congestion passive	211	Impétigo (gourme)	235
Foie gros	212	Impuissance (ou asthénie génésique)	235
Fragilité capillaire	212		
Frissons, frilosité	212	Incontinence d'urine	236
Furoncle, furonculose	213	Inappétence ou anorexie	236
Gale	215	Indigestion	237
Ganglions	215	Infections	237
Gargouillements	216	Inflammation intestinale	238
Gastralgie	216	Inflammation de l'estomac	238
Gastro-entérite	216	Inflammation de la peau	238
Gencives	217	Insomnie	239
Gingivite	217	Instabilité psychique	240
Glycosurie	218	Insuffisance hépatique	240
Goitre	219	Insuffisance surrénalienne	241
Goutte	219	Intoxication digestive	241
Grippe	220	Irritabilité	242
Grossesse (durant la)	221	Ivresse (pour atténuer ou éviter les effets)	242
Haleine fétide	223		
Hématémèse	223	Jambes enflées	243
Hématurie	224	Jaunisse (ictère)	243
Hémiplégie	224	Laryngite	245
Hémophilie	224	Leucorrhée	245
Hémoptysie	225	Lichen plan	246
Hémorragie de l'estomac	225	Lithiase (ou calculs) biliaire	246
Hémorragie utérine	226	Lithiase urinaire ou rénale	246
Hémorroïdes	226	Longévité (pour vivre longtemps)	247
Hépatite virale	227		
Hernie	227	Lumbago	248
Herpès	228	Lupus	248
Hoquet	228	Lymphangite	249
Hydarthrose	229	Lymphatisme	249
Hydrocèle	229	Maigreur	251
Hydropisie	229	Mal de mer	252
Hyperchlorhydrie	230	Mélancolie	252
Hyperhydrose générale	230	Mémoire (tendance à perte de)	252
Hyperhydrose plantaire	231		

TABLE DES MATIÈRES

Méningite	253
Ménopause (ou retour d'âge)	253
Ménorragie	254
Métrite	254
Métrorragie	255
Migraine	255
Muguet	256
Muscles fatigués	257
Mycose	257
Mycose des pieds	257
Nausées	259
Néphrite	259
Nervosité	260
Neurasthénie	261
Névralgie faciale	261
Névralgie intercostale	262
Obésité (embonpoint)	263
Odeurs désagréables	264
Odorat (perte de l')	264
Œdème	265
Œdème des jambes et des pieds	265
Oligurie	266
Ongles faibles	266
Ophtalmie	267
Orchite	267
Oreillons	267
Orgelet	268
Otite	268
Oxyures	269
Palpitations du cœur	271
Paludisme (ou malaria)	271
Panaris	272
Pansement (à adapter suivant les causes)	272
Papillomes	273
Paralysie (suites de)	273
Parkinson (maladie de)	274
Peau (bon état général)	274
Peau « normale » (entretien)	275
Peau sèche	275
Peau grasse	276
Pelade	277
Péritonite	277
Perlèche (ou pourlèche)	277
Pertes blanches (ou flueurs blanches)	278
Pertes séminales (spermatorrhée)	278
Phlébite	279
Pieds fatigués	280
Pieds enflés en permanence	280
Pipi au lit (énurésie)	281
Piqûres d'insectes	281
Pituite	281
Pityriasis versicolor	282
Plaies infectées	282
Plaies (et cicatrisation)	282
Pléthorique (état)	283
Pleurodynie (pleurésie)	283
Pneumonie	284
Poliomyélite	284
Polype	284
Poux	285
Prostatite	285
Prurigo ou prurit	286
Prurit anal	286
Prurit vulvaire	287
Psoriasis	287
Puberté (féminine) tardive et difficile	288
Purpura	288
Pyélite et pyélonéphrite	288
Rachitisme	291
Rate (déficience)	291
Refroidissement	292
Règles et gynécologie de la femme	292
Reins	292
Réveil nocturne anormal	293
Rhinite	293
Rhumatismes (état général rhumatismal)	293
Rhumatismes (localisés)	294

Rhumes	295	Ténia (et bothriocéphale)	312
Rhume des foins (asthme allergique)	295	Terreurs nocturnes (cauchemars)	313
Rougeole	296	Tétanie	313
Rougeurs du visage	296	Tétanos	314
Saignements des gencives (parfois scorbut)	297	Tics faciaux	314
		Torticolis	314
Saignement de nez (épistaxis)	297	Toux bronchique	315
		Trachéite	315
Salivation exagérée	298	Transpiration excessive (hyperhydrose)	316
Salpingite	298		
Sang (épais)	298	Transpiration excessive des pieds	316
Scarlatine	299		
Sciatique	299	Transpiration fétide	317
Scorbut	300	Transpiration nocturne	318
Scrofule	300	Tremblement des membres	318
Séborrhée	301	Tristesse	319
Seins (engorgement de la glande)	302	Tuberculose	319
		Ulcère d'estomac	321
Seins (ptôse ou affaissement)	302	Ulcération intestinale et stomacale	321
Seins (gerçures)	302	Ulcérations variqueuses (externes)	322
Sénescence (pour la retarder)	303		
		Urémie	322
Septicémie	303	Urine excessive	323
Sinusite	304	Urine chargée, épaisse	323
Somnolence	305	Urine (incontinence permanente)	323
Spasmes	305		
Spasmes gastriques	306	Urticaire	324
Spasmes intestinaux	306	Vaginite	325
Spasmophilie	307	Vapeurs	325
Spermatorrhée	307	Varices	326
Stases sanguines	308	Varicelle	326
Stomatite	308	Variole	326
Strangurie	309	Végétations (chez les enfants)	327
Sueurs nocturnes des tuberculeux	309		
		Verrues	327
Surdité	309	Vers	328
Surmenage intellectuel et psychique	310	Vertiges (étourdissements)	328
		Vomissements	329
Tabagisme (pour cesser de fumer)	311	Vomissements de la grossesse	329
Taches de rousseur	312	Vomissements de sang	329

TABLE DES MATIÈRES

Vue (affaiblissement ou amaurose)	330	Vulvo-vaginite .... Zona	330 331

Troisième partie : ANNEXES

Annexe I : **L'armoire aux herbes**	335
Annexe II : **Les bonnes recettes de l'herboriste**	339
1. Les mélanges légaux	339
2. Quelques autres mélanges	340
Tisane fortifiante (estomac et sang)	340
Tisane emménagogue et décongestionnante	341
Tisane emménagogue	341
Tisane antispasmodique, céphalique	341
Tisane calmante	341
Tisane diurétique (n° 1)	341
Tisane diurétique (n° 2)	342
Mélange apéritif	342
Tisane des 5 racines apéritives	342
Tisane digestive et stomachique	342
Tisane digestive	342
Tisane stomachique	343
Tisane carminative	343
Tisane laxative	343
Tisane dépurative (n° 1)	343
Tisane dépurative (n° 2)	343
Tisane dépurative (n° 3)	344
Tisane dépurative (n° 4)	344
Tisane pectorale expectorante	344
Tisane pectorale (n° 1)	344
Tisane pectorale (n° 2)	344
Tisane pectorale (n° 3)	345
Tisane béchique	345
Tisane sternutatoire	345
Tisane tonique amère	345
Tisane antispasmodique	345
Tisane de « rajeunissement » ou tisane des « centenaires »	346
Une boisson de longévité : la « Frênette » ou « cidre de Frêne »	346
Vin de beauté aromatique « Aphrodite »	347
Fortifiant puissant	347
Tisane de « l'euphorie », du bien-être	347
Pour assainir la bouche et la gorge	348

Vinaigre aromatique antiseptique	348
Pour mieux bronzer au soleil	348
Les huiles de beauté et de santé	349
Plantes à fumer	349
Huile de massage des points douloureux	349
Huile de massage complexe	350
Crème aux huiles	350
Huile de massage pour les sportifs	351
Pour les cheveux blancs	351
Vos cheveux	352
Mauvais état des cheveux, pellicules	353
Les huiles aux plantes	354
Les cures ou nettoyages organiques de printemps	355
Annexe III : **Lexique de quelques termes médicaux**	357
Annexe IV : **Bibliographie**	361
Annexe V : **Les herboristes de France**	367

La composition et l'impression
de cet ouvrage ont été réalisées
par CLERC S.A.
18200 SAINT-AMAND - Tél. : 48-96-41-50
pour le compte des ÉDITIONS DANGLES
18, rue Lavoisier - 45800 ST-JEAN-DE-BRAYE

Dépôt légal Éditeur n° 1629 - Imprimeur n° 4404
Achevé d'imprimer en Septembre 1990